CLINIQUE

DES

PLAIES D'ARMES A FEU,

PAR

M. L. BAUDENS, D.-M.-P.,

OFFICIER DE LA LÉGION D'HONNEUR, EX-CHIRURGIEN EN CHEF DES
AMBULANCES DE MEDEHA, MASCARA, ET TLEMSEN, EX-CHIRURGIEN
EN CHEF DE L'HÔPITAL CARATINE A ALGER, CHIRURGIEN MAJOR,
PROFESSEUR D'ANATOMIE ET DE CHIRURGIE OPÉRATOIRE A L'HÔPITAL
MILITAIRE D'INSTRUCTION D'ALGER, MEMBRE CORRESPONDANT DES
ACADÉMIES DE MÉDECINE DE MARSEILLE, LYON, MONTPELLIER, ETC.

Ingenium humanum mavult explicatiores et
operosos respectus præ simplici veritate.

STAHL, *Oper. omn.*, p. 470. Halæ, 1737.

———

Paris,

CHEZ J.-B. BAILLIÈRE,

Libraire de l'Académie royale de Médecine,

RUE DE L'ÉCOLE-DE-MÉDECINE, 13 BIS,

A LONDRES, MÊME MAISON, 219, REGENT STREET.

1836.

lumière qui, d'un même trait, étend sa clarté vive sur tout l'appartement. Nous en devons un à M. Vazeille, auteur modeste et consciencieux, qui a déposé dans un traité en deux volumes le fruit de plusieurs années de recherches savantes. Quoiqu'il m'arrive souvent de ne pas partager les opinions de M. Vazeille, je reconnais cependant que je lui suis redevable de beaucoup d'aperçus utiles. Il a frayé la route sous le Code civil, et c'est là qu'est le travail difficile ; car, quand on arrive ensuite, on trouve les sentiers déjà battus, et il ne s'agit que de choisir. Du reste, ma méthode est différente; je reste fidèle au commentaire; j'attache plus d'importance que mon estimable devancier à la philosophie et à l'histoire; je puise plus largement aux sources ; j'emploie des matériaux plus variés; enfin je suis plus indépendant que lui de la jurisprudence des arrêts, vaste arsenal de vérités et d'erreurs, qu'il faut toujours consulter et toujours avoir en défiance. Pour continuer à parler avec la même franchise, je dirai aussi aux amis et aux ennemis des citations que mon commentaire en contient un très-grand nombre, presque toutes latines, et empruntées pour la plupart aux lois romaines et aux auteurs du seizième siècle. C'est de ma part un système auquel je renoncerais difficilement, parce qu'il fait la force de mes convictions et l'indépendance de mes idées. Les personnes qui confondraient cela avec de la diffusion pourront se dispenser de profiter de ces lumières, qui me semblent précieuses, en passant quelques lignes, quelques phrases. C'est le conseil que donnait l'Arioste à des lecteurs dont il craignait la susceptibilité.

> *Lasciate questo canto, che senz' esso*
> *Puo star l'istoria, et non sarà men' chiara* (1).

Quant à ceux qui, plus obligeans, penseraient qu'il y a dans cette abondance de citations une sorte de coquetterie, je puis leur donner l'assurance que je tiens en aussi grande pitié que qui que ce soit la science stérile et affectée. Mais est-ce bien le nom qui convient à des recherches dont le but est de montrer la génération des principes, de joindre à la pratique la théo-

---

(1) Cant. 28.

CLINIQUE

DES

PLAIES D'ARMES A FEU.

PARIS. — IMPRIMERIE DE BOURGOGNE ET MARTINET,
rue du Colombier, n° 30.

CLINIQUE

DES

PLAIES D'ARMES A FEU,

PAR

M. L. BAUDENS, D.-M.-P.,

OFFICIER DE LA LÉGION D'HONNEUR, EX-CHIRURGIEN EN CHEF DES AMBULANCES DE MEDEAH, MASCARA, ET TLEMSEN, EX-CHIRURGIEN EN CHEF DE L'HÔPITAL CARATINE A ALGER, CHIRURGIEN MAJOR, PROFESSEUR D'ANATOMIE ET DE CHIRURGIE OPÉRATOIRE A L'HÔPITAL MILITAIRE D'INSTRUCTION D'ALGER, MEMBRE CORRESPONDANT DES ACADÉMIES DE MÉDECINE DE MARSEILLE, LYON, MONTPELLIER, ETC.

PARIS;

J.-B. BAILLIÈRE,

LIBRAIRE DE L'ACADÉMIE ROYALE DE MÉDECINE,

Rue de l'Ecole-de-Médecine, 13 bis.

A LONDRES, MÊME MAISON, 219, REGENT STREET.

1836.

Monseigneur,

Quand, au retour de l'expédition de Mascara, l'armée dont Votre Altesse Royale avait partagé les dangers & la gloire reçut vos adieux avec un vif regret, les chants du triomphe auquel votre auguste nom était associé n'empêchèrent pas les cris de la douleur d'arriver jusqu'à vous.

Chaque jour, depuis que votre pied avait touché la terre africaine, votre première occupation avait été la visite de nos blessés. Leurs souffrances firent encore l'objet de votre dernière pensée, au moment du départ.

Les paroles consolantes de Votre Altesse Royale avaient été pour eux un soulagement à leur douleur; les plus braves avaient reçu vos encourageantes promesses qui toutes ont été réalisées. En les quittant, vous leur laissiez de précieux souvenirs; mais ce n'était point assez, & la profonde reconnaissance de tous atteste aujourd'hui avec quelle joie chacun reçut le don que lui offrit votre munificence royale.

Le prince auguste, dont le bienveillant intérêt s'attache aux malheureux, en faisant renaître l'espérance dans ces cœurs si près de se flétrir à l'aspect d'une mort prochaine,

devient l'ange tutélaire du malade ; il ranime,
il exalte sa force morale, la douleur physique
disparaît. Avec un tel auxiliaire, quels
miracles ne peut accomplir la science du
médecin !

Recevez, Monseigneur, la part immense
qui vous revient à si juste titre dans le succès
que mes travaux ont quelquefois obtenu ;
recevez surtout les bénédictions dont la vive
expression a si souvent retenti autour de
moi dans l'asile de la souffrance, & que je
suis heureux de pouvoir vous faire entendre
aujourd'hui en vous offrant l'hommage de
mes études sur des blessures auxquelles vous
avez su compatir.

J'ai l'honneur d'être,

Monseigneur,

avec le plus profond respect,

Votre très humble et très obéissant serviteur,

C. Baudens.

PRÉFACE.

Depuis le 14 juin 1830, époque à laquelle les Français ont débarqué à Sidi-Ferruch, jusqu'à ce jour, la régence d'Alger n'a cessé d'être le théâtre de la guerre. J'ai accompagné l'armée dans toutes ses expéditions lointaines, et c'est le fruit de plus de six années d'étude et d'observation sur les plaies d'armes à feu que je présente au lecteur.

Pendant que le gouvernement faisait les apprêts de la conquête, de mon côté je compulsais tous les traités des plaies d'armes à feu; j'en faisais un résumé qui pût me servir de guide et m'éclairer dans la position neuve et difficile où j'allais bientôt me trouver sur le champ de bataille.

Je débarquai à Sidi-Ferruch avec une provision de science et de théorie que je croyais complète et inépuisable.

Et d'abord, imbu des doctrines qui dirigent encore aujourd'hui le plus grand nombre de nos chirurgiens, je n'hésitai pas à débrider les plaies faites par le plomb; j'agissais ainsi par conscience, mais non sans pitié pour les malheureux que je torturais cruellement. J'avoue que les cris de la souffrance avaient fini par ébranler vivement mon âme et même mes convictions, quand un voltigeur, qui venait d'avoir les deux cuisses traversées par une balle dans leur tiers supérieur et sans fracture, me fut apporté.

Il fallait, pour opérer convenablement le débridement, inciser largement et à une profon-

deur de plusieurs pouces, les quatre plaies déterminées par le plomb, et le courage me manqua. Les blessures furent pansées simplement;
un bandage roulé et contentif, constamment
arrosé d'eau froide, fut appliqué sur le membre
dans toute son étendue; quelques saignées générales furent pratiquées de bonne heure, pour ne
pas laisser trop d'éléments à la fièvre traumatique; et tandis que, redoutant d'avoir été téméraire, je m'attendais à voir survenir l'étranglement
avec tous les symptômes alarmants qui l'accompagnent, la guérison s'opérait avec calme et rapidité.

Dès ce moment ma conversion fut opérée, et
j'ai démontré depuis, par des milliers de faits observés de bonne foi, que le débridement préventif
des plaies d'armes à feu est toujours nuisible.

J'ai fait voir que les balles n'agissent pas sur
nos parties comme un emporte-pièce, mais à la
manière d'un coin, par dépression et refoulement
avec déchirure, éclats et attrition profonde; et
après avoir fait connaître leur action sur les par-

ties molles, j'ai dit comment elles se comportent à l'égard du tissu osseux, selon sa configuration et sa densité. J'ai bien établi qu'il y a nécessité de retirer immédiatement toutes les esquilles mobiles, nonobstant leurs adhérences, et j'ai formulé nettement les indications des blessures des trois cavités splanchniques.

En travaillant de toute ma puissance à modifier les procédés opératoires relatifs aux amputations, j'ai cédé à une conviction profonde, et non au désir d'innover. J'ai presque toujours donné la préférence à la méthode mixte que j'ai créée; et, en effet, en empruntant à chaque mode opératoire ce qu'il a de bon, et en rejetant ce qu'il a de défectueux, il fallait bien que j'arrivasse à une méthode plus parfaite qu'aucune de celles qui avaient servi à la former.

A l'occasion des plaies de l'œsophage, je décris dans ce livre l'instrument que j'ai imaginé pour retirer les corps étrangers arrêtés dans ce conduit et à l'aide duquel on pourra presque toujours éviter l'œsophagotomie.

En parlant des fractures de jambe, je fais éga-

lement connaître mon nouvel appareil à fracture.
L'extraction d'une balle qui était restée dans la
vessie m'a fourni l'occasion de décrire mon procédé opératoire pour la taille sus-pubienne. Enfin, je termine par une courte description du
moyen simple et facile que j'ai inventé pour la
guérison des ongles incarnés.

J'ai appelé cet ouvrage Clinique des plaies
d'armes à feu, parce qu'en effet j'ai voulu m'appuyer sur des faits et non sur des théories fra-
giles, dont l'édifice s'écroule si souvent quand
elles sont mises en pratique.

Ce titre ne m'impose d'ailleurs pas la dure
condition de compiler ces redites froides et fasti-
dieuses qu'on retrouve dans un traité complet,
et dont je n'ai usé qu'avec sobriété, uniquement
pour donner la clef de certains faits, pour établir
entre eux une corrélation nécessaire, ou bien
pour corriger certains préceptes quand ils nous
ont paru erronés.

Plus heureux que la plupart des chirurgiens
d'armée qui m'ont devancé dans la carrière, j'ai

pu suivre avec plus de soin la marche des blessures par armes à feu dans ses diverses phases, parce que j'avais le double avantage d'aller panser les blessés sur le champ de bataille, et de les ramener ensuite dans un hôpital dont j'étais le chirurgien en chef. Alger, comme point central entre Bone et Bougie, Oran et Mostaganem, reçoit par évacuation un grand nombre de blessés fournis par ces diverses villes du littoral, ce qui m'a permis d'observer comparativement l'influence des traitements opposés au mien, et de tirer des déductions qui m'ont été profitables.

Le grand nombre de blessés que nous ont fournis les dernières expéditions militaires m'ont révélé de nouveau les nombreux avantages qui résultent de ma manière d'envisager les coups de feu, et mes convictions n'en sont devenues que plus intimes. J'ai obtenu les succès les plus remarquables. C'est ainsi que les militaires que j'ai amputés, au nombre de vingt-trois, à la suite des campagnes de Mascara, Tlemsen et Medeah, sont tous guéris excepté un seul.

J'attribue en grande partie ces heureux résultats à la force morale de mes blessés, force morale toute-puissante par la réaction qu'elle opère, et toujours excitée par la présence du Prince Royal et du maréchal Clausel, dont la sollicitude était de tous les instants. « Si vous n'avez pas d'abri pour vos blessés, prenez ma tente, me dit le maréchal, au col de l'Atlas, dans une circonstance difficile. » Ces paroles généreuses rappellent la conduite de Bonaparte, donnant, au milieu du désert de l'Égypte, son cheval pour transporter un blessé. Qu'il me soit permis de payer ici mon tribut d'éloges au général Bro et au colonel de Lamoricière, dont la sympathie pour nos blessés a été incessante. En cédant à cette reconnaissance du cœur, je ne fais que remplir un devoir, un engagement solennel contracté envers mes blessés; j'en appelle à leur souvenir.

BIBLIOGRAPHIE.

A quelle époque doit-on faire remonter la connaissance des plaies d'armes à feu?

L'incertitude la plus grande règne sur cette question, dont la solution, assez peu importante d'ailleurs, bien qu'elle ait beaucoup occupé les esprits, est encore un problème non résolu. En effet, Polydore Virgile assure qu'un chimiste, son contemporain, est l'inventeur de la poudre à canon. D'après Thevet, cette découverte serait due à un moine de Fribourg; d'autres en attribuent l'honneur à Schwartz, qui, dès 1330, l'aurait fait connaître aux Vénitiens, alors en guerre, et Roger Bacon, qui vivait cent cinquante ans avant ce dernier, parle déjà de la poudre à canon en des termes qui ne permettent pas de douter qu'il n'en ait eu connaissance.

Quoi qu'il en soit, la détonation, la force et les effets du salpêtre, qui, de nos jours encore, témoignent si puissamment du génie de l'homme, parurent miraculeux au XIIIe siècle. On y rattacha des idées de magie et de merveilleux, et on supposa que les plaies d'armes à feu étaient empoisonnées ; de là la source d'une foule d'erreurs dont la funeste influence jeta', pendant tant d'années, un reflet si sombre sur la thérapeutique des lésions de cette nature.

En effet, la superstition attachée à la forme ronde des balles, la prétendue ustion des parties parcourues par les projectiles, les qualités réputées vénéneuses de la poudre, engagèrent à cautériser le trajet de la plaie à l'aide de fers rouges, d'huile bouillante, de vitriol, de sublimé corrosif, etc., etc. L'onguent égyptiaque, dont j'ai vu les Arabes se servir encore de nos jours, tant préconisé par Albucasis, acquit une vogue et une renommée universelles.

Ces théories erronées avaient tellement d'empire qu'elles tenaient enchaîné le génie d'Ambroise Paré lui-même, quand le hasard fit tomber le bandeau qui lui cachait la vérité.

Laissons-le parler à ce sujet, avec cette candeur d'esprit qui le distingue si éminemment.

Il raconte la prise du château de Vilaume ou Pas-de-Suze :

« J'étois en ce tems-là bien doux de sel, parce » que je n'avois encore vu traiter les plaies faites » par harquebuses. Il est vrai que j'avois lu en » Jean de Vigo (Livre Ier, *Des plaies en général,* » chap. viii) que les plaies faites par bastons à

» feu participent de vénosité à cause de la poudre,
» et pour leur curation, commande de les cau-
» tériser avec huyle de Sambuc, en laquelle soit
» meslée un peu de thériaque; et pour ne faillir,
» paravant qu'user de ladite huyle fervente, sa-
» chant que telle chose pourroit apporter au
» malade une extresme douleur, je voulus sçavoir
» premièrement que d'en appliquer, comme les
» autres chirurgiens faisoient pour le premier
» appareil, qui estoit d'appliquer ladite huyle la
» plus bouillante qui leur estoit possible dedans
» les plaies, avec tentes et sétons, dont je prisis
» hardiesse faire comme eux. Enfin, mon huyle
» me manqua, et fus contraint d'appliquer en son
» lieu un digestif de jaune d'œuf, huyle rosat et
» térébenthine. La nuit, je ne peu bien dormir à
» mon aise, pensant que, par faute d'avoir cau-
» térisé, je trouvasse les blessés où j'avois failli à
» mettre de ladite huyle, morts empoisonnés, qui
» me fit lever de grand matin pour les visiter. Où,
» outre mon espérance, trouvai ceux auxquels
» j'avois mis le médicament digestif, sentir peu
» de douleur à leurs playes, sans inflammation
» et sans tumeur, ayant assez bien reposé la nuit;
» les autres, où on avoit appliqué ladite huyle,
» les trouvai fébricitants avec grande douleur,
» tumeur et inflammation aux environs de leurs

» playes. Or donc, je me délibérai de ne jamais
» plus brûler aussi cruellement les pauvres bles-
» sés d'harquebuzades. »

Ambroise Paré n'était pas dominé par cet esprit routinier et empirique qui, de tout temps,
s'est efforcé d'arrêter dans sa course le char de la
science ; loin de là, il s'empressa de mettre à profit la découverte que des circonstances fortuites
lui avaient révélée. Apôtre de la vérité , il la
proclama hautement, et se fit des ennemis parmi
ces hommes que leur médiocrité a toujours
poussés à défendre leurs erreurs et leurs préjugés avec une persévérance désolante.

Tandis qu'en France le génie de Paré exerçait
une réforme si salutaire sur le traitement des
plaies d'armes à feu; tandis qu'il imaginait le tire-
fond, le bec de grue, le bec de perroquet, etc.,
pour extraire les balles; tandis qu'il conseillait
de les débrider, et qu'il s'efforçait par de sages
préceptes de prévenir les accidents consécutifs,
Maggi, de son côté, chirurgien italien, propageait
avec ardeur les bienfaits des découvertes du chi -
rurgien français, et les répandait au-delà des Alpes.

Comme ils étaient contemporains, une question de priorité s'éleva plus tard, au sujet de
cette réforme, entre les chirurgiens français et
italiens. Sans entrer ici dans le fond de la ques-

tion ni dans les discussions qu'elle a soulevées,
qu'il me suffise de dire qu'elle paraît avoir été
résolue à l'avantage d'Ambroise Paré.

Quoi qu'il en soit, Maggi n'en est pas moins re-
commandable pour s'être attaché à prouver, par
la voie expérimentale, que les plaies d'armes à feu
ne sont pas vénéneuses et que les balles ne brûlent
pas les parties qu'elles traversent. Il rejeta l'huile
bouillante, conseilla de retirer les projectiles
dont la présence pouvait être constatée, établit
de sages préceptes concernant les esquilles, dans
le cas de fracture, etc. A une époque plus éloignée, Botal, Fallope, Guillemeau, s'efforcèrent
de propager les saines doctrines. Au premier
revient l'honneur d'avoir considéré les plaies
d'armes à feu comme des plaies contuses, et
de les avoir traitées comme telles.

Enfin, en 1792, Percy publia sur cette ma-
tière le traité le plus remarquable qui eût encore
paru. Il s'attacha principalement à démontrer
les avantages du débridement des plaies de
cette nature. Depuis, Guthrie, le baron Larrey,
Samuel Cooper et une foule d'autres ont publié
sur ce sujet des ouvrages empreints d'un profond esprit d'observation ; et tout récemment,
MM. H. Larrey, Jobert, Max et Paillard ont en-
richi la science de faits précieux que le praticien
consultera avec fruit.

Comme on le voit, la chirurgie, sous le rapport des plaies d'armes à feu, présente deux époques bien tranchées; l'une entachée de cet esprit du merveilleux et d'empirisme qui résume si bien les xiiie et xive siècles; l'autre, qui ne commence véritablement qu'à Ambroise Paré, en 1545, et se distingue par le retour progressif à des idées saines, à des méthodes basées sur l'observation et sur l'analyse des faits.

Aujourd'hui, le traitement des plaies d'armes à feu semble être arrivé à son plus haut période de perfectionnement; néanmoins, il est encore trop compliqué, selon moi. Je me suis attaché à le simplifier le plus possible, et les bons résulats que j'ai obtenus depuis six ans en Afrique sur plusieurs milliers de blessés permettront de juger, je l'espère, si j'ai atteint heureusement le but que je me suis proposé.

Il est d'ailleurs digne de remarque que, souvent, dans les sciences, ce n'est qu'après s'être égaré long-temps dans un cercle vicieux, que l'on procède enfin selon la bonne logique, pour s'arrêter en définitive aux idées les plus simples, qui, d'ordinaire, sont les meilleures. C'est un travers de l'esprit humain que de s'obstiner à chercher la vérité dans les ténèbres, quand souvent elle apparaît éblouissante de clarté.

CONSIDÉRATIONS GÉNÉRALES

SUR

LES PLAIES D'ARMES A FEU.

*Ingenium humanum mavult explicatiores et
operosos respectus præ simplici veritate.*
(STAHL, *oper. omn.*, p. 470. Halæ, 1737).

ÉNUMÉRATION DES PROJECTILES.

Les projectiles lancés par la poudre à canon
diffèrent essentiellement entre eux par leur nature, leur poids, leur volume, leur forme ; de là
dérivent une foule de lésions variées et subor-
données aux conditions physiques qui leur sont
spécialement dévolues.

Je citerai pour exemple les boulets de nature
et de calibre différents (les arsenaux d'Alger en
contenaient un grand nombre qui étaient de
marbre), les obus, les boulets ramés, la mi-
traille, les fusées à la Congrève, les balles.

Les plaies provenant de ces dernières sont les
plus fréquentes aux armées, et celles dont les indications présentent souvent le plus de difficultés.

Ces difficultés tiennent à ce que les balles ne

laissent pas d'ordinaire (1) après elles de ces vastes plaies que détermine le choc du boulet ou de l'obus, et dont les moyens thérapeutiques permettent rarement le doute ou l'hésitation.

Ces motifs nous ont engagé à nous arrêter plus de temps sur les plaies provenant des balles, que sur les désordres causés par le boulet.

Les champs de bataille de Sidi-Ferruch, de Staoli, et le siége du fort l'Empereur, à Alger, nous ont fourni l'occasion de vérifier ce qui a été dit concernant les coups de feu provenant du canon.

EXAMEN DES BLESSURES FAITES PAR LE BOULET.

Ainsi que les autres projectiles, le boulet agit à la surface des corps sous un angle oblique ou droit.

1° Action oblique du boulet.

Dans la première hypothèse, il peut arriver qu'il soit reflété à la surface des parties touchées, absolument comme une pierre projetée obliquement sur l'eau. Les enveloppes tégumentaires, à raison de leur élasticité, cèdent

(1) J'ai vu néanmoins quelques lésions déterminées par des balles reçues à bout portant, qui offraient de larges déchirements cutanés, et qu'on aurait pu attribuer à l'effet de la bombe.

sans se déchirer, tandis que les tissus profonds sont meurtris, rompus, désorganisés, et souvent réduits en une masse homogène et pultacée.

Les membres peuvent offrir ces affreux désordres, aussi bien que les cavités splanchniques. Dans cette dernière supposition, la mort est ordinairement instantanée, comme si elle était l'effet de la foudre : et, comme à l'extérieur on ne voit point de traces du projectile, les uns ont attribué pendant long-temps la cause de ces effets surprenants au vent du boulet, d'autres à l'électricité développée à sa surface; comme si, à défaut même de la physique, dont les plus légères notions auraient dû détruire cette erreur, les faits n'étaient pas là pour la combattre. Comment en effet concilier avec de tels préjugés l'enlèvement du sac, du chapeau, ou de portion de vêtement par le boulet, sans que ce dernier laisse la moindre marque de son passage sur les parties qui se sont trouvées avec lui presque en contact immédiat?

2° Action directe du boulet.

Dans la deuxième hypothèse, le boulet agissant perpendiculairement à la surface du corps, donne lieu à des accidents plus ou moins graves, dont je propose de faire trois classes afin d'en faciliter l'examen.

Dans la première classe, le projectile n'a entamé que les parties molles; les téguments sont largement déchirés, les muscles, les tendons, et les aponévroses, meurtris et rompus, se confondent. Dans un cas analogue, j'ai vu à Sidi-Ferruch les faces postérieures du tibia et du péroné totalement dénudées dans leur partie moyenne par l'enlèvement des parties charnues qui constituent le mollet. Chez un autre blessé, un éclat d'obus avait déchiré, vers le tiers supérieur et externe de la cuisse, les muscles qui recouvrent le fémur, et celui-ci était à nu dans une étendue de trois à quatre pouces. Dans un troisième cas, le muscle grand fessier, enlevé presque en entier, laissait voir une large plaie désorganisée et tapissée par le muscle moyen fessier, dont les fibres les plus externes étaient privées de vie.

Dans ces circonstances, on se contente ordinairement de masquer ces plaies avec des compresses fenestrées enduites de cérat et par des plumasseaux de charpie, que l'on maintient en place à l'aide de jets de bande. Cet appareil est conservé jusqu'à l'époque de la suppuration pour être remplacé ensuite par des cataplasmes émollients, puis par des onguents tels que celui de styrax saupoudré de camphre, par la poudre de charbon, etc., afin de hâter la chute des parties mortifiées.

Les plaies ainsi traitées sont d'ordinaire promptement mortelles par suite d'une réaction vive et inflammatoire sur l'un des grands viscères : sinon leur cure se fait attendre très long-temps, et le plus souvent le malade périt dans le marasme, n'ayant pu suffire aux frais de la suppuration, ou bien la mort survient à la suite de la pourriture d'hôpital, etc., etc.

TRAITEMENT DE L'AUTEUR.

Le désir d'éviter les accidents précités m'a suggéré les modifications qui suivent en faveur du traitement des plaies de cette nature.

Afin de prévenir l'engorgement du membre, j'ai soin d'appliquer, à partir de son extrémité digitale, et en remontant jusqu'à la lésion, un bandage roulé contentif; puis à l'aide de ciseaux et d'un bistouri, j'enlève tous les tissus frappés de mort, pour mettre la plaie au vif, et dans des conditions favorables à sa guérison, sans suppuration éliminatoire. Cette opération facile et simple ne saurait être douloureuse, puisqu'on ne doit retrancher que des parties privées de vie. Après ces préliminaires, je m'efforce de réduire la surface de la plaie le plus possible, en rappelant de tous côtés les téguments que je maintiens rapprochés à l'aide de nombreux points de suture soutenus eux-mêmes par le bandage unissant. Un linge fenestré enduit de cérat recouvre la plaie, et l'appareil est complété par de la charpie et quelques compresses. Une ou deux saignées générales doivent être faites avant même l'apparition de la fièvre traumatique, si faire se peut. On arrose tout le membre d'eau froide plusieurs jours de suite, sans discontinuer, et on ne change le premier pansement que le plus tard possible.

Ce traitement m'a fourni des succès inespérés. Des plaies de dix pouces de diamètre se sont trouvées immédiatement réduites à vingt ou trente lignes; la chance des accidents à redouter a éprouvé une réduction proportionnelle, et le temps nécessaire à la guérison a toujours été ainsi considérablement abrégé.

Dans la deuxième classe, c'est un membre qui, enlevé par le boulet, laisse voir une plaie horrible, des téguments et des muscles en lambeaux noirs, désorganisés et pendants, des os fracassés, de longues portions de tendons, d'aponévroses mâchées et méconnaissables; le tissu artériel profondément rétracté, les nerfs privés de sensibilité, un tronçon froid, informe, privé de vie, couvert de sang épanché et coagulé entre les parties qui le composent. Toujours, il y a stupeur locale, et cette stupeur devient souvent générale quand la commotion s'est transmise à toute l'économie.

Or, il est évident que dans ce cas l'amputation peut seule offrir quelques chances de salut; mais il ne faut la pratiquer que du moment où les phénomènes de la commotion générale commencent à se dissiper, et qu'il y a réaction. Nous n'avons pu l'obtenir chez un voltigeur qui, lors de l'expédition de Mascara, avait eu les deux jambes broyées par le canon d'Abd-el-Kader. L'hémorrhagie avait été abondante, le pouls ne se releva pas, et la mort survint douze heures plus tard; l'amputation dans ce cas aurait compromis l'art et rendu plus cruels les derniers moments de cet infortuné.

Dans la troisième classe, le boulet porte d'aplomb sur l'une des trois cavités splanchniques, et détermine des désordres auxquels l'on ne saurait remédier.

EXAMEN DE COUPS DE FEU DÉTERMINÉS PAR LES BALLES

Passons actuellement à l'examen des coups de feu déterminés par les balles.

En Afrique, où l'homme de guerre indigène est équipé à ses frais et comme il l'entend, on conçoit que les balles doivent varier pour leur forme, leur nature, leur poids spécifique, etc., bien plus qu'en Europe, où les troupes sont régulières, et munies d'armes du même calibre, au moins dans chaque État particulier.

VARIÉTÉS DANS LA FORME ET LA NATURE DE CES PROJECTILES.

Quelques uns de ces projectiles sont armés d'une queue provenant de l'ouverture du moule, que les Européens ont l'habitude d'enlever pour rendre la balle exactement sphérique. D'autres, au lieu de représenter une sphère, se composent de morceaux de cylindre connus sous le nom de lingots; ils se placent en travers et déchirent avec ébranlement et forte attrition tout ce qui se trouve sur leur passage. Quelquefois, les balles divisées par le milieu, offrent deux moitiés de sphère réunies par un fil de laiton à la manière de boulets ramés. J'en ai remarqué plusieurs d'une nature pierreuse, d'une grande légèreté et à surface rugueuse, qui semblaient des morceaux de granite arrachés des flancs de l'Atlas. M. Larrey a observé au Caire, qu'en raison de leur élasticité et de la résistance des tissus, les projectiles de cette nature donnent des lésions plus fâcheuses que celles qui sont le résultat des balles de fer ou de plomb.

ACCIDENTS RELATIFS A LA VITESSE DU PROJECTILE.

On considère les coups de feu comme étant d'autant plus graves que la distance à laquelle ils ont été reçus se trouve plus rapprochée. Cette opinion ne nous paraît fondée qu'à demi, parce que l'ébranlement et les accidents proportionnés, il est vrai, à la vitesse du projectile, quand il traverse des milieux qui lui opposent une grande résistance, se développent en sens inverse de l'impulsion de ce dernier quand la résistance est faible. Je m'explique : qu'une balle animée d'une force d'impulsion de beaucoup supérieure à la résistance opposée par un os long, en atteigne la partie moyenne, elle le brisera en éclats, avec ébranlement et stupeur, en raison directe de sa vitesse, tandis que ses accidents seront en raison inverse de la rapidité de sa course quand, au lieu de tissus osseux, elle n'aura rencontré que des parties molles dont elle aura triomphé sans efforts, et alors le canal qu'elle s'est creusé est d'autant plus étroit qu'elle est animée d'une force d'impulsion plus grande.

DISPOSITION CONIQUE DU TRAJET PARCOURU PAR LES BALLES DANS LES TISSUS VIVANTS. — DIFFÉRENCE DES OUVERTURES D'ENTRÉE ET DE SORTIE. — LES BALLES AGISSANT A LA MANIÈRE DE COINS, ENTRAINENT-ELLES UNE PERTE DE SUBSTANCE COMME LE FERAIT UN EMPORTE-PIÈCE, AINSI QU'ON LE DIT? ETC., ETC. — LEUR ACTION SUR LES PARTIES MOLLES.

L'observation, d'accord avec les lois de la physique, démontre que les oscillations des projectiles sont en raison inverse de leur vitesse. Ces oscillations expliquent la disposition conique du trajet parcouru par les balles : trajet conique dont le sommet est à l'entrée du projectile dans les tissus, et sa base à leur sortie. Cette vérité a été mise en relief, dans ces derniers temps, par Dupuytren, d'une manière péremptoire. Après avoir observé, en homme d'un esprit supérieur et avec le génie qui le distingue si éminemment, les effets des projectiles sur les corps inanimés, tels que sur les murs, sur le tissu ligneux des végétaux, sur les arbres, et avoir suivi sur ces derniers le travail réparateur de la nature, pendant des années, il en fit les applications les plus heureuses à l'organisation humaine. Percy avait déjà observé la forme conique des trajets parcourus dans ces tissus par une balle, et, d'après sa remarque, quand, manquant d'impulsion, celle-ci s'arrête dans l'épaisseur d'un membre, le fond de la plaie se trouve plus large que celle d'entrée, à cause de la persistance du mouvement de rotation, qui survit au mouvement de projection.

L'ouverture d'entrée des balles dans les tissus vivants est déprimée, ronde, régulière et moins large ordinairement que celle de sortie qui fait saillie au dehors.

La différence des phénomènes observés aux points d'immersion et d'émersion des corps mus par la poudre à canon reconnaît pour cause : 1° les changements de forme que le plomb a pu subir en heurtant contre un corps dur; 2° l'étendue de ses oscillations, qui sont, comme on le sait, en raison directe du ralentissement de sa course ; 3° l'existence d'un appui formé par les couches sous-jacentes au tissu cutané quand il plonge dans nos tissus, et l'absence de cet appui quand il les quitte après les avoir traversés.

Selon moi, les projectiles agissent absolument comme des coins en refoulant les tissus en avant et sur les côtés, avec violence, déchirure et éclats. Nous allons développer cette proposition.

L'ouverture d'entrée est toujours déprimée ; son contour est anguleux, flétri, noirâtre, flottant, privé de vie, et se détachera sous forme d'escarres sous l'empire d'un travail éliminatoire consécutif. Y a-t-il véritable perte de substance, la balle a-t-elle agi comme un emporte-pièce, ainsi que le prétendent les chirurgiens qui ont écrit le plus récemment sur ce sujet ? Non certes, et, en effet, la peau, douée d'une grande élasticité, s'est d'abord laissé déprimer, puis déchirer en éclats, pour livrer passage au plomb qui a frappé de mort les tissus qui se sont trouvés immédiatement en contact avec lui ; ces derniers, privés de ressort, se sont flétris spontanément et peuvent faire croire à une perte de substance qui n'est pas réelle. Si la plaie d'entrée est ronde et assez régulière, cela tient à la rétractation en tous sens des téguments qui, déprimés d'abord, s'efforcent de se redresser par le fait de leur élasticité. C'est donc en raison de cette force élastique que la plaie offre une ouverture dont les dimensions paraissent calquées sur celles du projectile, sans quoi elle serait bien moins considérable. Quant à la perte de substance, apparente mais non réelle, elle tient à la flétrissure spontanée de la solution de continuité de la peau. Et, en effet, qu'une balle traverse des tissus inorganiques, un morceau de toile par exemple, vous verrez une déchirure dont les angles affrontés fermeront exactement le trou qui lui a livré passage. Il m'est arrivé plus d'une fois de ne pouvoir introduire l'extrémité de mon auriculaire dans l'entrée d'une balle de calibre ordinaire; mais bien plus souvent j'ai rencontré le contraire. L'entrée présente de très grandes dimensions quand le plomb agit obliquement à la surface du corps, ou bien quand, tombant directement sur lui, le coup est parti de très près. Dans ce dernier cas, l'évasement est le double produit de la présence du projectile et de la déflagration des gaz qui laissent sur les tissus un résidu charbonneux. Dans la première hypothèse, la blessure n'affecte pas une forme ronde et régulière; elle est plus ou moins large, à bords déchirés, décrivant un ovale très allongé : on dirait d'un éclat d'obus. Dans la seconde hypothèse, la disposition de la plaie est évasée et en entonnoir; témoin un Arabe qui, blessé à brûle-pourpoint, offrait une énorme perte de tissu tégumentaire dans la région du cou; témoin encore le rabbin de Mascara, qui, blessé de très près par les gens d'Abd-el-Kader au moment de notre entrée dans cette ville, présentait dans le pli de l'aine une blessure profonde évasée en forme d'entonnoir, avec destruction dans l'étendue de plusieurs pouces des parties molles, et dénudation de l'artère crurale, dont on apercevait les battements d'une manière fort distincte. Son altesse royale le duc d'Orléans, à la vue des massacres d'une partie de la population de Mascara, par les troupes d'Abd-el-Kader, avait envoyé près des blessés son chirurgien particulier, M. Pasquier fils, auquel tous les chirurgiens de l'armée s'étaient adjoints. Aussi ce dernier fait a-t-il pu être vérifié par cet habile et estimable confrère, dont les conseils éclairés nous ont été souvent bien profitables.

Poursuivons l'examen de la marche des projectiles, et nous verrons les couches musculaires se prêter un appui mutuel, se laisser déprimer et déchirer de proche en proche, en offrant, dans tout le trajet parcouru, des phénomènes analogues à ceux que nous avons observés sur la plaie d'entrée. Point de perte de substance semblable à celle qu'on obtiendrait à l'aide d'un emporte-pièce, ainsi qu'on le répète sans cesse; en effet, où passerait ce bouchon de partie molle chassé devant le projectile quand ce dernier s'arrête dans l'épaisseur d'un membre? Pour mon compte, jamais je n'en ai trouvé de débris. Les déchirures musculaires sont d'autant plus marquées que les oscillations du projectile sont plus étendues, et comme celles-ci se développent en raison directe du ralentissement de sa marche, il s'ensuit que les dernières couches seront plus lacérées que les premières, ce qui explique, comme nous l'avons déjà dit, la forme conique du canal creusé par le plomb. Ces derniers plans de muscle ne trouvant plus qu'un faible soutien dans la couche tégumentaire, se laissent renverser en dehors en forme de cône; la peau se présente immédiatement ensuite, et oppose au projectile une résistance supérieure à celle qu'il vient de surmonter, résistance qui est due à sa texture et à son élasticité; aussi les liens celluleux qui unissent la peau aux tissus sous-jacents sont-ils détruits dans une étendue variable, et arrive-t-il souvent que cette barrière retienne le plomb caché derrière elle. Quand elle est vaincue, elle offre une ouverture un peu plus grande que celle d'entrée, ce qui n'est d'ailleurs pas toujours facile à constater, mais toujours bien moins grande que celle de la couche musculaire sous-jacente, parce que la peau a été traversée se trouvant dans un état de tension considérable. Cette tension du tissu cutané au moment de sa déchirure rétrécirait l'ouverture si elle n'était tiraillée circulairement par le fait de l'élasticité des téguments, qui tendent à la faire bâiller par une action excentrique continue. Les bords de cette ouverture sont déjetés en

dehors, fendillés, recouverts d'une escarre noirâtre, flétrie, semblable à celle de la plaie d'entrée.

Cet examen n'offre pas un simple intérêt de
curiosité ; il emporte avec lui des considérations
pratiques très importantes relatives à l'extraction
des projectiles. Elles trouveront plus loin leur application.

EFFETS DES BALLES DANS LE TISSU OSSEUX RELATIF A SA DENSITÉ ET A SA CONFIGURATION.

Quand un projectile traverse des milieux qui
lui opposent une grande résistance, le tissu osseux, par exemple, les phénomènes qu'il présente
sont des plus remarquables, et varient selon la
densité et la configuration des os. Il peut arriver
qu'une balle ne détermine qu'une forte contusion
avec destruction du périoste qui pourra donner
lieu à une nécrose ; souvent elle subit des déformations, et il n'est pas rare que, séparée en plusieurs morceaux, elle soit réfléchie sous un angle
plus ou moins ouvert qui la fasse dévier de sa
route ; alors elle peut déterminer plusieurs ouvertures de sortie, mais moins larges que s'il n'y
en a qu'une seule. Chez un officier que j'ai amputé au bivouac du Sig pour une fracture du
fémur, la balle était restée entre les esquilles, divisée en deux parties parfaitement symétriques ;

et tout aussi nettement que l'aurait fait un instrument tranchant. Mon ami M. Pasquier a vu les deux morceaux du projectile. Chez un militaire blessé à Sidi-Ferruch, le plomb avait porté sur le grand trochanter sans le briser, et s'était séparé en trois morceaux isolés que je retirai dans le pli de l'aine par trois incisions différentes.

J'ai fait avec succès une amputation de cuisse dans les condyles du fémur, au centre desquels siégeait une balle à un pouce de profondeur; le fond de la plaie était plus large que son entrée, qui laissait voir des brisures déprimées et circulaires. Je conserve cette pièce, ainsi qu'un tibia dont l'extrémité tarsienne, traversée directement d'avant en arrière par une balle, laisse voir un beau canal creusé dans le tissu spongieux. L'ouverture d'entrée, beaucoup moins large que celle de sortie, donne au trajet une disposition conique. Il existe une simple fente, qui, s'étant continuée jusque sur la surface articulaire, n'avait néanmoins pas développé d'accidents dans l'articulation tibio-tarsienne. J'ai observé des lésions analogues dans l'extrémité fémorale du tibia. Les faits de ce genre ne sont pas rares aux armées; toutefois il ne faudrait pas en conclure que les projectiles, agissant sur les extrémités des os longs, produisent dans tous les cas de simples perforations telles que nous venons d'en faire connaître. Chez un militaire que j'ai amputé dans l'articulation tibio-fémorale, et qui est actuellement aux Invalides, la surface articulaire avait éclaté en cinq ou six gros morceaux, et si l'ennemi avait eu de l'artillerie, j'aurais probablement rapporté cette complication au choc du boulet. J'ai cherché à m'expliquer pourquoi, dans des circonstances absolument analogues en apparence, nous trouvions dans les épiphyses osseuses tantôt de simples perforations, des trajets presqu'en tout semblables à ceux qui sont creusés dans les parties molles, et d'autres fois, des brisures et des complications de la nature de celles qu'on rencontre constamment ou presque constamment dans le corps des os longs quand le projectile est mû par une grande force d'impulsion. Voici ce que l'observation et l'analyse des faits m'ont révélé : quand une balle traverse le tissu spongieux à un pouce ou deux de la surface articulaire, on observe ordinairement une simple perforation conique avec une ou plusieurs fentes se continuant jusque dans l'articulation. Mais si le projectile a traversé l'épiphyse dans un point très voisin de la surface articulaire, à six lignes par exemple, alors cette surface articulaire éclate en plusieurs morceaux qui se renversent dans l'articulation, et on ne voit plus de simples fêlures comme plus haut. C'est qu'en effet les balles traversant les tissus et les refoulant à la fois sur les côtés et en avant d'elles, en agissant à la manière d'un coin, font éclater le tissu compacte quand elles portent sur le corps des os longs, en chassant en tous sens des esquilles toujours longues, toujours multiples, dont je m'occuperai plus bas. Ces esquilles ainsi écartées de l'axe de l'os, donnent au cal un volume considérable et le rendent difforme. C'est en étudiant ce travail, déjà avancé chez des sujets qui ont succombé, que j'ai dû conclure que les balles se comportent à l'égard des os longs comme des coins. Dans les parties molles leur action étant la même, leurs ouvertures d'entrée et de sortie sont violemment contuses et frangées, ainsi que nous l'avons démontré. Des déchirures analogues ont lieu dans les parties charnues qui se rencontrent sur le passage des projectiles. Le tissu spongieux des têtes articulaires tient le milieu entre les parties molles et le tissu compacte des os. Aussi les lésions tiennent-elles du juste milieu, et offrent-elles des phénomènes mixtes sous le rapport de leur gravité.

Les perforations de l'os coxal se présentent ordinairement sous forme ovalaire, accompagnées d'un cercle de brisures anguleuses, déprimées à l'entrée du plomb et forgetées du côté de l'ouverture de sortie; la disposition à la fois concave et convexe ainsi que la texture de ces os expliquent ces phénomènes. Il n'est pas rare que des parcelles osseuses complétement détachées soient entraînées dans les chairs; j'en ai trouvé dans le muscle psoas et même dans la vessie. La perforation est bien plus nette quand c'est le corps de l'omoplate qui a été traversé, parce que le tissu compacte se brise net comme un carreau de verre.

Une balle vient-elle à heurter contre un os convexe perpendiculairement à sa surface, elle le pénètre en laissant une perforation plus ou moins compliquée de brisure. C'est ainsi que souvent nous avons vu des militaires dont la rotule offrait une perforation directe d'avant en arrière; c'est encore ce que j'ai observé souvent au crâne et à la poitrine. Si, au lieu d'être directe, l'action du projectile est oblique, ce dernier tend à glisser sur la face convexe et à être réfléchi sous un angle égal à celui d'incidence; mais toutes les parties molles qui recouvrent les os lui opposent une résistance dont il ne triomphe le plus souvent qu'après une lutte plus ou moins prolongée, et qu'après s'être ouvert un chemin plus ou moins long entre la surface osseuse convexe et les chairs; aussi voit-on souvent l'entrée et la sortie du projectile placées à des distances plus ou moins diamétralement opposées, principalement quand ils agissent sur la calotte du crâne ou sur le grillage thoracique, où ils laissent de véritables sétons, ainsi que nous le ferons remarquer en traitant de ces blessures en particulier.

Le même effet peut se présenter relativement aux os longs; ainsi nous avons observé à la cuisse des plaies diamétralement opposées provenant de projectiles qui avaient dû nécessairement contourner le fémur, à moins qu'ils n'eussent subi des déviations relatives à la densité des différents milieux qu'ils avaient traversés, ce qui pourrait encore avoir eu lieu. Relativement aux plans concaves: il faut établir la même distinction que plus haut, selon que le projectile agit perpendiculairement ou obliquement à leur surface. Dans le premier cas, il ne présente rien de particulier et il traverse l'os directement si sa puissance est supérieure à la résistance; dans le deuxième cas il glisse sur lui, et comme la surface concave lui oppose une force qu'il ne peut surmonter, il la contourne en décrivant des cercles plus ou moins complets. Ces phénomènes trouveront principalement leur application au thorax et au crâne,

Des balles, après avoir perforé ce dernier, ont pu suivre la concavité de la voûte et contourner le cerveau sans l'entamer en restant placées entre la surface vitrée et la dure-mère. M. Larrey cite plusieurs faits de ce genre que j'ai également observés. Quant au thorax, une balle le traverse, tombe obliquement sur la surface concave d'un arc osseux, décrit un cercle plus ou moins parfait sans léser le poumon, et va sortir par un point diamétralement opposé, de manière à faire croire à la lésion de ces organes. Ces phénomènes doivent être plus fréquents qu'on ne le pense.

POURQUOI L'HÉMORRAGIE PRIMITIVE EST-ELLE SI RARE ? — QUAND DOIT-ON REDOUTER UNE HÉMORRAGIE CONSÉCUTIVE ?

Nous avons rarement fait usage de la ligature, parce que le tube artériel déchiré par une balle se trouve rétracté et recouvert d'une escarre qui s'oppose presque toujours à l'hémorragie dans les premiers temps; mais à l'époque de la suppuration, quand survient la détente générale, ce bouchon, en se détachant avec les parties sphacélées, peut cesser d'y mettre obstacle, si le vaisseau ouvert est d'un gros calibre, et, surtout, si les secousses imprimées au blessé pendant le transport

viennent en hâter la chute, comme nous en avons
vu des exemples. L'apparition de l'hémorragie consécutive est d'autant plus grave, que les bouts de
l'artère actuellement enflammés, et devenus fria-
bles sous le fil qui les comprime, force de porter le
lien au-delà du foyer de l'inflammation, et sur un
point du vaisseau resté intact, afin d'obtenir un
résultat définitif. Aussi, quand d'après la direction de la balle, on doit croire à la lésion d'une
artère volumineuse, je suis d'avis de la lier à
l'instant au-dessus et au-dessous de sa division.
L'expérience a démontré que la méthode d'Anel
est souvent insuffisante à cause des anastomoses
qui reproduisent l'hémorragie par le bout inférieur du vaisseau dont la lumière n'a pas été
fermée par une ligature. Il est très rare que
l'hémorragie consécutive se déclare après la déchirure d'une artère de calibre médiocre. On
a vu survenir l'anévrisme faux primitif ou consécutif par la dilatation de la tunique externe,
les deux tuniques internes ayant été rompues à
la suite du choc d'une balle frappant obliquement une grosse artère. D'autres fois le même
effet a produit l'oblitération complète de l'artère,
comme l'aurait fait une ligature. En effet, on
remarque, comme après celle-ci, une rupture
des tuniques interne et moyenne, le coagulum

du sang jusqu'à la première branche collatérale,
et un épanchement de lymphe plastique coagulable.

OPINION DE L'AUTEUR SUR LE DÉBRIDEMENT PRÉVEN-
   TIF DES PLAIES D'ARMES A FEU. — TRAITEMENT
   DE CE GENRE DE LÉSIONS. — A QUELLE ÉPOQUE
   FAUT-IL RECOURIR AUX DÉPLÉTIONS SANGUINES ?

La plupart des chirurgiens se font un grand
scrupule d'opérer le débridement préventif des
plaies d'armes à feu ; nous nous en sommes abs-
tenu en Afrique depuis six années, et les résultats satisfaisants que nous avons eus permettent
de faire un précepte rigoureux du contraire.
Jamais nous n'employons le bistouri que pour
extraire une balle par une contre-ouverture, faciliter l'issue des esquilles ou de tout autre corps
étranger, opérer une résection osseuse, appliquer
une ligature sur une artère, et, à une époque plus
éloignée, pour donner une issue à l'écoulement du
pus. Hunter prouve que l'on a exagéré les avantages de la méthode de débrider les plaies ; Botal depuis long-temps en a indiqué les inconvénients, et
moi, je n'hésite pas à la condamner de toutes mes
forces comme barbare et souvent nuisible. C'est
encore là un de ces préceptes que la routine a

rendus sacrés et dont il est temps de renverser le culte. Nous nous sommes convaincu que si, l'accident n'étant pas de nature à nécessiter l'amputation immédiate, on a pris soin de ne laisser dans le trajet de la blessure aucun corps étranger, l'inflammation sera aisément modérée sous l'empire des saignées générales, de la diète, des topiques froids et même glacés continués, pendant plusieurs jours de suite, du repos absolu, de la position et d'un bandage simple, contentif et bien appliqué sur toute l'étendue des membres, afin de s'opposer au gonflement trop considérable des parties offensées. Les saignées locales et les cataplasmes chauds dont on retire de si précieux résultats dans les maladies inflammatoires doivent être rigoureusement proscrits du traitement des plaies qui nous occupent; l'inexpérience seule peut engager à les employer dès le début, selon la pratique journalière d'une foule de praticiens même en réputation. En effet, si les sangsues peuvent devenir plus tard avantageuses pour combattre l'inflammation locale qu'on n'aura pu ou su prévenir à l'aide des moyens généraux dont j'ai fait mention, il est aussi hors de doute qu'elles seraient nuisibles si on y avait recours primitivement; on fait malheureusement usage de ce dernier moyen d'une manière abusive, sans s'apercevoir que ces animaux attirent le sang dans la partie, et que la chaleur qui est nécessaire pour favoriser l'hémorragie ne peut que hâter le développement de l'inflammation au lieu de la prévenir.

Vainement voudrait-on combattre notre opinion en objectant que les sangsues n'ont pas été employées en assez grand nombre. Je les ai appliquées par nuées pendant plusieurs jours consécutifs, et, certes, je n'ai pas eu à me louer de ce traitement.

Je ne saurais trop le répéter : dans toute plaie d'armes à feu, il faut savoir profiter de la stupeur qui l'accompagne pour prévenir, par les moyens que je viens d'indiquer, l'excès de réaction qui doit suivre, et alors seulement on aura recours, s'il y a urgence, aux déplétions sanguines locales. Quant au pansement des plaies, il doit être le plus doux possible : linge fenestré enduit de cérat, charpie, compresses, bande roulée. Cet appareil doit être arrosé d'eau froide, sans discontinuer, pendant plusieurs jours de suite.

Il est facile de se convaincre que le traitement que nous employons diffère essentiellement de celui usité de nos jours encore par la plupart des chirurgiens qui continuent à traiter les coups de feu par de grandes dilatations dont ils tiennent quelquefois les lèvres écartées à l'aide de plumasseaux de charpie couverts d'onguents suppuratifs. Il en est même qui se font un scrupule d'avoir recours aux spiritueux et aux vulnéraires, tels que l'eau-de-vie camphrée, les digestifs, et une foule d'autres remèdes dits suppurants.

Nous avons remarqué que les saignées générales sont presque toujours faites trop tard. Sans attendre que la fièvre traumatique se soit développée, il faut y recourir dès que les phénomènes de la stupeur ou de la commotion commencent à se dissiper, afin d'enrayer l'inflammation. C'est ainsi qu'un observateur judicieux saura utiliser l'instant de calme qui précède l'inflammation traumatique plus lente dans son début que celle des plaies contuses ordinaires, au lieu de s'en laisser imposer et de rester dans une fausse sécurité. Nous avons vu plus d'une fois la tuméfaction s'accroître sous l'influence du débridement préventif, et augmenter encore, bien que les membres eussent été tailladés par de nombreuses et longues incisions : toutefois, ne croyant pas devoir rapporter à ce dernier toute la part des accidents auxquels il ne remédiait pas, nous devons dire que très souvent alors les membres auraient dû être amputés, et qu'il serait peut-être aussi injuste d'attribuer toutes les suites fâcheuses de ces lésions au débridement, qu'à son défaut. On conçoit les avantages qu'on retrouvera pour l'amputation consécutive, quand les téguments seront restés dans leur intégrité, au lieu d'avoir subi, au préalable, de grandes et profondes solutions de continuité.

RÉFUTATION ET REJET DU DÉBRIDEMENT PRÉVENTIF DES PLAIES.

Le chirurgien se propose, par le débridement, de convertir la plaie actuelle en une plaie simple par instrument tranchant, de rendre ouverte la forme fistuleuse de la blessure, d'extraire les corps étrangers, de lier les vaisseaux lésés, de produire une saignée locale, de donner issue aux fluides extravasés dans la circonférence de la solution de continuité, de diviser les tissus aponévrotiques et ligamenteux pour prévenir l'étranglement. Examinons la valeur de chacune de ces opinions.

1° Convertir la blessure actuelle en une plaie simple par instrument tranchant. Mais à quoi bon? sera-ce pour faire cicatriser la plaie par première intention? Ne voit-on pas, dans ce cas, que tous les tissus qui auront été divisés par le bistouri pourront effectivement se réunir; mais qu'il ne saurait en être de même des fibres frappées de mort par la balle qui les a déchirées, et qu'il faudra un travail éliminatoire pour détacher et chasser au-dehors les escarres qui en tapissent le trajet. Toutefois, il ne faut pas donner à ce travail une trop grande importance; car la plupart des coups de feu qui n'ont lésé que les parties molles, en ne laissant au milieu d'elles aucun corps étranger, guérissent sans suppuration profonde. Les ouvertures d'entrée et de sortie se ferment par le développement des bourgeons charnus, et se cicatrisent ensuite comme si la plaie provenait de l'application d'un cautère ou d'un moxa. Les escarres qui tapissent le trajet disparaissent dans ces cas par la voie de la ré-sorption.

2° Rendre ouverte la forme fistuléuse de la plaie. Mais, en débridant l'orifice d'une plaie qui aura huit à dix pouces de longueur, vous ne sauriez remédier à l'étranglement que les aponévroses profondes devraient faire naître. Le lithotome à deux branches rendrait d'une exécution très aisée le débridement de la totalité du trajet du projectile, et je m'étonne qu'on n'en ait pas encore indiqué l'emploi. J'y ai quelquefois recours, mais dans un but différent et uniquement pour faciliter l'extraction des corps étrangers.

3° Extraire les corps étrangers, lier les vaisseaux. C'est également notre avis.

4° Produire une saignée locale. Sans douter des bons effets de cette dernière, il est évident qu'à ce prix elle aurait plus d'inconvénients que d'avantages réels.

5° Donner issue au sang extravasé dans la circonférence de la blessure. La force d'absorption sera assez active sans qu'il faille aider à la nature toujours si puissante en pareil cas.

6° Diviser les tissus aponévrotiques et ligamenteux pour prévenir l'étranglement. Cette assertion qui, en théorie, semble péremptoire, doit perdre toute sa force, par les faits nombreux que nous avons à lui opposer. Essayons néanmoins de la combattre par le raisonnement. Qu'une balle ait parcouru un trajet de dix pouces, par exemple, pour qu'il fût rationnel de débrider, ne faudrait-il pas porter le bistouri dans toute l'étendue du trajet, afin de couper les brides formées par les aponévroses profondes? Puis, pour être conséquent, cette nouvelle blessure opérée par le bistouri, ne différant point essentiellement de la première, et devant, comme elle, être suivie des phénomènes de l'inflammation, n'entraînera-t-elle pas un nouveau débridement? dès lors, où faudra-t-il s'arrêter? Dans

les cas les plus heureux, ces dilatations aux ouvertures des plaies d'armes à feu, destinées à faciliter l'écoulement du pus, à prévenir les fusées
purulentes et à modérer l'inflammation, se cicatrisent promptement, par première intention,
avant même la chute des escarres et ne conservent aucun but d'utilité. Dans d'autres circonstances, qui ne sont pas rares, ces débride-
ments aponévrotiques font naître des hernies
musculaires, et, selon la disposition des tissus
sur lesquels ils agissent, peuvent laisser des infirmités qui souvent ne disparaissent qu'avec le
temps et avec peine. Tel était le cas d'un militaire
du 2ᵉ régiment léger, dont le muscle deltoïde
avait été incisé profondément et parallèlement à
ses fibres, dans l'étendue de quelques pouces.
La plaie suppura pendant plusieurs mois avant
que de se fermer, et malgré l'usage des eaux thermales, les fonctions du muscle n'ont pas recouvré toute leur intégrité. Une foule d'autres blessés avaient eu les chairs du moignon de l'épaule
traversées en tous sens, et leur guérison se fit rapidement et sans accidents. En présence de ces
faits, l'officier de santé du 2ᵉ léger, d'un mérite
d'ailleurs reconnu, fut aisément converti, et rejeta à tout jamais le funeste précepte de débridement préventif. Que si, à l'époque de la suppu-

ration, une bride ligamenteuse s'opposait à la libre issue du liquide purulent, il serait temps encore de la diviser.

EN QUOI DIFFÈRENT LES PLAIES D'ARMES A FEU ET CELLES QUI PROVIENNENT DE POINTES ACÉRÉES.

Dans une brochure publiée en 1830 par un élève de Dupuytren, il est dit que la nécessité des incisions pour les plaies dont nous nous occupons avait été mal motivée jusqu'à lui. «Ce dernier, dit » M. le docteur Lacroix, compare les plaies d'armes » à feu à celles qui auraient été faites par un in- » strument piquant. Pour la produire, une pointe » acérée écarte les fibres des organes, fait une » ouverture étroite, et pénètre plus ou moins pro- » fondément. Après vingt-quatre ou quarante- » huit heures, survient une inflammation avec » étranglement; la turgescence inflammatoire » ayant été bornée par l'aponévrose, on débride » alors, pour faire cesser l'étranglement et éviter » les fusées purulentes. Qu'y a-t-il de plus dans une » plaie faite par une balle? ne forme-t-elle pas un » long trajet étroit et souvent sinueux, à surfaces » couvertes d'escarres, dans lequel l'inflammation » doit se développer?» Il s'en faut beaucoup qu'il y ait parité aussi parfaite entre les lésions préci- tées. *La pointe acérée écarte les fibres des organes.*

D'abord, il est évident que la pointe acérée dont il s'agit fait plus qu'écarter les fibres, et qu'elle les divise, sans quoi son action serait analogue à celle des longues aiguilles à acupuncture. Or, ce n'est pas ce qui a lieu; et il est aisé de comprendre que des fibres nervales et musculaires divisées, souvent avec déchirure, provoqueront l'inflammation. A la suite des coups de feu, on observe des phénomènes bien différents. Le projectile traverse les tissus, les déchire violemment en les refoulant à la manière d'un coin, et frappe de stupeur, de mort instantanée, tout ce qu'il rencontre sur son passage, en donnant lieu à la formation d'une escarre fendillée et flétrie, et laissant un vide marqué dans le trajet qu'il a parcouru. La réaction devra survenir nécessairement pour isoler les parties mortes de celles qui sont vivantes; il y aura du gonflement, mais ce dernier trouvera pour se développer tout le canal creusé par le corps lancé par la poudre à canon. Les plaies faites par une pointe acérée ne sont pas dans de semblables conditions; les fibres reviennent à l'instant sur elles-mêmes, rendent difficile et très pénible l'exploration du trajet; la douleur est spontanée, très vive, et appelle avec force l'inflammation; d'où il est facile de conclure que les plaies provenant d'armes à feu, et celles qui ont lieu par l'action de pointes acérées, diffèrent entre elles essentiellement. Pour terminer nos réflexions sur le débridement préventif des plaies d'armes à feu, nous ne craignons pas d'affirmer que, même dans les cas de plaies par pointes acérées qui semblent réclamer impérieusement d'être débridées, le chirurgien pourra presque toujours s'en dispenser et s'opposer à l'étranglement, si, dès le principe, il a eu soin de purger le trajet de la plaie de la présence de tout corps étranger, s'il a su combiner avec habileté l'emploi des saignées générales, locales et révulsives, les moyens diététiques, les topiques réfrigérants beaucoup trop négligés, le repos, la position, le bandage suffisamment compressif, comme nous l'avons conseillé plus haut pour les coups de feu. On sait que ces moyens mis en usage dès le début même d'un panaris parviennent quelquefois à faire avorter l'étranglement. Devons-nous donc maintenant nous étonner des heureux résultats que nous avons obtenus par cette méthode appliquée aux plaies contuses? Je me suis toujours applaudi d'avoir fait arroser fréquemment les bandages avec de l'eau très froide, pendant cinq à six jours de suite; par ce moyen l'inflammation a souvent été prévenue, toujours réprimée et toujours combattue avec avantage.

Que si la stupeur et la commotion n'étant point dissipées, le membre conserve de l'engourdissement et peu de chaleur ; si la circulation est ralentie, si des syncopes et des frissons surviennent, il faudra remplacer les réfrigérants par des topiques chauds, tels que fomentations, cataplasmes, pour favoriser la réaction, diminuer la douleur, exciter l'action des vaisseaux pour la formation du pus. Une conduite opposée pourrait provoquer de graves accidents tels que des catarrhes pulmonaires, des pleurésies, et même la gangrène, par défaut d'innervation dans les tissus frappés de stupeur.

SOINS PRÉLIMINAIRES A L'EXTRACTION DES BALLES.

Il importe de visiter avec soin les vêtements du blessé pour reconnaître les morceaux de drap que la balle aurait pu introduire dans la plaie, et s'assurer de la sortie du projectile. On sait que la balle chasse assez souvent devant elle, en forme de doigt de gant, la chemise du blessé, quelquefois même à de grandes profondeurs, avec ou sans fracture des portions osseuses, et qu'elle s'échappe ensuite de sa prison au moment où l'on déshabille celui qu'elle a atteint. J'ai remarqué, dans des circonstances analogues, une fracture de l'épicondyle ; chez le colonel

Maret-Aga, qui eut la clavicule brisée, le doigt de gant était parfaitement conservé sur son gilet de flanelle. Dans un autre cas, un biscaïen de deux pouces et demi de diamètre était resté au milieu des chairs de la partie moyenne et interne de la cuisse; il fut extrait en faisant effort sur la portion de chemise qui lui formait une coiffe.

Ainsi donc, alors même qu'un projectile n'offre qu'une ouverture d'entrée, il peut se faire qu'il ne soit pas resté au fond du trajet qu'il a parcouru. Nous en connaissons la raison, et l'examen de la chemise du blessé doit jeter un grand jour sur le diagnostic, lorsqu'il s'élève quelque doute dans l'esprit du chirurgien. Toutefois, il importe de ne pas oublier que, le plus souvent, quand il n'y a qu'une seule ouverture, le projectile est resté dans les tissus. Lorsque de prime abord on ne le rencontre pas, on est en général trop disposé à dire qu'il est ressorti par le fait de la contraction musculaire. Combien de balles n'ai-je pas eu à extraire qui avaient été jugées n'avoir pas fait séjour dans les parties au milieu desquelles elles avaient pénétré!

Quand la présence du projectile a été reconnue, il faut, avant que de procéder à son extraction, mettre la partie dans la situation où elle était au moment de la blessure; ce conseil date de la plus haute antiquité. Mais, ainsi que Percy le fait judicieusement observer, il est des cas où il faut tenir une conduite opposée à cause de la réflexion que font éprouver à la balle les différents milieux qu'elle parcourt. Un os, selon l'inclinaison de son plan, lui imprimera une plus ou moins grande diversion. Un simple tendon la fera quelquefois rejaillir, ainsi que je l'ai moi-même observé sur le tendon d'Achille; d'autres fois, le corps d'un muscle fortement contracté la jettera de côté. L'examen de la balle, quand on pourra se la procurer, servira utilement au diagnostic. On conçoit, en effet, que les déformations qu'elle aura subies indiqueront toujours qu'elle a heurté contre un corps dur, tel qu'un os; mais il faut savoir aussi qu'elle a pu être altérée avant que d'atteindre le blessé.

INSTRUMENTS NÉCESSAIRES POUR L'EXTRACTION.

Les instruments imaginés pour retirer les balles composent tout un arsenal. Qu'il me suffise d'indiquer le tire-balle à canule et à trois branches mouvantes, les becs-de-corbin, de canne, de grue, de cigogne, de lézard, les dilatatoires et les crochets, que la saine chirurgie doit à jamais bannir.

Percy a fondu tous ces instruments imparfaits en un seul qu'il a perfectionné d'une manière heureuse, et qu'il a appelé tribulcon. C'est un tire-balle composé de trois pièces dont la réunion forme de longues pincettes, et dont la désunion fournit une pince à articulation, une curette et un tire-fond. Ce dernier est destiné à l'extraction des balles enclavées dans les parties dures.

Malgré le perfectionnement qu'on a essayé de lui apporter, je préfère à tout autre instrument celui de Percy, tel qu'il nous l'a laissé ; néanmoins j'en fais rarement usage, parce que j'aime mieux extraire les balles par une contre-ouverture, pratiquée quelquefois à un ou deux pouces de profondeur, plutôt que d'aller les saisir à de grandes distances avec le tire-balle, et alors de petites pinces à polype me semblent préférables. A défaut de celles-ci, on peut recourir aux pinces à anneaux, mais elles lâchent aisément prise.

Lorsqu'il ne nous est pas facile de retirer par l'ouverture d'entrée les balles ou tout autre corps étranger profondément engagé dans les chairs, nous avons toujours recours, comme nous venons de le dire, à une contre-extraction à l'aide d'une contre-ouverture pratiquée quelquefois à une grande profondeur. Il suffit, en effet, pour nous y déterminer, que le doigt

promené sur la peau nous donne la sensation
d'un corps étranger dont le blessé indique souvent la présence, et que le sentiment de la douleur trahit constamment quand on exerce sur
lui une légère pression. Lorsque, tenant une conduite opposée, vous engagez profondément le
tire-balle dans les chairs, vous éprouvez toujours
beaucoup de difficultés à le faire agir, et ce n'est
souvent qu'après avoir irrité les tissus et provoqué une vive inflammation que vous parvenez à
retirer le corps étranger. Combien de fois n'a-
vons-nous pas vu ces tentatives, restées sans
succès, faire naître des phénomènes nerveux très
graves? Dans ces derniers temps, les aiguilles à
acupuncture ont été mises en usage à l'Hôtel-Dieu
pour aller à la recherche des balles perdues. Ce
moyen, en apparence plus ingénieux qu'utile,
peut néanmoins, dans certains cas, n'être pas à
dédaigner. Je m'en suis servi tout récemment,
avec avantage, pour fortifier mon diagnostic
avant de procéder à une contre-ouverture. Relativement à celle-ci, la sonde à dard introduite dans
le trajet de la balle et que je fais ressortir par le
point diamétralement opposé, m'a souvent été fort
utile. A défaut de la sonde à dard, on se sert
d'une sonde ordinaire pour refouler la balle, de
manière que le bec de la sonde, sinon le corps

étranger lui-même, puisse être perçu par le doigt promené à la surface des téguments, et lui servir de guide pour la contre-extraction.

MANIÈRE DE PRATIQUER LA CONTRE-OUVERTURE POUR L'EXTRACTION DES BALLES.

Il importe, quand on veut extraire un corps étranger par une contre-ouverture, de le saisir, s'il est possible, entre le pouce et l'index de la main gauche, de manière qu'en le comprimant comme pour le chasser au-dehors, il fasse saillie sous la peau, et qu'ainsi fixé il ne puisse se déplacer et fuir sous le tranchant du bistouri. A l'aide de ces préliminaires, il suffit de diviser les tissus qui s'opposent à sa sortie pour le voir s'échapper de sa prison avec facilité ; mais il est indispensable, pour cela, d'inciser bien exactement les liens cellulaires et aponévrotiques qui le coiffent immédiatement, et lui forment un véritable kyste accidentel primitif.

Ces liens, en effet, ne sont point doués d'élasticité comme le tissu cutané, et par cela même opposent souvent un obstacle susceptible d'en imposer à l'opérateur. Que de fois n'avons-nous pas vu porter le bistouri sur les téguments pour en agrandir l'ouverture, alors que le tissu cellulo-aponévrotique sous-cutané opposait seul une barrière au corps étranger! Ces vérités sont saillantes et de la plus haute importance, et je m'étonne qu'aucun auteur ne les ait encore mises en relief.

IL FAUT QUELQUEFOIS ATTENDRE L'ÉPOQUE DE LA SUPPURATION, ET MÊME UN TEMPS PLUS ÉLOIGNÉ ENCORE, POUR L'EXTRACTION DES BALLES.

Dans les cas difficiles, et lorsque la contre-ouverture ne peut avoir lieu, nous nous sommes bien trouvé de ne pas prolonger des recherches pénibles, et d'attendre l'époque de la suppuration pour les renouveler avec plus de succès. Souvent alors, entraînés par leur propre poids, les corps étrangers se sont offerts d'eux-mêmes à l'orifice de la plaie. Toutefois, si des spasmes, des convulsions, la suspension partielle du cours du sang, des phénomènes de paralysie locale, survenaient par suite de l'enclavement d'une balle entre deux os, entre deux tendons, de sa compression sur un gros nerf ou sur une artère volumineuse, on conçoit qu'il ne faudrait écouter que les lois du besoin et les inspirations du génie pour se frayer à l'aide du bistouri un passage jusqu'au corps étranger et l'extraire à tout prix.

Quand une balle est abandonnée au milieu des chairs, il peut arriver qu'elle y prenne droit de domicile, et que ce singulier hôte ne développe aucun accident. Le kyste accidentel dont il s'était coiffé, en refoulant les liens cellulo-aponévrotiques qui s'étaient trouvés sur son passage, s'organise à la manière des kystes définitifs, revêtant à l'intérieur le caractère des membranes séreuses, et versant un peu de sérosité destinée à le préserver du contact trop immédiat du corps étranger, tandis qu'il reçoit la vie des tissus environnants par les adhérences que sa surface externe a contractées avec eux. Quand, alors, on vient à retirer le projectile, il faut avoir soin de détruire ce kyste, sous peine de voir se produire une tumeur par l'accumulation de la sérosité dans son intérieur. Toutefois, il n'en est pas toujours ainsi, et il ne faudrait pas s'obstiner à vouloir le faire disparaître, s'il était profondément situé, ou s'il fallait, pour atteindre jusqu'à lui, pratiquer quelque opération un peu grave. Il arrive, comme on le sait, que le kyste peut se déchirer et livrer passage au projectile qui, dès ce moment, devient voyageur, et peut faire ainsi beaucoup de chemin dans nos tissus. Les parties qui se trouvent sur sa route et en contact immédiat, ramollies par l'inflammation, se laissent traverser par le plomb qui pèse sur elles et que pousse en avant leur cicatrisation qui s'opère immédiatement après son passage. Le projectile voyageur est libre, et ce n'est que lorsqu'il est au bout de sa course qu'un nouveau kyste vient l'emprisonner; mais le plus souvent il n'en est pas ainsi, le kyste primitif ou accidentel cellulo-aponévrotique revêt le caractère des membranes muqueuses, au lieu de se transformer en membrane séreuse. Cette membrane muqueuse se continue dans un trajet fistuleux qui, s'ouvrant à la surface tégumentaire, donne issue aux humidités purulentes fournies par le tissu muqueux accidentel. L'irritation de ce tissu développe du pus en plus ou moins grande abondance dont la source ne se tarira, le plus souvent, qu'après l'extraction du projectile.

EXAMEN DU TRAJET PARCOURU PAR LE PROJECTILE.

Quand cela est possible, je sonde toujours le trajet parcouru par le projectile, pour en étudier la forme et la direction, reconnaître les tissus lésés, extraire les corps étrangers. La sonde préférable à toute autre est le doigt, lorsqu'il ne faut point explorer des trajets d'une trop longue étendue. Si le doigt ne suffit point, on aura recours à la sonde de femme, plutôt qu'aux stylets, avec lesquels on doit craindre de se fourvoyer et de déchirer les parties.

4

La facile exploration du trajet d'une balle, au moment même de la blessure, à cause de l'engourdissement et de la stupeur locale, a fait établir le précepte rigoureux d'extraire celle-ci le plus tôt possible et avant l'apparition des phénomènes de réaction. La tuméfaction que cette réaction développe ferme le canal qui était ouvert et en rend l'examen fort douloureux, sinon impossible. Frappés de cette vérité, les anciens ont, pour la plupart, défendu de faire aucunes tentatives de déduction des balles dans cette dernière occurrence. Ce conseil ne saurait toutefois être pris à la lettre qu'autant que les difficultés de l'opération pourraient contre-balancer les avantages qu'on aurait droit d'en attendre.

PROJECTILES ENCLAVÉS DANS LES OS. — NOUVEAU TIRE-FOND INVENTÉ PAR L'AUTEUR.

Quand une balle s'est arrêtée dans l'épaisseur d'un os, et que le trajet qui y conduit n'a que peu d'étendue, le tire-fond de Percy suffira pour la retirer, pourvu toutefois qu'elle présente un point d'appui assez solide pour se laisser perforer par l'instrument sans fuir devant lui. C'est ainsi que, dans certains cas, on pourrait craindre de la refouler dans le canal médullaire d'un os ou dans l'une des trois cavités splanchniques. Il faudrait alors remplacer le tire-fond par le trépan, dont on appliquerait une ou plusieurs couronnes, selon le besoin. Il conviendrait encore d'avoir recours à ce dernier expédient, si la balle, après avoir perforé régulièrement la lame externe d'un os, s'était aplatie sur la lame interne, de manière à ne pouvoir ressortir par le trou qu'elle aurait fait en entrant. Quand le projectile a formé à son pourtour un cercle de brisures, il est aisé de le faire vaciller et de le retirer avec un élévatoire. J'ai extrait une balle qui était fixée dans la partie antéro-supérieure du tibia, immédiatement au-dessous du ligament rotulien, en rognant sa circonférence avec un bistouri, afin de la dégager.

Lorsqu'on doit faire agir le tire-fond à une grande profondeur, l'instrument de Percy est insuffisant. Je l'ai remplacé par un tire-fond à canule semblable à celle du trois-quarts et de dix à douze pouces de longueur. La canule dépassant le double pas de vis est garnie de cire à son bec pour le rendre inoffensif : on sonde la plaie avec cet instrument, et, la balle une fois reconnue, on fait agir le tire-fond. C'est ainsi que j'ai retiré des balles incrustées sur le fémur en portant le tire-fond par le trajet fistuleux qui, dans une circonstance, n'avait pas moins de sept à huit pouces, et à l'aide de ce moyen simple j'ai pu éviter des opérations graves et sanglantes.

La carie, les suppurations profondes, les lon-gueurs des exfoliations souvent interminables et entretenues par la présence des projectiles, ne s'o-pèrent ordinairement qu'après l'extraction de ces corps étrangers; toutefois, il y a des exceptions, et plus d'un fait atteste que des balles laissées dans la substance osseuse ont fini par y prendre droit de domicile sans développer d'accidents bien no-tables. Elles forment, dans ces cas, presque tou-jours le noyau d'exostoses plus ou moins volu-mineuses : ces exostoses remplacent dans les par-ties dures le kyste cellulo-fibreux isolateur qui en-toure les corps étrangers abandonnés au milieu des chairs.Un militaire reçut à Austerlitz une balle qui était restée enclavée vers l'angle frontal du pariétal gauche : il mourut en 1827, et à l'autop-sie, je trouvai cette balle entre les deux lames os-seuses; il n'y avait point d'exostoses en dehors du crâne; mais à sa surface interne une végéta-tion osseuse existait, oblongue, espèce de stalac-tite du volume de la moitié d'un œuf de poule.

CONSIDÉRATIONS SUR LES ESQUILLES DES MEMBRES FRAC-TURÉS. — OPINION DE L'AUTEUR SUR LA NÉCESSITÉ DE RETIRER IMMÉDIATEMENT TOUTES LES ESQUILLES MO-BILES, NONOBSTANT LEURS ADHÉRENCES.

Le chapitre suivant, relatif aux esquilles des os fracturés, extrait des leçons de Dupuytren,

m'a paru trop intéressant pour ne pas être repro-
duit ici fidèlement. « Les esquilles primitives, dit
Dupuytren, c'est-à-dire entièrement détachées
par la cause vulnérante, abandonnées à elles-
mêmes, perdent et ne sauraient recouvrer la vie;
elles deviennent à tout jamais des corps étrangers
enclavés dans les chairs ou dans les os; mais
alors elles donnent lieu à des fistules dangereuses si elles ne sont ni chassées, ce qui est rare,
ni absorbées, ce qui est plus rare encore, ni enfin extraites par le secours de l'art. Qu'arrive-t-il
dans les cas d'*esquilles secondaires*, ou qui conservent encore des adhérences? Les unes perdent
leurs adhérences, deviennent libres dans le foyer
de la plaie, et rentrent ainsi dans les conditions
des esquilles primitives; d'autres continuent à
recevoir une vie suffisante des vaisseaux et des
nerfs : presque toujours alors englobées dans la
masse du cal, elles concourent utilement à sa
formation.

« Les *esquilles tertiaires*, ou par suite de nécroses, restent en place, jusqu'à ce que le travail
d'élimination les sépare. Aussi long-temps que ce
travail n'est pas terminé, les extrémités de l'os
fracturé ne sauraient s'unir. Cependant, la consolidation va s'opérer, le périoste, le tissu cellulaire,
toutes les parties molles se gonflent, s'enflam-
ment, durcissent, prennent une consistance fi-

breuse, puis cartilagineuse, puis osseuse sur quelques points. Ces noyaux osseux s'étendent, et une virole unit les deux bouts par la circonférence, sinon par leurs extrémités. Si les fragments nécrosés sont trop volumineux pour être expulsés, ils sont enclavés, comme dans les nécroses, enveloppés d'os nouveaux; et comme dans les nécroses il y a séquestre, os de nouvelle formation, et cal, ce séquestre forme, entretient des fistules... Dans ce cas, les membres sont ordinairement raccourcis ou déformés; le cal est volumineux, inégal; sur deux ou trois points de sa circonférence sont des ouvertures fistuleuses à trajet direct, oblique ou sinueux; le stylet introduit rencontre les séquestres, et le son qu'il produit est celui résultant du choc d'un corps métallique contre un os privé de vie. Agrandir l'ouverture, appliquer le trépan au cal, extraire les parties d'os frappées de mort, telles sont les indications.»

Cette division d'esquilles en trois genres, primitives, secondaires, tertiaires, ainsi que les considérations pratiques qui en découlent, portent le cachet du génie de Dupuytren. Les nombreuses solutions de continuité du système osseux que j'ai observées en Afrique, depuis le débarquement de l'armée à Sidi-Ferruch jusqu'à ce jour, constamment d'accord avec la vérité qu'il a si hautement proclamée, n'ont laissé en moi d'autre sentiment que celui de l'admiration. Et s'il m'est permis d'ajouter à ce chapitre quelques réflexions relatives à la conservation ou à l'extraction des esquilles, je dirai qu'en raison des nombreux mécomptes que j'ai éprouvés pour avoir voulu conserver celles qui adhéraient encore aux parties molles, je me suis fait une loi de toujours retirer sur-le-champ toutes les esquilles mobiles, qu'elles fussent libres ou adhérentes. Et en effet, si l'urgence de l'extraction immédiate des pièces libres et complétement détachées n'est pas contestée, il n'en est pas de même pour celles que de forts liens retiennent encore en place (esquilles secondaires de Dupuytren). Eh bien! parmi celles-ci, comme nous le voyons plus haut, les unes deviennent libres, rentrent dans le cadre des esquilles primitives, et il faut les extraire; les autres continuent à vivre, sont presque toujours comprises dans la masse du cal, et donnent naissance, le plus souvent, aux esquilles tertiaires. Ce sont elles qui, ayant d'abord continué à recevoir la vie des vaisseaux et des nerfs, et ayant été englobées dans le cal, nuisent singulièrement à la consolidation des fragments, entretiennent des trajets fistuleux et nécessitent de graves et laborieuses opérations pour les retirer. Dans des cas bien remarquables, j'ai pu suivre les efforts admirables de la nature pour se débarrasser de ces esquilles secondaires renfer-

mées dans le cal, puis devenues tertiaires. Une
virole osseuse, tendre et de nouvelle création,
formant une enveloppe aux séquestres, présentait
une ouverture à travers laquelle ces pièces d'os
s'étaient engagées pour s'échapper au dehors;
mais le travail éliminatoire avait fini par épuiser
le malade, et par amener le marasme et une consomption mortelle, parce que l'art n'était pas in-
tervenu pour agrandir l'ouverture fistuleuse, appliquer le trépan au cal, et extraire les parties d'os
frappées de mort.

Ainsi donc, je pense qu'il est sage d'extraire le
plus tôt possible toutes les esquilles mobiles,
qu'elles soient libres ou adhérentes.

Toutefois je m'écarte un peu de ce précepte
pour les os de la face, en raison de la grande vitalité des tissus de cette région, de la position superficielle de son squelette qui permettrait d'a-
gir sur lui secondairement et avec facilité, si l'extraction d'une pièce d'os devenait urgente, et
enfin pour tâcher de conserver, s'il est possible,
l'harmonie des traits, ce qui n'aurait plus lieu
après une perte de substance osseuse un peu considérable. Les mêmes considérations ne s'appliquent pas aux autres parties du squelette; leurs
solutions de continuité rentrent dans la règle
générale.

La soustraction d'une foule d'esquilles, longues

de quatre à cinq pouces, accompagnée de la résection des pointes des fragments, m'ont permis
de sauver beaucoup de membres (principalement
l'appendice thoracique) où l'amputation semblait
urgente. Retirés sur-le-champ, ces corps étrangers, toujours plus ou moins déviés de l'axe de
l'os dont ils faisaient partie, cessent d'irriter et
de déchirer les chairs, et laissent un vide propice
au développement de l'inflammation, dont la marche sera désormais régulière, parce que la plaie,
devenue simple, est exempte de complications.
L'extraction de ces corps étrangers qui sont restés
en place pendant plusieurs jours, a encore pour
effet d'arrêter les accidents, et d'opérer sur la
partie, actuellement le siége d'une inflammation
souvent phlegmoneuse, un dégorgement des
plus salutaires. L'hémorragie qui suit l'action
du bistouri sur les parties molles porte de si
bons fruits, que maintes fois je n'ai pas craint
de diviser de petites artérioles que j'aurais pu
éviter.

Les coups de feu donnant des résultats différents, selon qu'ils agissent sur des os plats, sur
le corps des os longs, ou sur leurs épiphyses,
voyons les considérations pratiques qui en découlent.

Lorsqu'une balle, animée d'une grande force
d'impulsion, vient à frapper sur le corps d'un os

long, elle le brise en éclats, et les esquilles ont souvent quatre à cinq pouces de longueur. Il faut avoir été témoin de ces lésions pour en bien comprendre la gravité, laquelle se trouve toujours ici en raison directe de la vitesse du plomb Ce dernier, agissant, comme je l'ai dit, à la manière d'un coin, écarte les fragments avec force, et reste quelquefois fixé au milieu d'eux, quand il a épuisé le mouvement que le salpêtre lui avait communiqué. Ces lésions sont des plus graves; elles exigent toujours l'extraction de toutes les esquilles mobiles, quelles que soient leurs adhé-rences, si l'on veut tenter, avec quelques chances de succès, la conservation du membre. Quand une balle a porté son action sur les extrémités des os longs, comme ici c'est le tissu spongieux qui prédomine, et que ce tissu tient le milieu entre les parties molles et le tissu compacte, le projectile trouve peu de résistance, l'effort est moins considérable, et amène aussi des désordres moins étendus : aussi rencontre-t-on souvent de simples perforations avec rayonnement de fentes qui s'étendent jusqu'à la surface articulaire, sans pour cela déterminer des lésions bien graves dans l'articulation. Ces fractures guérissent ordinaire-ment d'une manière simple, le cercle de brisure s'exfolie peu à peu, et la suppuration entraîne avec elle des parcelles du tissu spongieux. Voilà pour la règle générale. Examinons actuellement les exceptions.

Une seule fois j'ai trouvé un os long fracturé net par une balle : c'était le fémur, et il n'y avait qu'une seule esquille longue de six lignes. L'esquille fut extraite, et la conservation du membre fut tentée, mais sans succès; le blessé mourut. Il est probable que, dans ce cas, le plomb ayant agi obliquement à la surface du corps de l'os, avait glissé après lui avoir imprimé un violent choc latéral. Dans plusieurs cas, j'ai trouvé les surfaces articulaires tibio-fémorales brisées en cinq ou six gros morceaux plus ou moins complétement détachés et renversés dans l'articulation, et j'ai observé qu'alors la balle avait traversé les épiphyses dans un point très voisin des surfaces articulaires : c'est qu'en effet celles-ci, n'ayant pu offrir assez de résistance, s'étaient laissées briser en éclats par la force excentrique du projectile qui ne produit que de simples fentes quand, agissant à un pouce ou deux de l'articulation, il rencontre une plus grande résistance.

Les os plats offrent des lésions variables en raison de la prédominance du tissu compacte ou du tissu spongieux. En effet, il arrive souvent que le projectile ne produise qu'une simple échancrure à la surface du tissu spongieux, et que des fentes se prolongeant plus ou moins loin, la guérison s'opère néanmoins avec rapidité. Tel était le cas d'un officier du 37ᵉ régiment de ligne, qui présentait au-dessous du ligament rotulien une perte de substance considérable et transversale dans le tissu spongieux de l'extrémité fémorale du tibia. Je n'ai jamais vu de lésion analogue dans le corps des os longs que rend très cassant la prédominance du tissu compacte; toujours j'ai observé une perte de substance compliquée, non plus de simples fentes, mais des brisures se prolongeant très haut, donnant naissance à des esquilles, et suivies d'une solution de continuité complète du corps de l'os.

Mais j'abandonne ces considérations générales, qui se trouveront ultérieurement développées et appuyées de faits concluants dans des chapitres particuliers.

INFLUENCE DU CIEL D'AFRIQUE SUR LA MARCHE DES PLAIES.

Sous le ciel de l'Afrique, la vie est toute en expansion; la chaleur assouplit les tissus, y appelle les fluides réparateurs, favorise l'exhalation de ceux qui doivent former la cicatrice, et rend la guérison beaucoup plus prompte que dans les régions plus tempérées. En Égypte une remarque analogue a été faite par M. Larrey. Témoin des heureux résultats qu'il a obtenus en ne levant le premier appareil que le plus tard possible, nous avons suivi la même conduite, et nous avons eu à nous en féliciter, d'autant plus que, ne trouvant aucunes ressources au milieu des barbares, il fallait être économe des provisions d'ambulance dont nous nous étions munis au départ.

Cette méthode, ajoute M. Larrey, a pour principaux avantages :

1° D'éviter la fréquence du contact de l'air sur les plaies ;

2° De diminuer beaucoup l'abondance de la suppuration dont les effets sont si souvent funestes ;

3° De maintenir la coaptation ;

4° De faciliter et de multiplier les soins auprès des autres blessés, si le nombre en devient trop considérable, comme le cas se présente toujours à l'armée ;

5° De permettre aux blessés le transport d'un lieu à un autre, même fort éloigné, sans nécessiter aucun pansement pendant l'intervalle ; et des faits nombreux pourraient démontrer cet avantage, que ne sauraient infirmer des théories fondées sur la résorption du pus, ou sur d'autres accidents quelquefois exagérés ;

6° La grande et heureuse influence qu'exercent

les pansements rares sur la terminaison des blessures et des plaies résultant des amputations.

Voici ce que l'expérience m'a démontré à ce sujet :

Toutes les fois qu'une plaie récente est exempte de complication, par exemple de la présence de tout corps étranger, les pansements rares offrent des avantages incontestables ; mais quand la blessure suppure abondamment, que le malade est très affaibli, qu'il y a à redouter les influences fâcheuses de la résorption, résorption qui est nulle, ou dont les effets sont presque nuls chez les sujets qui ont en eux une grande force de réaction éliminatoire soutenue par une constitution physique non détériorée, dans ces circonstances, dis-je, il importe de renouveler fréquemment les pansements, jusqu'à ce que le pus soit redevenu moins abondant, plus épais, bien lié, homogène, pus louable des anciens, sous peine de voir survenir ces quintes de toux incessantes avec crachats purulents, et ces diarrhées colliquatives si souvent mortelles. Or, la rapidité de la marche de ces accidents sera en raison directe de l'épuisement du sujet, parce que la résorption sera par cela même d'autant plus avide de puiser partout des fluides réparateurs, même délétères.

TÉTANOS.

Le tétanos s'est montré très rarement parmi les blessés d'Afrique. Une fois pourtant il a sévi d'une manière remarquable. C'était sur les militaires mis hors de combat, à l'époque de la glorieuse expédition du maréchal Clauzel contre le bey de Titery. Quarante hommes des moins grièvement atteints avaient été déposés dans une galerie de rez-de-chaussée, située au nord, et fermée par de simples rideaux en toile. Sous l'empire d'une température froide et humide du mois de décembre, pendant lequel régnait le vent de nord-est, quinze cas variés de tétanos, dont douze ont été suivis de mort, apparurent au bout de trois ou quatre jours. On fit immédiatement transporter les autres blessés dans des chambres bien closes, et le tétanos ne se montra plus.

La répercussion de la sécrétion purulente de la plaie, et la suppression de transpiration cutanée me paraissent ici parfaitement expliquer ces phénomènes. N'est-il point vrai que les conséquences ordinaires d'une suppression de transpiration sont l'apparition d'une pneumonie, d'une pleurésie, d'une gastrite, d'une iléo-colite folliculeuse ou hémorrhagique, etc., etc., selon les prédispositions individuelles, ou plutôt organiques? Eh bien, à la suite des coups de feu, le système nerveux cérébro-spinal ayant été vivement impressionné par la commotion d'abord, puis par la perception des douleurs, et souvent par les peines morales, il est tout naturel que le centre de ces perceptions, ainsi prédisposé, étant plus impressionnable que tout autre organe, concentre sur lui les effets de la perturbation qui vient de s'opérer, pour traduire ensuite ses souffrances par le trouble de ses fonctions, avec hypersthénie, par le tétanos. Nos propres recherches, celles d'une foule d'autres, qui ont souvent trouvé des traces d'inflammation dans les centres nerveux et leurs enveloppes avec épanchement de sérosité rougeâtre, surtout quand les accidents avaient persisté pendant plusieurs jours. La continuation de ces lésions pathologiques sur les gros troncs nerveux ne permettent plus guère d'élever de doute sur la nature et le siége de cette affection; aussi MM. Larrey et Lisfranc méritent-ils un hommage sincère : le premier, pour avoir préconisé l'application des ventouses scarifiées, et en grand nombre, sur le crâne et le long du rachis; le second pour avoir démontré les avantages incontestables de ces saignées locales, permanentes, faites dans ces régions, en les couvrant de nuées de sangsues. Après les émissions sanguines, l'opium donné à haute dose tient ici le premier rang, et on doit chercher à rétablir la transpiration cutanée

par les moyens connus. J'ai retiré de bons effets
de l'emploi des bains tièdes. Les drastiques sont
nuisibles et exposent souvent à des inflammations aiguës du tube digestif. On conçoit que si
des accidents nerveux étaient entretenus par la
compression d'un gros tronc nerveux, par une
esquille, par la section incomplète ou la ligature
d'un nerf, etc., il faudrait, de toute nécessité,
faire disparaître cette cause. M. Larrey, ayant
observé le tétanos par suite du pincement des
nerfs dans des cicatrices récentes, fit cesser le
spasme et l'irritation en détruisant les adhérences
nerveuses et leurs tiraillements sous l'empire du
cautère actuel. En Égypte, il a guéri un militaire
atteint d'un tétanos chronique par l'amputation
du membre blessé. Faudrait-il imiter sa conduite
dans ce dernier cas? C'est une question que l'état
actuel de la science n'a pas encore résolu.

Les spasmes, les convulsions, les douleurs aiguës
et prolongées préludent très souvent à l'invasion
du tétanos. Ce dernier se traduit par des contractions permanentes, involontaires et douloureuses, avec exacerbation caractérisée par des contractions et des secousses convulsives dont la
violence arrache des cris au malade, et par des
rémissions avec détente plus ou moins marquée
suivie de sueurs abondantes, principalement à
la tête, au col et à la poitrine : la face, profondé-

ment altérée, exprime la souffrance, comme dans la péritonite.

Les principales causes de cette cruelle affection sont les variations brusques de température froide et humide, l'encombrement, le défaut d'aération, l'influence morale, l'exaltation des sentiments, les vives émotions de l'âme, etc.

Le tétanos offre deux points de départ bien différents: quelquefois il procède du siége de la blessure, et c'est alors que M. Larrey a proposé l'amputation; tandis que, le plus souvent, il débute par quelque autre partie du corps. Il est partiel ou général. Il commence ordinairement par les muscles du pharynx et détermine une dysphagie plus ou moins intense, gagne ensuite les muscles élevateurs de la mâchoire inférieure dont le resserrement détermine le trismus. Selon ensuite qu'il a une prédominance marquée sur les muscles de la région antérieure, postérieure ou latérale du tronc, on désigne ces états sous les noms d'emprosthotonos, opisthotonos, pleurosthotonos. A un degré plus avancé, la paroi antérieure de l'abdomen se durcit, les muscles abdominaux et le diaphragme sont envahis, et l'asphyxie se produit bientôt. Dans un cas qui sera rapporté plus loin, le tétanos était général: le tronc et les membres complétement roidis ne formaient qu'une seule pièce et le blessé pouvait être soulevé par les pieds ou par la tête comme une planche : l'intelligence resta saine jusqu'au dernier moment, avec une telle exaltation de sensibilité, que le moindre bruit redoublait les secousses tétaniques.

La marche du tétanos est ordinairement rapide et quelquefois mortelle en peu d'heures ; elle ne le devient le plus souvent qu'après un, deux ou trois jours. J'ai observé un cas de tétanos chronique qui a duré six semaines et s'est terminé par la mort. Cette terminaison est très fréquente, et le traitement de cette maladie n'offre encore que doute et incertitude. Le traitement local consiste à faire disparaître la cause. Ainsi ce sera une esquille dont la pointe porte sur des tissus nerveux, ce sera un nerf incomplétement divisé dont il faudra achever la section, etc. Le traitement général est plus ou moins empirique ; si le tétanos est entretenu par des vers intestinaux, on donnera des vermifuges, des sudorifiques s'il y a suppression de transpiration, l'opium à haute dose si le sujet est irritable, et on le saignera abondamment s'il est pléthorique. On vante principalement les saignées générales et locales, les ventouses, les bains, les douches d'eau froide, les frictions mercurielles, l'électricité, les vésicatoires pour rappeler la suppuration, les moxas, la cautérisation de la plaie, l'opium, le musc, l'acétate d'ammoniaque, etc., etc.

POURRITURE D'HÔPITAL.

Très rare jusqu'à ce jour dans les hôpitaux militaires d'Alger, la pourriture d'hôpital s'est toutefois montrée dans l'un d'eux, d'une manière si désolante, qu'elle a causé la mort de tous ceux qui y ont subi de grandes opérations. On accusa l'hospice Caratine d'insalubrité, et il fut un instant question de l'évacuer. J'y pris la direction du service chirurgical; une foule de maladies graves y furent traitées, et pendant plus de dix-huit mois je n'ai pas observé un seul cas de pourriture d'hôpital. Sans rechercher la cause de ce changement, nous signalerons comme devant favoriser l'apparition et le développement de cette affection, la constitution atmosphérique, les impressions morales tristes, une organisation appauvrie, l'encombrement, les miasmes, les émanations putrides de substances animales, le voisinage de foyers infects, etc.; les pansements non méthodiques, trop excitants par l'emploi des onguents, ou bien atoniques par l'abus des émollients, et par-dessus tout, les réactions sympathiques du tube digestif. Disons-le franchement, la pourriture d'hôpital est souvent le produit de l'erreur et de soins mal entendus. C'est une affection acquise qui devient d'autant plus rare, que l'art atteint à un plus haut degré de perfectionnement. Elle est à la pathologie externe ce que les fièvres ataxiques et adynamiques créées·par la fatale doctrine incendiaire de Brown sont à la pathologie interne. Ces dernières affections ont disparu complétement des hôpitaux où les médecins sont dans la voie du progrès et de la vérité.

Pour arrêter le mal dans sa marche rapide et effrayante, il faut une médication prompte et énergique, on conseille les lotions chlorurées; mais seules, elles seront le plus souvent insuffisantes; la poudre de quinquina, l'acide citrique, les tranches de citron, le styrax camphré, le nitrate acide de mercure; tous ces moyens sont bons, selon le degré et l'étendue de l'affection; mais le plus puissant et le plus infaillible de tous, est sans contredit le cautère actuel; encore comptera-t-on beaucoup de revers si l'on ne porte son attention sur l'état des viscères.

INFLUENCE SYMPATHIQUE DES GRANDES PLAIES SUR LES PRINCIPAUX VICÈRES ET VICE VERSA.

Il faut observer avec le soin le plus scrupuleux l'influence sympathique qu'exercent sur les viscères toutes les lésions externes; influence, telle que sous son empire les phlegmasies viscérales consécutives que l'on n'a point su ou pu prévenir, déplacent à leur profit le siége de l'inflammation indispensable à la guérison de ces lésions, pour réagir ensuite sur ces dernières d'une manière fâcheuse. La fièvre s'allume, les phénomènes d'ataxie et de résorption purulente apparaissent. La pourriture d'hôpital, quelquefois le tétanos, une diarrhée colliquative, puis la mort ne tardent pas à se succéder, tandis que du côté de la plaie chaque jour apportait de sinistres changements : tuméfaction des parties, rougeur, vive sensibilité, disposition à saigner ; suppression de suppuration, pus vicié, infect, gluant, teinte grisâtre et sécheresse de la plaie; boursouflement avec destruction des cicatrices récentes, collapsus délitescent, gangrène. La mort reconnaît donc ici, pour cause prochaine, une phlegmasie viscérale consécutive, et pour cause éloignée, des lésions extérieures; aussi, les ivrognes dont les viscères sont toujours dans un état de surexcitation, et qui souvent même sont porteurs de phlegmasies chroniques, offrent-ils des chances défavorables à la guérison des plaies externes. Il est donc vrai de dire que nul ne peut être réellement chirurgien, si aux notions de sa spécialité, il ne joint une connaissance approfondie de la pathologie interne, aujourd'hui surtout que cette science éclairée par le flambeau de la doctrine physiologique tend chaque jour à devenir plus positive.

J'abandonne maintenant ces considérations préliminaires, pour en faire l'application aux faits les plus remarquables qui se sont offerts à mon observation.

PLAIES DE TÊTE.

PLAIES NON PÉNÉTRANTES.

Les lésions comprises sous ce titre sont avec ou sans perforation du crâne.

1° *Plaies non pénétrantes.* — Le voisinage de l'encéphale, la facile transmission à cet organe des phénomènes inflammatoires par voie de continuité ou de sympathie, les effets de la commotion plus ou moins forte qui toujours accompagne les coups portés sur le crâne : le grand nombre de vaisseaux et de nerfs qui rampent sous le cuir chevelu, la structure aponévrotique de ce dernier, la disposition convexe et concave de l'enveloppe osseuse du cerveau, présentent autant de considérations spéciales aux lésions qui nous occupent, et relatives à l'encéphalite, à la douleur, à la commotion, à l'hémorragie, à l'érysipèle et à la déviation des projectiles. Alors même que les plaies de tête paraissent limitées au derme chevelu, elles n'en doivent pas moins fixer toute l'attention du chirurgien, qui, après avoir rempli les premières indications relatives à la blessure, doit insister sur les saignées générales et locales, les dérivatifs sur le tube digestif et sur les extrémités inférieures; les ablutions d'eau froide sur la tête; le régime et les boissons délayantes pour prévenir les accidents primitifs de la congestion, auxquels les blessés succombent assez souvent. Que l'action du projectile soit oblique à la surface du crâne, ou même perpendiculaire à celle-ci, pourvu que, dans ce dernier cas, il ait agi à la fin de sa course; il n'en résulte, assez souvent, qu'une simple contusion qui donne lieu à une tumeur sanguine dure, circonscrite, située entre les téguments et l'aponévrose épicrânienne. Ces tumeurs, de la nature de celles appelées bosses, à la suite des chutes si fréquentes dans l'enfance, sont arrêtées, dans leur développement, par une compression faite de bonne heure et par l'eau froide.

Bien que peu graves par elles-mêmes, ces lésions n'en exigent pas moins une attention scrupuleuse, et l'emploi de la saignée souvent réitéré pour paralyser les effets de la commotion cérébrale, et prévenir ou enrayer l'encéphalite traumatique consécutive. Quand elle sont volumineuses, on peut, à l'aide du bistouri, donner issue au liquide, si la résorption ne se fait pas, ou s'il s'était établi un foyer purulent. Toutefois, il faut le plus souvent ne pas se hâter d'ouvrir ces collections ; on n'a rien à redouter de la temporisation.

TUMEURS SOUS-APONÉVROTIQUES.

On ne saurait donner le même précepte à l'égard des liquides épanchés sous l'aponévrose épicrânienne, entre celle-ci et la surface externe du crâne. Il faut leur ouvrir une issue le plus tôt possible, sinon ils finiraient bientôt par décoller entièrement le péricrâne, par baigner de pus toute la calotte osseuse, et par amener des accidents mortels, comme j'en ai vu des exemples. Tandis que les tumeurs sus-aponévrotiques, développées au milieu d'un tissu cellulaire très serré, sont circonscrites et proéminentes ; celles qui nous occupent, au contraire, situées sous l'aponévrose, ne peuvent s'élever au dehors, se développent par leur circonférence, en détruisant les faibles liens du péricrâne, et se répandent en nappe. Souvent il survient un érysipèle phlegmoneux qui débute vers le cinquième ou sixième jour, s'annonçant par des frissons avec fièvre, chaleur à la peau, céphalalgie, assoupissement et délire.

On reconnaît les épanchements purulents sous-aponévrotiques à l'empâtement du cuir chevelu, qui conserve l'impression du doigt ; à une fluctuation sourde, au volume de la tête qui est chaude. A une époque plus avancée, il survient des horripilations, et des accidents cérébraux. Tout retard peut être fatal, il faut plonger le plus tôt possible le bistouri dans le point le plus déclive, et donner une ou plusieurs issues au liquide épanché, sous peine de voir se former sur divers points du derme des abcès donnant issue à des lambeaux grisâtres provenant des débris du tissu cellulaire épicrânien et de la mortification de l'aponévrose occipito-frontale. Des dénudations considérables, des exfoliations et des accidents mortels peuvent encore naître de ce retard.

Après avoir vidé le foyer purulent, je me suis toujours opposé aux progrès du mal, et j'ai même favorisé très efficacement le recollement des parties, à l'aide d'une compression circulairement établie sur le crâne, au moyen de bandelettes agglutinatives imbriquées les unes sur les autres, et ramenées de la nuque sur les parties latérales de la tête pour venir se croiser sur le front. On obtient ainsi une calotte contentive qui empêche les fusées purulentes, favorise le recollement des tissus qu'elle tient en contact, et qui, en s'opposant à l'évaporation de la transpiration, entretient les parties dans un véritable bain de vapeur. Les cataplasmes sont lourds, incommodes, favorisent la dilatation des vaisseaux, appellent un nouvel afflux de sang et entretiennent la stase des liquides.

Lorsqu'une balle tombe obliquement sur la tête, elle peut décrire des trajets plus ou moins étendus en glissant entre les parties molles et les parties osseuses. J'ai extrait par une contre-ouverture, dans la région temporale gauche, une balle qui était entrée à droite par le point diamétralement opposé; les plaies ont été pansées simplement et sans débridement; l'irrigation d'eau froide a été continuée pendant plusieurs jours concurremment avec des saignées générales, pour prévenir les accidents cérébraux, et la guérison s'est opérée avec rapidité. Dans un cas cité par Percy, entré à la hauteur de l'oreille droite le projectile s'arrêta près le milieu de l'oreille gauche, après avoir longé la suture lambdoïde sur laquelle il avait abandonné plusieurs parcelles de plomb aiguës et tranchantes, que le chirurgien fut obligé d'extraire par une véritable péricopé.

Ire OBSERVATION (1).

Lésions du derme chevelu. — Quinze à vingt coups de yatagan. — Ablation *du pavillon des oreilles et d'une portion du nez.* — *Guérison.*

D..., soldat au 15e régiment, engagé en tirailleur, tombe au pouvoir des Kabayls; véritables

(1) Les faits de ce genre ne sont pas très rares en Afrique; celui-ci

cannibales, ils se pressent autour de leur victime en poussant d'affreux hurlements, et afin d'en prolonger le supplice, ils se gardent de le frapper d'un coup mortel; c'est à qui le mutilera. La présence des Français apparus soudain, arrête les barbares dans leurs horribles bacchanales, et D... est transporté à l'ambulance. Il est couvert de sang et dans un état de syncope dont il ne tarde point à sortir; son réveil s'annonce par des cris d'horreur, il croit voir les Kabayls, et, l'imagination encore troublée, il méconnaît un instant la voix des siens; cette reconnaissance offre la scène la plus touchante. Quinze coups de yatagan, portés depuis la partie supérieure et postérieure du col jusqu'au sommet de la tête, laissent voir autant de solutions de continuité des parties molles, transversales, d'une profondeur et d'une étendue variables. Plusieurs d'entre elles ont dénudé les parties dures et les ont même entamées, mais non complètement. Le pavillon des oreilles est séparé en entier du conduit auditif; cette opération n'ayant pu se faire sans que plusieurs coups de yatagan ne fussent portés sur les côtés de la tête, quelques uns, tombés au-delà des limites

résume assez bien toutes les complications que peuvent offrir les plaies de tête non pénétrantes; c'est pourquoi je lui ai donné la préférence sur d'autres observations provenant de coups de feu; mais qui, prises isolément, offraient moins d'intérêt.

supérieures des fosses temporales, ont entamé la lame externe et latérale des pariétaux et ont détaché de grands lambeaux tégumentaires qui se rabattent sur les côtés de la face.

Les poignets, par suite de tentatives pour les séparer du bras, sont le siége d'incisions transversales peu graves; le reste du corps offre également de nombreux témoignages de la férocité de notre ennemi, mais heureusement assez légers. Ajoutons qu'une grande portion du nez, tombant sur la bouche, laisse voir le tableau hideux des fosses nasales démasquées. Les globes oculaires ont été respectés. Tout le cuir chevelu étant rasé et les plaies purgées des caillots sanguins qu'elles contenaient, je détachai les lames externes des pariétaux contenus dans les lambeaux précités où elles n'étaient retenues que par de faibles adhérences. La ligature des gros tubes artériels divisés arrêta l'hémorragie que la cession de la syncope, les émotions vives et l'ablation des caillots venaient de rappeler; puis après avoir fait, selon le précepte de Petit, une incision d'un demi pouce à la base des lambeaux, pour donner un écoulement à la suppuration par le lieu le plus déclive, je les remis dans leur position naturelle en les maintenant à l'aide de quelques points de suture et de bandelettes agglutinatives qui formaient une véritable calotte. Ce bandage modère la turgescence des parties qu'il place ainsi dans un bain de vapeur local et continuel, en s'opposant à l'exaltation de la transpiration. Il suspend et arrête les hémorragies des petits vaisseaux comprimés entre lui et le crâne. Quelques plumasseaux de charpie, des compresses carrées tenues en place par le bandage de Gallien complétèrent l'appareil, qui fut arrosé avec de l'eau fraîche pendant six jours, époque à laquelle les phénomènes de l'inflammation combattue d'ailleurs par deux saignées du bras et la diète absolue, paraissent ne plus exister. L'appareil fut maintenu quinze jours sans être levé. A cette époque, la suppuration qui depuis plusieurs jours s'était écoulée abondamment le long du col, est en partie tarie et forme une croûte desséchée à la surface du derme chevelu. Le fil des sutures est tombé, et les parties offrent partout des cicatrices solides. Les plaies du nez, maintenues par quelques points de suture, tandis que des bouts de sonde introduits dans les narines y entretenaient le passage de l'air, sont cicatrisées ainsi que toutes les autres blessures. Vingt jours après ce cruel événement, D... est totalement guéri, mais son moral a été si violemment ébranlé, qu'il conserve un peu d'idiotisme.

2° PLAIES PÉNÉTRANTES.

Les fractures du crâne par coups de feu présentent toutes les variétés de solution de continuité que peuvent offrir tous les corps contondants en général, depuis la simple félure jusqu'au broiement des os.

Je vais les passer en revue rapidement, dans la crainte de donner à ce chapitre plus d'extension que ne le comporte l'ensemble de l'ouvrage.

Les fractures de la table externe du crâne sont incontestables partout où l'abondance du diploë est bien marquée aux sinus frontaux par exemple. Je connais un militaire qui reçut à Waterloo une balle entre les deux sourcils ; ce projectile resta fixé pendant des années dans les sinus frontaux sans avoir brisé la lame interne, puis il se mit à voyager et à descendre, si bien qu'aujourd'hui il est arrivé dans la région moyenne et latérale du col, où il est facile à reconnaître. Or, ce trajet est d'autant plus remarquable qu'ordinairement le corps étranger tombe dans les fosses nasales, d'où il est naturellement expulsé.

L'écrasement du diploë et de la table interne donna lieu à une exfoliation sans provoquer aucun accident. Si cette lame externe n'était que déprimée, l'exfoliation aurait-elle rigoureusement lieu ? Une foule de faits permettent de répondre par la négative, de sorte que cette lésion n'autorise pas à recourir aux opérations conseillées par quelques auteurs, pour prévenir les lenteurs interminables de l'exfoliation qui, selon eux, doit toujours survenir.

Alors même qu'il y aurait dénudation osseuse et destruction partielle du périoste, il faudrait encore s'en abstenir. Dans une foule de cas analogues, j'ai vu des bourgeons charnus vasculaires végéter avec force et empiéter sur la surface dénudée de manière à la recouvrir et à provoquer des cicatrices définitives qui jamais ne se sont déchirées ultérieurement, pour donner issue aux os, qui cependant auraient dû se nécroser, d'après l'opinion de certains praticiens.

La théorie des contre-coups, d'accord avec l'analyse des faits observés sur l'homme vivant ou sur le cadavre, ne permet plus de mettre aujourd'hui en doute *la fracture de la table interne du crâne* prise solément et sans brisure de la lame externe. Sir Cooper et Bilquet en citent des exemples, et j'ai moi-même vérifié ce fait. Un militaire qui avait reçu un coup de feu à la tête avec simple déchirure des téguments sur la région pariétale droite, n'offrait d'autre signe de compression que la paralysie du bras. Malgré la saignée générale; les secousses du transport, sans cesse renouvelées pendant des marches qui durèrent quatre jours, le firent périr d'une encéphalite aiguë. A l'autopsie, je reconnus une brisure de la lame vi-trée dont une esquille longue d'un demi-pouce s'était détachée et comprimait le cerveau ; le crâne n'offrait à l'extérieur ni félure ni contusion apparente. La balle, en redressant la surface du crâne, avait détaché de la lame vitrée un faisceau de fibres osseuses qui avaient été distendues outre mesure. En supposant que les circonstan-ces eussent permis de recourir au trépan et de le seconder par un traitement antiphlogistique con-venable, cette opération eût-elle été indiquée ? Les partisans du trépan répondront par l'affir-mative, et ses détracteurs s'appuieront d'une foule de faits bien autrement compliqués et suivis de guérison sans y avoir eu recours ; de sorte qu'il est assez difficile, dans l'état actuel de la science, de pouvoir se prononcer pour ou contre ce moyen. Nous reviendrons plus loin sur cette question.

La lésion du diploé aura lieu toutes les fois que, par suite d'un choc violemment éprouvé par le crâne, les tables de ce dernier se seront rap-prochées l'une de l'autre. Le tissu spongieux est alors comprimé et écrasé, avec expression des liquides sanguins et huileux contenus dans ses mailles. Certaines douleurs sourdes permanentes pourront mettre sur la voie de cette lésion, qui ne réclame d'ailleurs point de traitement spécial.

La félure des os du crâne peut être simple,

multiple ou rayonnée, elle a nécessairement toujours lieu avec déchirure partielle des liens cellulaires qui unissent le tissu osseux au péricrâne; mais on lui a prêté un caractère de gravité qu'elle n'a généralement pas. On a parlé de nécrose et d'épanchement. Rien ne justifie les opérations qui ont été conseillées pour reconnaître la félure, et encore moins le trépan qu'on a employé en pareille circonstance; il convient de réserver ces ressources extrêmes, pour les cas rares et exceptionnels qui en réclament l'emploi.

Si l'on admet chez les très jeunes sujets l'*enfoncement du crâne sans fracture*, et par dépression, à la manière d'un vase de plomb, on rencontre au contraire souvent *l'enfoncement avec fracture*, chez les adultes. Cette lésion se présente à divers degrés de complication depuis la simple dépression jusqu'à la déchirure du cerveau et de ses enveloppes, avec ou sans mobilité et crépitation, avec ou sans plaie du cuir chevelu. Dans ce dernier cas, à moins qu'il ne survienne de graves accidents, il ne faut pas diviser les téguments pour chercher à redresser les lames osseuses. Il existe un grand nombre de guérisons de ces fractures avec enfoncement dans lesquelles la nature n'a été secondée par aucun moyen. Parmi les exemples de ce genre que je pourrais citer, je ne rapporterai que le suivant :

I.re OBSERVATION.

Dépression avec fracture circulaire de la grandeur d'une pièce de trente sous du pariétal droit. — Paralysie du bras gauche avec perte de sentiment. — Aucun trouble dans l'intelligence. — Traitement anti-phlogistique énergique pour prévenir ou enrayer l'encéphalite. — Guérison complète après quatre mois, sous l'empire de moxas appliqués au niveau du plexus brachial gauche et au-dessus de l'apophyse mastoïde droite.

A l'expédition de Mascara, 1er avril 1836, J***, fusilier au 13e régiment de ligne, d'un tempérament sanguin et de forte constitution, fut frappé à la tête par une balle qui, ayant porté obliquement sur le pariétal droit, vers sa partie moyenne, fut réfléchie presque immédiatement après avoir labouré le derme dans l'étendue de deux pouces. J*** tomba sur le coup, perdit connaissance, et resta sous l'empire de la commotion pendant une demi-heure. A son arrivée à l'ambulance il reprit ses sens, il ne ressentait qu'une douleur sourde à la tête, il pouvait marcher, faire usage de son bras droit, tandis que le membre thoracique gauche lui paraissait lourd comme du plomb. Il était paralysé avec perte du mouvement et du sentiment.

La tête fut rasée et l'écartement des lèvres de la gouttière creusée par le plomb me fit aisément reconnaître dans le lieu précité une fracture circulaire avec dépression de deux à trois lignes, à peu près de la grandeur d'une pièce de 30 sous. En déprimant la pièce osseuse, qui était mobile et n'adhérait que faiblement au reste de l'os, du sang en assez grande abondance s'échappait par la fente qui résultait de cette dépression.

J'aurais voulu donner par cette manœuvre une complète issue au liquide qui pouvait se trouver épanché, mais la compression du cerveau provoquait des tremblements spasmodiques généraux, et bien plus prononcés dans le membre paralysé que dans les autres; ces tremblements étaient dans le bras droit tout-à-fait convulsifs et tellement violents qu'un aide dut s'en emparer pour le contenir. Je cessai de déprimer la pièce fracturée, et tout rentra immédiatement dans l'état normal. J'ai eu souvent occasion d'observer ces phénomènes aux armées.

La persistance de la paralysie du bras, alors que les phénomènes de la commotion s'étaient dissipés, me firent présumer qu'il n'y avait pas seulement lésion de propriété et de fonction de l'encéphale, mais de plus une altération de texture, produit de la contusion.

En marche et en présence de l'ennemi, privés des ressources qu'on ne trouve que dans les hôpitaux, de ce repos (1) surtout si pré-

(1) M. Pasquier père, l'un des membres du conseil de santé, m'a raconté à ce sujet un fait digne d'intérêt, et qui fera connaître combien

cieux dans le traitement de ces lésions; n'ayant pas de sangsues pour établir les saignées locales permanentes dont on retire de si précieux résultats, nous eûmes recours aux saignées générales coup sur coup, afin de prévenir ou du moins d'enrayer l'encéphalite aiguë. Les saignées de la temporale ne furent pas négligées; plusieurs artérioles frontales furent même divisées pour obtenir un écoulement permanent et remplacer les sangsues; quelques ventouses scarifiées furent appliquées à la nuque et entre les épaules, des compresses arrosées d'eau froide furent constamment appliquées sur la tête, dont la plaie avait été pansée simplement et sans débridement. ·

A notre arrivée à Alger, cinq jours plus tard, notre blessé, qui avait été transporté sur un brancard le plus doucement possible, était dans un état assez satisfaisant. J'employai les saignées.

il est important de soustraire les blessés à l'impression des détonations provenant du canon.

« Au siége de Gênes, qui dura trois mois, me disait-il, trois cents » cas de plaies de tête au moins se sont offerts à mon observation, et je » me suis très bien trouvé de ne recourir que fort rarement à l'opéra-» tion du trépan. La plupart de mes blessés étaient en voie de guérison, » et soixante à quatre-vingt des plus malades n'avaient pas encore quitté » le lit quand la marine anglaise commença le bombardement de la » place. L'hôpital était situé près de la plage, et la commotion de l'air » fut si violente, que tous ces militaires succombèrent, sans en excepter » un seul, au bout de quelques heures. »

locales permanentes pour combattre principalement des tintements d'oreilles fort pénibles ; j'eus recours aux lavements, aux dérivatifs sur le tube digestif, et après quelques jours de soins bien entendus, ce militaire se trouva hors de danger.

. La paralysie du bras persistait, et après un mois de séjour à l'hôpital, j'appliquai un moxa sur la racine du plexus brachial gauche. La sensibilité reparut graduellement ; un deuxième, puis un troisième moxa, la réveillèrent totalement, mais la contractilité ne recouvrait pas ses fonctions. Un moxa fut placé sur le crâne, derrière la partie supérieure du pavillon de l'oreille droite, et quelques jours plus tard les doigts commencèrent à remuer ; j'en fis poser d'autres, soit dans cette région, soit au-dessus de la clavicule ; j'eus recours aux douches, aux bains sulfureux, et quatre mois après sa blessure, ce militaire s'en alla guéri. Le bras conservait encore un peu de pesanteur, qui se sera dissipée probablement par degrés, avec le temps et par l'usage des eaux thermales sur lesquelles il a été dirigé.

Ce fait milite en faveur de l'opinion opposée aux partisans du trépan ; une foule d'autres analogues ont été publiés principalement par Dupuytren, Dorsey et par Greefe. Ce n'est pas à dire pour cela que cette opération ne soit parfois indispensable, ainsi que nous le prouverons plus bas. Quand la pièce d'os est mobile, comme dans ce cas, on pourrait s'exagérer les accidents, tels que foyers sanguins et purulents, méningite, nécrose, etc. Ces phénomènes n'ont souvent pas lieu quand on a recours avec énergie aux déplétions sanguines. S'ils apparaissaient, et que le trépan parût indiqué, il faudrait le pratiquer.

L'enfoncement avec chevauchement des os provient constamment d'une violence excessive, le cerveau a été contus à un degré plus ou moins prononcé. Il y a altération de texture de cet organe, et la mort est souvent la conséquence inévitable, mais non essentiellement rigoureuse, de tels désordres. Je citerai plus loin un exemple de guérison de hernie du cerveau, à la suite de fracture du crâne et de déchirure de ce viscère, dont les fonctions se rétablirent dans leur intégrité, malgré une perte de substance assez considérable.

Quand une balle est restée fixée dans la substance osseuse, il faut tâcher de la retirer avec l'élévatoire ou bien en faisant agir le tire-fond sur l'un de ses côtés de peur de la chasser plus avant, ou bien encore en grattant sa circonférence avec un scalpel, pour en réduire le volume

et la faire basculer plus aisément. Dans un cas qui
s'est offert à mon observation, la balle ayant
porté sur la crête qui limite en haut la fosse temporale, s'était divisée en deux portions; l'une
se trouvait sous les téguments du sommet de la
tête et fut extraite par une contre-ouverture,
l'autre avait fracturé le temporal. Je retirai les
fragments mobiles de la brisure, et au fond de
l'ouverture, qui n'avait pas moins de dix lignes
de diamètre, je vis l'autre portion de balle qui,
ayant déchiré la dure-mère, entrait de quelques
lignes dans le cerveau. Je la retirai facilement
avec des pinces fines; les plaies, pansées à plat, furent recouvertes par un appareil simple; j'eus recours au traitement de l'encéphalite aiguë, et le
blessé guérit parfaitement. Que si, trop profondément engagés dans les os, les projectiles, ne
pouvant être retirés par les moyens dont je
viens de faire mention, entretenaient soit par
leur présence, soit par celles d'esquilles, des accidents graves, il faudrait recourir au trépan. On
conçoit que, ne pouvant prendre un point d'appui sur la balle dans la crainte de la refouler,
l'opérateur serait forcé de rejeter la pyramide et
d'appliquer sur l'os un morceau de cuir troué
pour donner un soutien à la couronne du trépan
et l'empêcher de se dévier. Percy cite des exemples variés et curieux des effets des balles sur le

crâne. Dans l'un, la balle avait forgeté la table interne et la tapissait comme d'une feuille de fer-blanc; dans l'autre, elle se ramifiait en partie dans les cellules du diploé, et remplissait du reste de sa masse le trou qu'elle avait fait à la table externe; dans un troisième, elle perçait les deux tables d'un petit trou seulement, à travers lequel une moitié s'était allongée comme par une filière, tandis que l'autre, restée en dehors, ressemblait à une tête de clou. Je rapporterai plus loin une observation semblable. Pagès et Despont ont fait connaître des faits analogues.

Lorsqu'une balle conserve assez de force pour traverser de part en part la cavité crânienne, les ouvertures d'entrée et de sortie présentent des particularités fort intéressantes. La table externe de la plaie d'entrée est brisée nettement, tandis que la table vitrée présente des cassures anguleuses et refoulées plus ou moins à l'intérieur; souvent des parcelles osseuses détachées se trouvent entraînées et séjournent dans la pulpe cérébrale que le projectile a perforé plus ou moins nettement. La plaie de sortie offre des brisures plus ou moins considérables. Dans un cas où le plomb, entré presque à bout portant sur la région frontale et médiane, était sorti à la partie postérieure de l'occipital, la mort avait été instantanée, et l'occipital présentait une perte de substance qui aurait pu admettre la moitié du poing, tandis que l'ouverture d'entrée était nette et circulaire.

La figure concave de la voûte du crâne exerce parfois une grande influence sur la marche des projectiles ; en effet, j'ai pu observer, ainsi qu'un grand nombre de chirurgiens d'armée, que ces derniers peuvent, dans certains cas, entrer dans le crâne et suivre la courbure de sa face interne, de manière à passer entre elle et la dure-mère, et à ménager la pulpe cérébrale. Dans une circonstance analogue, M. Larrey a retiré par le trépan appliqué à la région occipitale une balle qui était entrée à travers l'os frontal : je rapporterai plus bas un fait semblable dans lequel la guérison eut lieu sans extraction du projectile. Quand ce dernier a traversé le crâne de part en part, il arrive souvent qu'il n'a plus assez de force pour traverser le derme chevelu, sous lequel il forme un relief très prononcé. On le reconnaît à sa forme ronde et à sa dureté, bien qu'il soit au milieu d'un foyer sanguin et de débris de pulpe cérébrale formant une tumeur considérable.

Quoi qu'il en soit de l'étendue de la brisure du côté de la sortie du plomb, cette plaie est ordinairement moins grave que celle d'entrée ; parce qu'ici les parcelles osseuses, entraînées dans la pulpe cérébrale, font naître et entretiennent des accidents presque toujours mortels, tandis que les fastes de la chirurgie sont remplis de faits de guérison de plaies du crâne avec perte de substance très grande.

La mort est constante et instantanée quand la moelle allongée a été blessée; elle est moins rapide, mais non moins certaine, quand la lésion atteint les parties centrales placées à la base du crâne, ainsi qu'on le remarque si fréquemment dans les cas de suicide par coups de feu tirés dans la bouche, le canon de l'arme étant dirigé en haut vers la voûte palatine. Les lésions qui n'atteignent que la périphérie des hémisphères cérébraux sont seules, quoique assez rarement, susceptibles de guérison; leur diagnostic est facile. Le crâne perforé livre passage à du sang, à de la substance cérébrale sous forme de bouillie grisâtre, et, chose digne de remarque, il arrive quelquefois que ces déchirures ne donnent lieu à aucun accident primitif grave. La commotion est instantanée et peut même être légère; mais bientôt apparaîtra la réaction avec symptômes de compression et d'inflammation du cerveau, surtout quand ce dernier est irrité par la présence d'un corps étranger qu'il faut extraire.

On conçoit combien le traitement devra être énergique dans ces circonstances. Dans les cas heureux, la plaie, après avoir été pansée simplement, suppure, et au bout de quelques jours on voit le cerveau se couvrir de bourgeons cellulo-vasculaires végétant avec force. Ces bourgeons serviront de base à une cicatrice solide, on les réprimera par l'action du nitrate d'argent et par une douce compression.

TRÉPAN.

Comme il est impossible de parler des fractures du crâne sans rien dire de l'opération du trépan, nous allons aborder cette grande question avec franchise et en nous efforçant de toujours rester dans le vrai.

Décriée tour à tour et remise en honneur, l'opération du trépan n'est pas encore jugée en dernier ressort, malgré les débats et les nombreux travaux scientifiques qu'elle a suscités depuis Quesnay, qui en était grand partisan, et depuis Desault, qui en était l'ennemi, comme le prouvent les doctrines opposées et publiées par les chirurgiens contemporains que leur talent a placés sur les grands théâtres d'observation, tant en Allemagne qu'en Angleterre et en France où MM. Gama et Velpeau sont en opposition manifeste. Le premier se montre enthousiaste partisan de Desault, le second professe avec exaltation les doctrines de Quesnay et de Pott.

Je ne m'exagère pas les mécomptes que le trépan peut donner, je ne l'entoure pas de mille
dangers, et je ne l'accuserai pas d'avoir tué alors
qu'il n'a pu guérir; comme aussi, sans tomber
dans l'excès contraire, je crois qu'il faut se garder d'en faire abus et de le regarder comme un
moyen innocent.

Il est de toute évidence que cette opération
considérée intrinsèquement, ne peut qu'aggraver l'encéphalite, ne fût-ce que par l'introduction de l'air dans un foyer d'irritation, et que le
chirurgien expérimenté pourra seul juger si le
bien qu'il en attend doit l'emporter sur le mal
qui en résultera.

Ouvrons l'ouvrage de M. Velpeau, et pesons
la valeur de chacune des indications qu'il a données du trépan.

1re *indication.* — « Dans les plaies de tête avec
» contusion des os, décollement du périoste et
» de la dure-mère. »

Je demanderai à l'auteur à quels signes il prétend reconnaître le décollement de la dure-mère
quand il n'existe qu'une simple contusion des
os, et quels seraient les avantages du trépan en
admettant ce décollement?

Ce ne serait pas de donner issue aux liquides
épanchés ; car, outre que cet épanchement
serait le plus souvent contestable et que sa pré-

sence pourrait bien ne pas nécessiter le trépan, M. Velpeau a consacré un paragraphe spécial aux épanchements sur lequel nous reviendrons avec lui.

Serait-ce d'éviter une nécrose et de prévenir les lenteurs sans fin d'une mortification de l'os, par suite du décollement du périoste interne et externe? Cela n'est pas probable, car il ne serait pas possible de reconnaître les limites de cette nécrose future pour la faire disparaître en entier, et de plus, l'analyse des faits soumise au creuset de l'observation, condamne cette théorie. Je ne veux pas d'autre juge que M. Velpeau lui-même (*De l'opération du trépan*, section I, *Contusion du péricrâne*; je rapporterai ce chapitre en entier, parce qu'il est plein d'intérêt). « Quand » la contusion est bornée aux lames externes de » l'os, l'affection n'est pas grave, la trépanation » est alors sans but, et augmenterait évidemment » les dangers. S'il s'établit une nécrose, elle se sé- » pare à la longue des parties saines sans qu'il soit » besoin de recourir aux perforations de Belloste, » ni au trépan exfoliatif d'aucune espèce. La cou- » che mortifiée est d'ailleurs parfois extrêmement » mince. Elle était moins épaisse qu'une feuille de » papier chez une femme âgée de soixante et quel- » ques années, que j'ai traitée en janvier 1834 à l'hô- » pital de la Pitié. C'est dans des cas de ce genre que

» l'exfoliation passe en quelque sorte inaperçue,
» et qu'on n'a pu en révoquer l'existence en doute.

» J'ajouterai, du reste, que Rouhault qui croyait
» à la revivification des os dénudés, ne me pa-
» raît pas avoir été combattu par Tenon aussi
» victorieusement qu'on le croit généralement. J'ai
» vu deux fois à l'hôpital Saint-Antoine, et trois
» fois à celui de la Pitié, les os du crâne dénudés,
» en contact avec le pus pendant dix à quinze
» jours, ne point s'opposer à la cicatrisation de la
» plaie, et permettre aux malades de sortir par-
» faitement guéris au bout d'une semaine. C'est
» un phénomène, au surplus, qui est loin d'être
» rare et que j'ai observé sur d'autres os : le tibia,
» les os du nez...

« Certaines nécroses peuvent donc disparaître
» sans séparation du séquestre, on doit donc aban-
» donner dans un grand nombre de cas la nécrose
» à elle-même, et ne pas trop s'empresser de la dé-
» truire par les moyens chirurgicaux. Les os du
» crâne, plus qu'aucun des autres os peut-être,
» possèdent cette heureuse ressource. »

Ainsi la dénudation simple des os du crâne
ou le décollement du péricrâne repousse l'emploi
du trépan, soit perforatif soit exfoliatif, de l'avis
même de M. Velpeau.

Toutefois ce passage ne met pas ce chirurgien en contradiction complète avec lui-même,

puisqu'il n'y traite que de la destruction du périoste, et que, d'après lui, il faut qu'il y ait décollement du périoste externe et interne, pour que le trépan soit indiqué.

Il reste donc à combattre l'opportunité du trépan que M. Velpeau conseille quand le décollement de la dure-mère est compliqué de celui du périoste externe. Les faits qui suivront plus bas, et dans lesquels on verra des guérisons sans trépan à la suite de fractures étendues de la voûte du crâne, nous dispensent d'entrer ici dans des discussions superflues.

S'il faut en croire M. Walther, cité par M. Velpeau, le disque osseux provenant du trépan fut replacé après l'opération chez un homme de vingt-six ans; la plaie suppura pendant trois mois, après lesquels on fit l'extraction d'une pièce d'os qui était formée par une portion de la lame externe du disque; la table interne réunie au pourtour se trouvait recouverte de bourgeons charnus. Sur un chien soumis à la même opération et tué un an après, on trouva la portion d'os enkystée.

2 *indication.*— « Dans les nécroses qui por-» tent sur toute l'étendue de l'os affecté. »

Nous n'avons rien à ajouter à ce que nous venons de dire: Il reste bien démontré, ce me semble, que cette proposition, beaucoup trop généralisée, ne doit être réservée que pour des cas exceptionnels et très rares, afin de faire cesser des accidents graves et bien évidents, tels que abcès profonds, érysipèle, foyers ichoreux, inflammation des méninges et du cerveau.

3ᵉ *indication.* — « Dans les fractures sans enfon- » cement et sans esquilles, lorsqu'elles sont ac- » compagnées de contusions violentes ou d'épan- » chements sur la dure-mère. »

Lorsque ces cas se présentent, les données sur les épanchements, et principalement sur leur siége, sont des plus incertaines, parce que, d'une part, les symptômes qui traduisent la compression, tels que la paralysie, peuvent dépendre également d'une commotion violente, d'une contusion ou d'une congestion cérébrale sans hémorragie, et que, d'une autre part, l'épanchement sanguin peut se produire sans apporter de troubles notables dans les fonctions du cerveau (nous citerons plus loin les expériences contradictoires de MM. Serres et Flourens, faites à ce sujet).

Alors même qu'il serait permis de diagnostiquer les épanchements avec une précision mathématique, l'opportunité du trépan ne serait pas encore démontrée, comme nous le prouverons bientôt.

4ᵉ *indication.* — « Dans les fractures avec es- » quilles, s'il n'y a pas entre les fragments un vide » considérable. »

7

Quand même il y aurait entre les fragments un vide considérable, si le trépan ou tout autre moyen est indispensable pour extraire les esquilles qui auraient pénétré dans la pulpe cérébrale, il faut y recourir de bonne heure. La présence de ces corps étrangers déchire et irrite par une action incessante la pulpe cérébrale, des phénomènes de paralysie partielle ou générale, selon l'étendue de la lésion, suivent immédiatement l'implantation de ces pièces osseuses dans le cerveau et cet organe devient le siége d'abcès phlegmoneux dont les suites sont presque toujours mortelles. Tel était le cas de plusieurs militaires, qui aynt reçu des coups de feu pendant nos expéditions, vinrent périr dans les hôpitaux dix ou quinze jours après avoir été blessés, tandis que d'autres auxquels le trépan avait été appliqué, triomphèrent de la gravité de leurs blessures; en voici un exemple.

IIe OBSERVATION.

Fracture de la partie moyenne du pariétal gauche. — Paralysie instantanée du bras droit. — Extraction par le trépan d'une portion de balle et d'une esquille entrée dans le cerveau. — Guérison.

En août 1831, dans les combats livrés sous les murs de la ferme-modèle près d'Alger, un soldat du 67e régiment de ligne reçut une balle qui lui fractura le pariétal gauche vers sa partie moyenne. Le plomb, divisé lui-même en deux portions, avait permis d'en extraire une qui était restée sous le derme, à peu de distance du lieu de la fracture. J'ignorais ce qu'était devenu le reste du projectile. Il y avait une fente susceptible d'admettre le bout du petit doigt et une dépression osseuse étendue d'un demi-pouce. A travers la fente on reconnaissait aisément une esquille implantée verticalement dans le cerveau; il y avait paralysie du bras droit sans trouble intellectuel, et en imprimant de légères secousses à l'esquille pour chercher à l'extraire, on déterminait des convulsions générales et plus fortes dans le membre paralysé que dans les autres. J'ai presque constamment observé ce phénomène. J'appliquai une couronne de trépan, de manière à comprendre dans son disque une portion de la fente et de la dépression osseuse je trouvai sous cet os une déchirure assez considérable de la dure-mère que je débridai pour arriver sur la pulpe cérébrale, d'où je retirai non seulement une esquille longue de près d'un pouce, mais encore la deuxième moitié de la balle. La substance de l'hémisphère cérébral avait été contuse, déchirée à la profondeur de six à huit lignes; et offrait une fossette susceptible de loger l'extrémité du doigt. Ces manœuvres donnèrent nécessairement lieu à des contractions musculaires spasmodiques et violentes, mais qui cessèrent avec elles.

Ce militaire guérit en trois mois, sous l'influence d'un traitement antiphlogistique très énergique. L'application de moxas sur le plexus brachial concourut puissamment à réveiller d'abord la sensibilité, puis la contractilité dans le bras paralysé, qui finit par recouvrer ses fonctions.

Un fait analogue s'est présenté pendant l'expédition de Mascara. J'avais commencé l'opération et mon ami le Dr Pasquier m'a rendu le service de la continuer. Il était deux heures du matin, nous avions eu un grand nombre de blessés et j'étais harassé de fatigue. Ce blessé a succombé six jours après l'opération. J'attribue ce revers en grande partie aux secousses déterminées par le transport à travers les chemins difficiles de l'Atlas.

5e *indication.* — « Dans les fractures avec enfon- » cement, à moins que la dépression ne soit très » légère et n'entraîne aucun accident de com- » pression. »

Cette proposition est encore beaucoup trop rigoureuse et trop généralisée ; la science possède une trop grande masse de faits contraires pour qu'il soit raisonnable de l'admettre. Ne rencontre-t-on pas tous les jours des personnes bien portantes, et dont l'intelligence est restée saine, bien qu'elles présentent sur le crâne des enfoncements considérables, par suite de fractures dont on n'a nullement tenté de redresser ou d'extraire les fragments, et bien que dans beaucoup de cas la perte de connaissance eût persisté pendant plusieurs jours? On sait que le cerveau s'habitue peu à peu à l'action qui le déprime, et recouvre graduellement ses fonctions; mais il n'en est plus de même, comme nous l'avons dit, quand une esquille le pénètre et le déchire. Dernièrement j'ai vu à Paris un militaire qui, blessé à Eylau par un éclat d'obus, avait eu le crâne largement brisé à sa région supérieure; il fut pansé simplement et l'exfoliation des os s'opéra successivement. Il a éprouvé une perte de substance osseuse de deux pouces de diamètre au moins; la cicatrice est solide, et une si grave lésion, qui a donné lieu à une destruction considérable de la partie supérieure des deux hémisphères du cerveau, n'a laissé aucune trace de paralysie ni d'altération dans les fonctions intellectuelles. Nous citerons plus loin des observations qui nous sont propres et qui présentent des résultats analogues.

Nous pensons que les symptômes de compression doivent être graves et permanents pour qu'il y ait indication du trépan. Ces symptômes graves et permanents seront presque toujours entretenus par la présence d'esquilles entrées plus ou moins avant dans la masse cérébrale; esquilles dont l'extraction immédiate nous paraît urgente pour prévenir la formation d'épanchements purulents.

6° *indication.*—« Dans le cas de corps étrangers » situés de manière à pouvoir être atteints par les » moyens chirurgicaux, à l'intérieur ou dans l'é-»paisseur des os du crâne. »

Lorsqu'une longue esquille implantée dans le cerveau entretient des phénomènes de compression grave; lorsqu'une balle ou portion de balle accessible aux instruments ne peut être retirée par la fracture qu'elle a faite en entrant dans le crâne, rien de plus rationnel que de recourir sur-le-champ aux opérations chirurgicales pour les extraire. Quant à la deuxième partie de la proposition relative aux corps étrangers qui sont restés dans l'épaisseur des os du crâne, l'indication n'est pas toujours aussi immédiatement urgente. Il convient d'extraire le plus tôt possible les corps étrangers qui dépassent la face interne du crâne, tels que des morceaux de tiges métalliques, de fleuret, de lames de couteau; mais quant aux balles, si leur extraction immédiate devait nécessiter une opération grave, on pourrait l'ajourner, et souvent sans inconvénient. J'ai déjà cité le cas d'un militaire qui conserva pendant des années une balle dans les sinus frontaux ; chez un autre, un projectile de même nature resta pendant vingt ans fixé au-dessus de l'apophyse orbitaire gauche dans l'épaisseur de l'os frontal ; et enfin dans un troisième cas, par suite d'un duel, la balle entrée dans l'apophyse mastoïde y prit domicile. J'ai connu ces trois blessés de leur vivant, et ils n'étaient sujets à aucune infirmité.

Bien que nous soyons d'avis d'extraire, quand on le peut, les corps étrangers entrés dans le cerveau, il convient néanmoins de rappeler que Langlet, cité par M. Cruveilhier, parle d'un militaire mort dix-huit mois après sa blessure, chez lequel on trouva le lobe antérieur droit presque entièrement converti en pus, et au milieu de ce foyer siégeait une balle enveloppée d'un kyste membraneux. Sandifor, Pallas, Fielding, Morand, Bartholin et une foule d'autres, cités par Percy, rapportent des exemples de guérison dans des circonstances où les corps étrangers avaient été laissés au milieu de la substance cérébrale. J'en rapporterai moi-même un peu plus loin. Les anciens s'effrayaient si peu de l'abandon de ces corps étrangers, que Guillaume de Salicet, dont je ne partage pas d'ailleurs l'opinion exagérée, n'a pas craint de défendre de retirer les flèches entrées dans le cerveau, sous le prétexte que la nature se familiarisait avec elles quand elle n'avait pu opérer leur éjection.

7° *indication*. — « Dans les épanchements de » quelque nature qu'ils soient et quel que soit » leur siége. »

Infiniment trop étendue, cette proposition exige un examen détaillé et approfondi, pour faire la part de l'erreur et de la vérité.

Les épanchements sanguins ou purulents pouvant avoir lieu entre la surface du crâne et la dure-mère , entre celle-ci et l'arachnoïde, entre les feuillets de l'arachnoïde, entre cette membrane séreuse et la pie-mère, à la surface des hémisphères cérébraux , dans la pulpe cérébrale , entre les ventricules et la base du crâne, il convient de les examiner successivement.

A. *Entre les os du crâne et la dure-mère.* Les vaisseaux sanguins qui unissent cette membrane à la surface interne du crâne sont si rares et d'une ténuité telle qu'il est incontestable que les épanchements ne pourraient réellement avoir lieu dans ce point, à moins qu'on ne veuille appeler de ce nom quelques gouttes de sang dont la présence ne saurait déterminer d'accidents réels. La lésion de l'artère méningée moyenne ou postérieure, celle des sinus, pourront seules fournir une hémorragie de quelque importance; mais alors il y aura nécessairement fracture considérable avec déchirure des parties sous-jacentes et formation d'esquilles qu'il faudra extraire. L'épanchement dans ce cas ne serait qu'une affection tout-à-fait secondaire. Le sang ne trouvera-t-il pas d'ailleurs souvent une issue facile pour s'échapper à travers les brisures? Et quand même il n'en trouverait pas, pourquoi ne serait-il pas susceptible de résorption?

B. *Entre la dure-mère et l'arachnoïde.* Ces feuillets adhèrent entre eux d'une manière si intime, qu'on a peine à les séparer, même à l'aide du scalpel. MM. Blandin et Amussat disent cependant avoir observé chacun un cas d'épanchement entre la dure-mère et l'arachnoïde. Ne s'en seraient-ils pas laissé imposer par la présence de pseudo-membranes développées autour des matières épanchées et formant un kyste isolateur, lequel adhère fortement, comme on le sait, aux parties extérieures à son enveloppe?

C. *Entre les deux feuillets de l'arachnoïde.* Les matières épanchées entre cette séreuse se comportent ici comme à la surface du péritoine, c'est-à-dire qu'elles se répandent en nappe à la circonférence des hémisphères du cerveau et entre ses circonvolutions, pour s'accumuler le plus souvent à la base du crâne, dans le point le plus déclive. Vainement a-t-on voulu objecter que le sang artériel, par sa coagulation beaucoup plus

prompte que celle du sang veineux, se comporte
différemment, et peut se rassembler en foyer circonscrit; je n'en ai pas encore rencontré d'exemple, et cependant j'ai eu bien des fois l'occasion
de faire des recherches de cette nature, chez des
militaires morts à la suite de plaies de tête. Le sang
répandu en nappe ou infiltré dans le tissu cellulaire
sous-arachnoïdien, était toujours en très petite
quantité et coagulé, de sorte que je ne comprends
pas comment on aurait pu le retirer même à l'aide
du trépan; je ne parle pas des cas où le cerveau trop
profondément altéré offrait dans le siége de sa
lésion une bouillie inorganique et sanguinolente.

Ajoutons, pour terminer, que l'épanchement
sanguin par cause traumatique nécessite presque toujours de graves lésions, dont il ne devient
que l'une des complications les moins importantes
et ne saurait par conséquent réclamer par lui-
même aucun moyen chirurgical.

D. *Les épanchements entre l'arachnoïde et la
pie-mère, et entre la pie-mère et la surface du
cerveau*, se comportent à peu près de même que
les précédents, seulement on conçoit qu'ils sont
susceptibles d'être plus circonscrits. Néanmoins
je les ai toujours rencontrés rares, répandus en
nappe entre les circonvolutions cérébrales, et offrant des caillots sanguins coagulés, et adhérents
aux parties sous-jacentes.

E. *Dans la pulpe cérébrale.* J'ai rencontré dans la pulpe du cerveau des corps étrangers, que j'ai retirés sur-le-champ et avec succès, soit par le trépan, soit à travers les fentes de la fracture. A une époque plus éloignée il se serait formé de véritables abcès, et les signes de compression entretenus par la présence de ces corps étrangers s'aggravant d'une manière notable, par l'accumulation des matières purulentes, auraient dû nécessiter une opération susceptible d'évacuer les matières épanchées, et de retirer les esquilles qui les avaient déterminées. Dans ce cas le trépan est rationnel et généralement admis.

Faudrait-il, suivant le conseil de MM. Amussat et Piorry, aller, dans certains cas, à la recherche de foyers profondément placés, et plonger la lame d'un bistouri dans la substance cérébrale? Ce sera au temps et à l'expérience à résoudre cette question.

On sait que Boyer n'a pas craint d'enfoncer son bistouri dans la substance du cerveau, et que Dupuytren a rencontré un abcès à plus d'un pouce de profondeur.

F. *Entre les ventricules et à la base du cerveau.* Ces collections sanguines ou purulentes sont encore jusqu'à ce jour regardées comme inattaquables par les ressources de la chirurgie.

Nous pouvons actuellement apprécier la véritable valeur des épanchements.

Nous avons vu combien leur siége varie et qu'il est des cas où il n'est pas possible d'y atteindre.

Quant aux épanchements sanguins, ils sont toujours répandus en nappe sous forme de caillots rares et adhérents, qu'on ne saurait extraire. Ils sont susceptibles d'être résorbés, et leur présence est rarement nuisible. Ces épanchements surviennent ordinairement à la suite de fractures avec esquilles et avec déchirures des enveloppes cérébrales si le cerveau lui-même n'a été atteint, et ne constituent alors que de faibles complications qui par elles-mêmes ne sauraient réclamer l'emploi du trépan.

Les épanchements purulents étant le produit d'un travail inflammatoire, peuvent être circonscrits, mais presque toujours aussi ils se sont développés sous l'empire de corps étrangers irritants, et c'est contre ces derniers qu'il faut agir, en se rappelant que si le contact du pus sur le cerveau est toujours très fâcheux, les qualités délétères de ce liquide prennent un surcroît d'activité bien plus grande encore quand l'air extérieur a pénétré dans le foyer. La compression peut dépendre de la commotion, de la contusion du cerveau, et de sa phlegmasie compliquées de la présence de corps étrangers; mais jamais elle ne reconnaît pour unique cause les épanchements, à moins qu'ils ne soient foudroyants comme dans l'apoplexie, et dans ce cas ils sont au-dessus des ressources de l'art.

J'ai vu dans les hôpitaux de Paris pratiquer trois fois le trépan pour combattre des encéphalites traumatiques, avec signes de compression que l'on attribuait à la présence de matières épanchées; eh bien! que trouva-t-on? rien, absolument rien. Une seule fois on parvint à recueillir une cuillerée à café tout au plus de liquide purulent qui était situé au-dessus de la dure-mère, et que, joyeux, on s'empressa de montrer aux assistants qui ne furent pas dupes d'une telle jonglerie. Il est inutile d'ajouter que ces trois opérés ont succombé, mais moins peut-être par suite de l'opération qu'à cause de la violente commotion cérébrale qu'ils avaient éprouvée.

J'ai toujours remarqué que toutes les fois que la lame vitrée des os du crâne était baignée par des matières purulentes, la sciure de l'os, rougeâtre d'abord, prenait peu à peu une teinte d'un jaune vert due à l'imbibition du pus dans le tissu aréolaire. Si ce signe est constant, comme j'ai lieu de le croire, on conçoit tout le parti qu'on peut en tirer dans la pratique. Je ne pense pas qu'il ait jamais été signalé.

Je terminerai ce chapitre par quelques réflexions sur les expériences en apparence contradictoires concernant les épanchements san-

guins que MM. Serres et Flourens ont pro-
voquées.

M. Serres ouvre le sinus longitudinal supérieur, et le sang veineux s'épanche dans le crâne
sans phénomène de compression. M. Flourens
ouvre l'artère cérébrale antérieure, le sang s'é-
chappe avec rapidité et avec force, des symptômes de compression se manifestent. Dans le
premier cas, la compression ne se traduit pas
à l'extérieur, parce qu'elle est douce et graduée.
Dans le deuxième cas, au contraire, elle a lieu,
parce que le cerveau a été comprimé brusque-
ment et avec impétuosité par une hémorragie
foudroyante. Qu'y a-t-il là d'étonnant? A-t-on jamais mis en doute la possibilité de comprimer le
cerveau par une puissance supérieure à sa résistance? Non certes; mais ce que je nie, c'est
qu'à la suite des effets traumatiques, on obtienne
une lésion artérielle semblable à celle qui résulte
des expériences de M. Flourens. Et en effet, une
artère ne saurait être déchirée sans une fracture
considérable, et alors le sang artériel s'échappera
plutôt à l'extérieur qu'à l'intérieur du crâne, où
il ne peut prendre domicile sans refouler le cerveau dont la force expansive, ajoutée aux mouvements d'élévation que lui communique sa circulation artérielle, tend sans cesse à le repous-
ser. Alors de deux choses l'une : ou il existe au

crâne une solution de continuité qui donne au sang artériel une issue au dehors, et il est presque impossible qu'il n'en soit pas ainsi; ou bien la lumière du vaisseau, presque immédiatement comprimée activement par le cerveau et d'une manière passive par les parois du crâne et par le caillot sanguin, ne saurait fournir une hémorragie de quelque importance. Les symptômes de compression, s'il s'en présentait, disparaîtraient graduellement sous l'empire des déplétions. sanguines, qui auraient ici une double indication, celle de désemplir le système circulatoire pour donner plus d'activité à la résorption, et celle de laisser à la phlegmasie cérébrale moins d'éléments. C'est ce qui se passe dans les apoplexies qui ne sont pas foudroyantes; on les guérit sans trépaner, et certes les épanchements sont loin d'avoir par eux-mêmes ce genre de gravité quand ils sont traumatiques, à moins de désordres très considérables et au-dessus des ressources de l'art. Ajoutons que les hémorragies apoplectiques, quand elles sont fortes, reconnaissent presque toujours pour cause la lésion d'un gros tronc artériel de la base du crâne, et que le sang chassé de toutes parts fait irruption presque constante dans les ventricules, où il trouve moins de résistance. Est-ce dans ce cas que l'on aura recours au trépan?

8ᵉ *indication.*— Dans tous les cas de compression assez prononcée pour troubler les fonctions cérébrales.

S'il y a plaie avec fracture, présence de corps étrangers implantés dans le cerveau, rien de plus rationnel que de relever immédiatement les pièces d'os déprimées, d'extraire toutes celles qui sont très mobiles, de retirer les esquilles, les morceaux de balle, de drap, etc., qui pourraient se trouver fixés plus ou moins avant dans la pulpe cérébrale, et qu'il serait possible d'enlever. Mais si les lésions des parties extérieures à la masse encéphalique ne sont pas bien manifestes, il ne faudrait opérer sur elles qu'autant que les phénomènes de compression seraient graves, permanents, et qu'autant qu'un traitement anti-phlogistique énergique serait resté sans action. Nous avons expliqué comment un choc violent porté sur le crâne pouvait, sans fracturer ses deux lames, détacher de la table vitrée un trousseau de fibres par le redressement de sa voussure. Cette pièce d'os peut entrer dans le cerveau, ne donner lieu d'abord qu'à une paralysie partielle d'un membre, comme j'en ai vu des exemples, puis, malgré les saignées, développer un foyer de suppuration. Ce dernier se traduira par le coma, par l'extension de la paralysie, avec pouls lent, respiration bruyante, stertoreuse, etc. Il convient alors d'aller à la recherche de l'esquille et de trépaner; mais, comme on le voit, le foyer purulent n'est qu'un effet.

9e *indication.*—Dans la contusion du cerveau, accompagnée de suppuration ou de paralysie.

Oui, si le cerveau a été contus, déchiré par un corps venu du dehors et qui est resté dans sa pulpe, parce qu'il faut extraire ce dernier; non, dans le cas contraire.

10e *indication.*— Dans quelques cas de douleur fixe et permanente sur un point du crâne anciennement blessé.

11e *indication.*—Pour des accidents convulsifs, nerveux ou épileptiques, se rattachant à la même cause.

Je doute que ces conseils soient souvent mis en pratique. Sans doute nous devons des éloges aux hommes qui s'efforcent d'agrandir le domaine de la science, mais il faut aussi redouter d'être, à juste titre, taxé de témérité.

12e *indication.*— Pour l'extraction ou l'enlèvement des tumeurs, des fongus, des diverses productions qui peuvent se développer sur la dure-mère, à la suite d'une plaie de tête.

Il est évident que le chirurgien devra combattre ces lésions, et il se servira, au besoin, du trépan, comme d'une arme thérapeutique.

DE LA COMPRESSION, DE LA COMMOTION ET DE LA CONTUSION.

Il importe de bien s'entendre sur les mots *compression, commotion, contusion du cerveau*.

Ces divers états se trouvant souvent combinés entre eux, leurs traits distinctifs deviennent plus difficiles à saisir ; essayons toutefois de faire voir quelle est leur physionomie spéciale. La *compression* du cerveau, quand elle est considérable, donne lieu à l'hémiplégie, avec pâleur du visage, perte de connaissance, dilatation de la pupille, trouble de l'innervation, avec ralentissement du pouls, respiration stertoreuse, et elle peut être primitive ou consécutive.

Bien que la *commotion* ne soit, en quelque sorte, que le premier degré de la contusion, une contusion moléculaire, elle présente néanmoins des phénomènes qui lui sont propres. Selon Littre, ses effets tendent plutôt à diminuer qu'à augmenter le volume du cerveau ; elle se traduit, selon son degré d'intensité, par de simples éblouissements, par l'assoupissement ou par la perte de connaissance complète avec décoloration générale, lenteur du pouls, respiration faible, état léthargique, qui pourrait en imposer et faire croire à la perte du mouvement et de la sensibilité, si bientôt le blessé ne remuait dans son lit, s'il n'éprouvait de la douleur quand on le pince et s'il ne reprenait peu à peu connaissance. Les phénomènes de réaction, avec hypersthénie du cerveau, vont apparaître, et il faut se hâter de les maîtriser.

La contusion détermine une lésion organique plus profonde et plus durable. Il y a attrition, désorganisation plus ou moins considérable du cerveau. Quand la commotion qui a accompagné la contusion s'est dissipée, les blessés n'éprouvent aucune espèce d'accidents pendant les quatre premiers jours, après lesquels se développe l'encéphalite aiguë. Nous avons dit que ces trois états sont presque toujours combinés entre eux. Et en effet, quand il y a commotion et compression par enfoncement d'une partie du crâne, la perte de connaissance appartient à la commotion, et l'hémiplégie à la compression. Quand il y a commotion et contusion, les effets de la commotion s'éclipsent graduellement et ceux de la contusion augmentent par degrés à partir du quatrième ou cinquième jour.

Ainsi donc, pour nous résumer :

COMPRESSION , hémiplégie ;

. COMMOTION. — Premier degré de la contusion avec phénomènes particuliers, tels que diminution de volume du cerveau, stupeur, perte de connaissance diminuant progressivement, pas de paralysie.

CONTUSION. — Altération organique du cerveau sans accidents primitifs, quand elle n'est pas compliquée de compression ni de commotion. Accidents consécutifs survenant au bout de trois ou quatre jours et allant en augmentant suivant la marche de l'encéphalite aiguë, ainsi que le démontre le fait qui suit.

IIIe OBSERVATION.

Fracture circulaire et comminutive du temporal déterminée par une balle retenue dans cet os, et extraite après trois jours, à l'aide du perforatif de l'auteur. — Rapide disparition des effets de la commotion. — Encéphalite consécutive par suite de la contusion du cerveau. — Pas de redressement des esquilles, qui, plus tard, sont chassées par un travail éliminatoire par le soulèvement expansif du cerveau. — Guérison sous l'empire *d'un traitement énergique.*

Le 27 mai 1836, dans une sortie faite du camp de Bouffarique contre un groupe d'Arabes ennemis, L..., du 11ᵉ de ligne, reçut une balle à la tempe droite, qui le renversa à terre et lui fit perdre connaissance, par suite d'une forte commotion dont les effets avaient disparu complètement au bout de deux heures.

Transporté le lendemain à l'hôpital du Dey, dans mon service chirurgical, ce militaire me raconte les détails de sa blessure, et me dit n'éprouver absolument qu'un peu de pesanteur de tête et de l'insomnie; son état général n'indique rien de particulier. La région temporale droite est tuméfiée et tendue ; on n'y voit qu'une petite échancrure ne pouvant pas même admettre le bout de la sonde, à tel point qu'il est fort difficile de croire que la balle ait pu pénétrer plus avant.

Dans le doute, je me décidai immédiatement à pratiquer une saignée de l'artère temporale en plongeant mon bistouri sur la blessure, et je rencontrai à plus d'un pouce de profondeur une balle qui était entrée comme à la filière dans l'os de la tempe, et laissait au-dehors une portion saillante en forme de tête de clou. Je fixai celle-ci avec le doigt et j'y implantai le pas de vis de mon perforatif, à l'aide duquel je parvins à l'extraire non sans efforts. On vit alors au fond de la plaie la déchirure de la dure-mère et une plaie contuse du cerveau, dont quelques débris s'échappèrent au dehors sous forme de bouillie inorganique.

L'artère temporale fournit une saignée abondante que j'arrêtai par une compression directe, à l'aide de morceaux d'agaric placés entre les lèvres béantes de la plaie, qu'il eût été impossible de réunir, même en recourant à la suture.

Cette plaie fut pansée à plat, suppura ; des bourgeons charnus, développés sur la surface du cerveau, en remplirent le fond, chassèrent au dehors une foule de parcelles osseuses, et la guérison fut complète après six semaines.

L'encéphalite, développée sous l'influence de la plaie contuse du cerveau, fut conjurée par les saignées générales employées coup sur coup, six en deux jours; par les sangsues permanentes aux apophyses mastoïdes, trois cent cinquante; par les révulsifs sur le tube digestif et par les moyens diététiques.

Cette manière d'envisager les plaies du crâne avec fracture en a fait modifier le traitement; on attaque l'encéphalite par les antiphlogistiques dont les saignées générales répétées coup sur coup et locales, permanentes à l'aide de sangsues, ou par les ventouses scarifiées à la nuque et entre les épaules, forment la base. Au lieu de tenir les lèvres de la plaie écartées avec de la charpie pour les faire suppurer, il faut simplement panser à plat les plaies contuses du crâne, qu'il y ait ou non fracture ou perte de substance, et recouvrir l'appareil, pendant plusieurs jours sans discontinuer, avec des compresses trempées dans de l'eau froide. Il importe de recourir à ce moyen, s'il est possible, avant le développement de l'encéphalite; s'il y a des esquilles détachées, on doit en retirer le plus possible, et ne laisser que celles qui adhèrent très fortement aux parties voisines; celles-ci se consolident et se trouvent englobées dans le cal, ou bien elles se détachent plus tard, et forment des esquilles secondaires dont l'enlèvement est facile. Il ne faut pas oublier que les commotions du cerveau ne développent assez souvent l'encéphalite aiguë qu'au bout d'un temps plus ou moins long. En effet, les conséquences primitives, telles que perte de connaissance, se dissipent promptement; mais la réaction inflammatoire ne manque pas d'arriver du 3e au 8e jour. Qui n'a vu des malades se lever, se promener, croyant toucher à une parfaite guérison après six à huit jours de repos, être tout-à-coup en proie à ces réactions perfides qui d'ordinaire développent des encéphalites des plus graves? Malheur à qui n'a su profiter de ce calme apparent pour conjurer l'orage! La terminaison la plus funeste sera presque toujours le prix de cette fausse sécurité.

Je n'ai pas encore fait usage, dans le traitement des plaies de tête, de l'émétique, dont Desault prétend avoir obtenu les plus grands succès. Delpech et M. Lallemand de Montpellier l'emploient à hautes doses dans une foule de lésions traumatiques, à l'imitation de l'école italienne contro-stimuliste, qui l'a appliqué au traitement des phlegmasies internes. S'il est bien vrai qu'il soit le plus puissant de tous les antiphlogistiques, qu'il abaisse la température de la peau, en diminuant considérablement le nombre des pulsations, en modérant l'hématose, en ralentissant toutes les fonctions organiques, on conçoit tout le parti qu'on pourra tirer des effets d'un tel agent thérapeutique, de même qu'il pourrait être extrêmement nuisible s'il provoquait des vomissements, ce qui doit être fort à craindre.

THÉORIE DES CONTRE-COUPS.

On explique généralement l'ébranlement du cerveau à la suite du choc des corps physiques sur le crâne, en disant que cette boîte osseuse agit à la manière d'une sphère métallique pour subir des oscillations sous l'empire de violences extérieures ; oscillations telles, qu'un coup porté sur la partie moyenne d'un pariétal par exemple, diminuera le diamètre bi-pariétal, en répercutant son effet sur le point opposé, et agrandira d'autant le diamètre occipito-frontal, pour qu'ensuite une série d'effets opposés se reproduisent, et toujours en diminuant jusqu'à la dernière oscillation. Si le choc est plus fort que la résistance, il y a fracture.

De cette compression du cerveau en tous sens, il résulte :

1° Diminution de volume avec phénomènes de commotion ;

2° Augmentation de volume par suite de réaction, puis encéphalite.

Ainsi s'explique aisément la théorie des contre-coups et des esquilles qui peuvent se détacher de la table interne du crâne, pour agir contre le cerveau et ses enveloppes. En effet, puisqu'un choc porté sur le pariétal droit, par exemple, tend à redresser la voussure du pariétal du côté gauche, d'après le mécanisme oscillatoire précité, il est aisé de comprendre que la lame externe de cet os peut rester intacte, alors que les fibres de la lame vitrée auront pu se rompre seules dans quelques points, et faire saillie à l'intérieur du crâne. Ce genre de fractures me paraît plus fréquent qu'on ne le pense généralement; je l'ai constaté deux fois chez des militaires qui succombèrent à la suite de coups de feu reçus sur le crâne. Les fractures par contre-coup se présentent souvent sous forme de fentes situées dans le point diamétralement opposé à l'action du projectile. Cette loi est toutefois sujette à de légères variations, car si l'os voisin est plus faible, c'est lui qui se rompra. D'autres fois, au lieu d'une fente, on rencontre l'écartement plus ou moins considérable d'une suture. La fente compliquée de fracture avec déplacement est toujours le résultat d'un choc direct, et ne survient jamais par contre-coup. J'ai vu trois fois la fracture de l'apophyse orbitaire externe compliquée de la solution de continuité du corps du sphénoïde; ces trois cas ont été mortels. Nous terminerons ce chapitre par quelques observations qui découlent des considérations sur lesquelles nous venons de nous étendre.

IVᵉ OBSERVATION.

Plaies du crâne avec entamure profonde du tissu osseux, déterminées par huit coups de yatagan, compliquées d'un coup de feu dans la région abdominale avec perforation de l'estomac et fistule de ce viscère. — Hémorragie abondante suivie d'une syncope qui dura dix heures. — Guérison.

T...., grenadier au 67ᵉ régiment de ligne, faisait partie d'une expédition militaire dirigée le 4 octobre 1833, contre une tribu hostile appelée les Adjoutes. Aventureux et téméraire comme tous nos soldats, il s'écarta de la colonne pour courir après un bœuf dont il voulait faire sa proie, quand, tombant inopinément au milieu d'un groupe d'Arabes embusqués dans un ravin, il reçut à bout portant une balle qui, entrée au centre de l'épigastre, ressortait dans la partie moyenne du flanc gauche. T*** resta sur le sol sans connaissance, jusqu'au moment où un détachement français vola à son secours, et fit lâcher prise aux Kabayls, qui, le croyant mort, n'en exerçaient pas moins leur fureur sur son cadavre, dont ils frappaient la tête à coups de yatagan. Ce grenadier aurait péri d'hémorragie si une syncope prolongée n'eût arrêté le sang; mais si cet état de mort apparente lui avait sauvé la vie, elle allait devenir cause d'une fatale erreur, car déjà on se préparait à livrer à la terre sa dépouille sanglante, quand l'examen de la région précordiale fit entendre quelques battements obscurs.

Ce militaire fut transporté à Coléah, petite ville située à quinze lieues d'Alger et à l'ouest dans la plaine de Métiggah; la syncope dura dix heures, le réveil s'annonça par des vomissements de sang qui firent croire que l'estomac avait été lésé par la balle.

Des huit coups de yatagan situés sur la tête, sept s'étendaient parallèlement et de haut en bas depuis le sinciput jusqu'à la nuque; de petites esquilles furent extraites de chacune de ces plaies, dont le fond laissait à nu la pulpe cérébrale. Le huitième coup de yatagan divisait la peau du front, surtout à droite, de haut en bas, et formait un lambeau étendu de la racine des cheveux jusqu'à la bosse nasale, dont la lame osseuse externe était enlevée; ce large lambeau, renversé sur sa base, se rabattait sur l'œil droit qu'il masquait entièrement.

On rasa le cuir chevelu et on réunit toutes les plaies par première intention à l'aide de bandelettes agglutinatives. La colonne expéditionnaire quitta Coléah, et ne devant retourner à Alger

que huit jours plus tard, on confia aux habitants
de cette ville le soin de ramener ce blessé, pour
la sûreté duquel nous avions pris six ôtages qui
répondaient de ses jours sur leur tête. Quarante-
huit heures plus tard, les habitants de Coléah
nous livrèrent à Alger, sain et sauf, ce militaire,
auquel, chemin faisant, ils avaient plus d'une
fois fait un rempart de leur corps contre les at-
taques des Kabayls.

Depuis l'époque de sa blessure, T... n'a bu encore que de l'eau pure, il a eu des vomissements
sanguinolents pendant deux jours. L'épigastre
est chaud, douloureux à la pression ; l'entrée de
la balle par le centre épigastrique donne issue à
des humidités qui proviennent évidemment de
l'estomac, car elles augmentent avec l'ingestion
des boissons et offrent la coloration de ces dernières. La plaie de sortie du projectile, située dans
le flanc est en voie de cicatrisation. Pour ne plus
revenir sur cette fistule si remarquable, disons
qu'en trente jours elle disparut entièrement sous
l'influence de la compression et de la cautérisation
par le nitrate d'argent aidées des saignées générales,
locales, et de boissons gommeuses prises en petite
quantité. Aux symptômes précités se joignent
les suivants : soif vive, langue rouge et sèche,
pouls fréquent, peau brûlante, cuir chevelu tuméfié, très douloureux; pus abondant, sanieux,

s'échappant des huit plaies du crâne, et entraînant au dehors quelques parcelles d'os détachées ; agitation continuelle avec délire intermittent.

Le lambeau cutané de la région frontale, renversé sur l'œil droit, avait contracté des adhérences vicieuses que je détruisis. L'os frontal entamé donnait issue à l'air provenant des fosses nasales. Je fixai le lambeau par trois points de suture, et je fis à sa base une ouverture pour l'écoulement de la suppuration. A l'aide de bandelettes de sparadrap, je réunis les lèvres des solutions de continuité, puis j'exerçai une compression large et circulaire à la base du crâne, pour prévenir le décollement du cuir chevelu et les fusées purulentes. J'appliquai une compresse fenestrée, de la charpie et le bandage de Gallien, que je fis souvent arroser avec une décoction émolliente froide, tandis que je désemplissais le système sanguin à l'aide d'une saignée générale et de deux cent cinquante sangsues appliquées durant les vingt-quatre premières heures, tant à la base du crâne qu'à l'épigastre. Le lendemain, mieux prononcées, les huit fractures du crâne sont mobiles dans plusieurs points, et le blessé dit sentir sa tête craquer par le chevauchement des pièces osseuses chaque fois qu'il fait un mouvement ; les saignées générales et locales furent continuées encore pendant dix jours, pour conjurer divers orages et recrudescences de l'inflammation, pendant lesquels nous avons souvent désespéré de la vie de ce militaire. Trois saignées générales, quatre cents sangsues, les moyens diététiques, quelques grains de sulfate de quinine pour combattre des mouvements fébriles intermittents dont la résorption purulente semblait la cause, quelques minoratifs, telle a été la base du traitement. Trois plaies, quoique fermées dans les sept huitièmes de leur étendue, ont fourni de la suppuration pendant deux mois. La plaie fistuleuse du sinus frontal s'est oblitérée au bout de six semaines, et le malade est sorti de l'hôpital, après deux mois de séjour, parfaitement guéri, ne conservant aucun trouble des facultés intellectuelles. Nul doute que l'hémorragie abondante qui a suivi la lésion du derme chevelu n'ait puissamment concouru à la guérison de ce blessé, en laissant moins d'éléments à la réaction inflammatoire; et, d'un autre côté, si la perforation de l'estomac n'a pas donné lieu à un épanchement dont les suites sont si souvent mortelles, il faut l'attribuer à ce qu'il était vide probablement au moment de sa blessure, et à la syncope prolongée qui lui aura permis de contracter des adhérences avec le feuillet péritonéal, soit épiploïque, soit pariétal ou viscéral. Ces adhérences commencent immédiatement après toute plaie pénétrante de l'abdomen , et quoique faibles encore au bout d'une dizaine d'heures, déjà néanmoins elles peuvent remplir souvent le but que la nature se propose, par des efforts non moins prévoyants qu'admirables.

V OBSERVATION.

Balle traversant de part en part le crâne à la hauteur des fosses temporales. — Brisures des parois orbitaires externe et interne. -- Destruction d'une foule de branches nerveuses suivie de phénomènes physiologiques intéressants. — Développement d'un grand nombre de petits vers dans la plaie. — Fonte des globes oculaires. — Guérison.

Le 2 juillet, à la défense des hauteurs qui couronnent le col de l'Atlas, F..., caporal au 30ᵉ de ligne, reçut une balle qui, entrée à un pouce en arrière et six lignes au-dessus de l'apophyse orbitaire externe du côté droit, était ressortie à gauche par le point diamétralement opposé. Dans ce trajet, les parois orbitaires externe et interne, ainsi que la lame criblée de l'ethmoïde, ont été réduites en esquilles; le muscle temporal et ses aponévroses, des filets nerveux de la branche temporo-faciale de la septième paire, des rameaux émanés des trois troncs principaux du trijumeau sont déchirés, ainsi que des branches des artères maxillaires externes et internes. Dans les orbites, le rameau lacrymal et nasal du

nerf ophthalmique, une partie des filets nerveux
de la troisième paire, la sixième paire de nerfs,
le nerf optique lui-même, les muscles droits externe et interne, et quelques artérioles de l'ophthalmique, ont dû être lésés à des degrés plus ou
moins prononcés. La face antérieure et inférieure
du premier lobe du cerveau n'a point été étran-
gère à ces désordres. Le blessé éprouva les phénomènes d'une vive commotion, et, bien que les
plaies d'armes à feu ne soient point ordinairement suivies d'hémorragie, j'observai le contraire; F... était couvert de sang qui s'était
échappé par les fosses temporales et surtout par
les narines. Quand il arriva à l'ambulance, il
était dans un état de syncope qui heureusement
avait arrêté l'hémorragie, mais qui, d'un autre
côté, ne me permit pas de faire rigoureusement
la part des effets de la commotion. La face, et
principalement les régions naso-orbitaires, sont
le siége d'une tuméfaction considérable; les esquilles mobiles sont enlevées, les plaies lavées,
pansées, puis masquées par de larges compresses
imbibées d'eau fraîche, et maintenues par un
bandage; les ablutions d'eau froide furent continuées pendant six jours dans le double but d'enrayer le développement de l'encéphalite aiguë et
de ralentir la marche de l'hémorragie qui reparut pendant la route, et à laquelle je ne voulus

point m'opposer tout-à-fait, afin d'entretenir une saignée locale , qui, modérée et continue, devait sauver notre blessé. Pendant les quinze premiers jours qui suivirent cet accident, j'observai les phénomènes suivants : le délire a lieu par intervalles, avec ou sans agitation ; mais le froid sur la tête, les saignées locales permanentes et les ventouses scarifiées placées entre les épaules, parvinrent à en triompher. Plus tard, il se développa dans les orbites et dans les fosses nasales une foule de petits vers. Ces larves se nourrissaient de suppuration. J'avais déjà reconnu, à Sidi-Ferruch, que leur présence en pareil cas n'est point du tout nuisible, et je n'aurais pas apporté un soin scrupuleux à leur entière destruction, si je n'avais craint qu'elles ne pénétrassent dans le cerveau.

Je les fis toutes périr promptement en injectant dans les orbites et les fosses nasales une légère solution de deutochlorure de mercure. Voici les faits intéressants qui ont survécu à cette lésion :

Les barbes d'une plume introduites dans les narines restent sans action sur la membrane muqueuse, tandis que les corps piquants déterminent une sensation assez vive. Quant à la conjonctive, elle conserve une grande partie de sa sensibilité, mais assez faible toutefois, pour ne pas développer la sensation du prurit incommode que la présence des vers aurait dû faire naître. Au bout de quelques jours, par suite de la lésion du ganglion ophthalmique, et de celle des filets nerveux de la branche ophthalmique de la cinquième paire, la cornée devenue opaque, s'est détachée des globes oculaires, dont les humeurs se sont fait jour au-dehors, et ont amené la fonte de ces organes. La destruction du nerf olfactif a été suivie de la perte de l'odorat et celle du nerf nasal de la cinquième paire, destinée à animer la muqueuse pituitaire, a vivement émoussé la sensibilité de cette membrane, et l'a rendue sans action sur les molécules odorantes dont une partie aurait pu être transmise encore au cerveau par quelques filets du nerf olfactif, restés probablement intacts. Les facultés intellectuelles sont affaiblies; néanmoins le blessé conserve la mémoire des objets qu'il connaissait avant son accident, mais depuis ce temps, malgré tous ses efforts, il ne peut se ressouvenir de ce qui l'a occupé la veille. Il ignore l'étendue de son malheur, et conserve l'espoir de recouvrer la vue; toutes les plaies étaient cicatrisées deux mois après la blessure; les lésions que je viens de signaler sont incurables. F... est embarqué pour retourner en France.

IVᵉ OBSERVATION.

Perforation du crâne par une balle dont une moitié a pénétré dans le cerveau. — Son extraction sans recourir au trépan. — Hémiplégie combattue avec succès par les moxas. — Guérison.

Le 2 juillet 1836, à la descente du Mont-Atlas, L..., soldat au 20 régiment, reçut une balle qui se partagea en deux portions au moment où elle l'atteignit à un demi-pouce au-dessous de la bosse pariétale du côté droit. Une moitié du projectile, après avoir fracturé le crâne, était restée engagée entre la dure-mère et la couche superficielle de l'encéphale qu'elle avait labourée ; l'autre se trouvait vers le sommet de la tête, placée sous les téguments. Je retirai l'une par une contre-ouverture, et j'agrandis un peu la plaie de la dure-mère pour extraire l'autre, ainsi que plusieurs esquilles dont l'absence laissait voir au crâne une perforation à peu près circulaire, d'un diamètre de dix lignes. Les phénomènes de la commotion s'étaient dissipés, et le blesssé avait repris connaissance, mais les signes de la compression persistaient malgré l'extraction des esquilles et du plomb qui avaient contus le cerveau. Il y avait hémiplégie du côté opposé à la lésion. Cette hémiplégie céda momentanément pour faire place à des contractions spasmodiques pendant les manœuvres nécessaires pour l'extraction des corps étrangers, et reparut ensuite. L'altération organique et profonde de la pulpe cérébrale, ou autrement dit la contusion, peut donc évidemment déterminer la paralysie sans que ce phénomène appartienne exclusivement à la compression.

Après ces soins préliminaires, la plaie fut pansée simplement, et sans cesse humectée d'eau froide. Je savais que les premiers jours ne devaient pas être orageux, et que l'encéphalite due à la contusion ne se déclare franchement qu'après quatre à cinq jours; aussi, sans me laisser abuser par ce calme trompeur, je le mis à profit, et je fis saigner plusieurs fois notre blessé coup sur coup. A son arrivée à Alger, trois jours plus tard, je l'examinai de nouveau: il conserve une hémiplégie du côté gauche; la contractilité est anéantie, tandis que la sensibilité paraît plus développée que dans l'état normal. Le pouls est plein, la tête chaude, douloureuse; la plaie, fortement tuméfiée, est couverte d'une abondante suppuration qui s'échappe en partie de l'intérieur du crâne; saignée du bras de douze onces; ventouses scarifiées à la nuque et entre les épaules, saignées localesetperma nentes sur les régions temporales pendant vingt-quatre heures; lavement légèrement purgatif; diète absolue, continuation des compresses froides sur la tête; eau gommée pour boisson; frictions sèches sur les membres du côté gauche, secondées plus tard dans leur action par l'emploi des liniments excitants, et par l'application de moxas sur les plexus brachial et sciatique. Chaque jour les phénomènes de la paralysie s'effacent, et il n'en existait plus de traces deux mois après la blessure. Les plaies du derme chevelu sont solidement cicatrisées.

Vᵉ OBSERVATION.

Dépression d'une portion du crâne. — Complication d'une fracture de la cuisse. — Phénomènes physiologiques dignes d'intérêt, et concernant l'innervation. — Nécroscopie.

E..., soldat au 30ᵉ régiment, remarquable par sa forte constitution, d'un tempérament sanguin, âgé de vingt-huit ans, tomba du haut d'une terrasse élevée de quarante pieds. Ce militaire, adonné à la boisson, était actuellement dans un état d'ivresse complet. Il est trouvé sans connaissance et dans un état de commotion profonde, avec perte des sens et du mouvement, infiltration sanguine très forte des paupières, surtout à gauche, pupilles dilatées, immobiles, vomissements d'aliments chimifiés répandant une odeur vineuse et alcoolique; expulsion involontaire de l'urine et des fécès (1); énorme contusion de la région tem_

____

(1) En effet, au moment où la vie de relation s'éteint, comme on le voit dans cet état de mort apparente, le système ganglionnaire fait

porale gauche, attrition des parties molles, sans fracture apparente du crâne; fracture de la cuisse droite vers son tiers supérieur, avec issue des fragments à travers la peau. Dix heures après cet accident, les phénomènes dus à l'ivresse sont dissipés, et laissent à découvert ceux qu'a développés la commotion. Le pouls est plein, mais ralenti dans son action, et irrégulier; les mouvements respiratoires sont rares, mais développés; la commotion persiste et se traduit par la perte totale du sentiment et du mouvement, par l'abolition des facultés intellectuelles. Point de cris, point de plaintes; l'état du malade est des plus alarmants. Il y aurait plus que de l'imprudence à pratiquer l'amputation de la cuisse. On se contente de poser l'appareil à fracture, et de panser convenablement la plaie de tête qui est recouverte de compresses arrosées d'eau froide. Les

effort pour lui suppléer par un excès d'action. Voulez-vous une preuve de cette assertion? Faites périr un animal, et ouvrez-lui en même temps l'abdomen; vous verrez les viscères, jusque là calmes et paisibles, se soulever, entrer en convulsion, et par un mouvement péristaltique prononcé chasser à la fois les matières contenues dans le gros intestin, la vessie, et quelquefois même les vésicules séminales. Néanmoins le système ganglionnaire ne saurait prolonger son action s'il est privé de l'impulsion du cerveau et de son prolongement rachidien, avec lequel il est uni par tant de liens. Aussi l'état comateux persiste-t-il; bientôt les fonctions perdent leur activité, entrent en souffrance, et demeurent dans un état pathologique plus ou moins prononcé, selon qu'elles ont été plus long-temps privées de l'influence de l'axe cérébro-spinal.

saignées générales et locales permanentes sur
les régions frontale et mastoïdienne, les ventouses
scarifiées appliquées à la nuque, entre les épaules
et à l'épigastre, parviennent enfin à dissiper une
partie des effets de la commotion, et douze heures
après cette chute, les cris arrachés par la douleur
annoncent le retour des perceptions. Les préludes
de la fièvre traumatique et de l'inflammation
du cerveau et de ses enveloppes se trahissent par
la chaleur de la peau, l'accélération du pouls, la
tuméfaction énorme du derme chevelu, le délire
par intervalles, et par une grande agitation des
membres. Le malade porte instinctivement la main
au front pour faire connaître en balbutiant le siége
de ses souffrances, tandis qu'il ne se plaint aucunement de sa cuisse fracassée. Il est dans un état
d'agitation extrême, mais sans mouvements convulsifs; en effet, l'inflammation ne s'est point
encore propagée jusqu'à la substance blanche du
cerveau, toute la scène se passe dans la substance
grise; la sensibilité est obscure et se manifeste à
peine par le pincement de la peau, même avec
force. Cette douleur, faible comparativement à
celle qui a pour siége l'encéphale, n'est point
perçue. Quelques heures plus tard, l'inflammation aiguë de l'encéphale se dessine avec son cor-
tége de symptômes; les mouvements du cœur
sont précipités, parce que la douleur a retenti

jusqu'à lui, transmise à la fois par les deux ordres
de nerfs qui animent cet organe, ou bien isolément
par le grand sympathique ou les nerfs de la vie de
relation. Le délire et l'agitation sont tels qu'il faut
avoir recours à la chemise de force. Les saignées
générales et locales, permanentes et révulsives,
sont renouvelées et suivies du recouvrement
presque complet des perceptions. Le malade ré-
pond assez bien aux questions qui lui sont faites;
les douleurs de tête lui arrachent des cris plaintifs et continuels. La peau est le siége d'une vive
sensibilité, la pupille a repris ses mouvements,
les paupières paraissent fermées par un état con-
vulsif, afin de s'opposer à l'action de la lumière
que l'œil ne peut supporter; l'agitation est moindre, les douleurs épigastriques sont très vives.
Le retour de l'innervation de l'axe cérébro-spinal
annoncé par l'absence de l'état comateux a provoqué l'émission volontaire de l'urine et des matières fécales ; ce mieux-être ne se continue pas,
et rien ne peut arrêter la marche de l'encéphalite, aggravée encore par la réaction sur le cerveau
d'une gastrite aiguë; aussi le pouls acquiert-il
une plus grande fréquence, les facultés intellectuelles s'anéantissent-elles, l'agitation des membres et le délire font-ils place à un état comateux
et paralytique apparent, mais non réel, puisque
lui-même est remplacé bientôt par des convul-

sions d'autant plus fortes que l'inflammation agit sur la substance blanche du cerveau avec plus d'énergie. La sensibilité paraît abolie ou du moins n'être plus perçue; l'irrégularité et l'intermittence du pouls et de la respiration sont en rapport avec les progrès de l'inflammation, altèrent la substance cérébrale, et portent atteinte à l'innervation. En effet, tant que la huitième paire de nerfs a influencé régulièrement l'organe pulmonaire, les fonctions de ce dernier se sont opérées sans trouble; tandis qu'actuellement, par le ralentissement de l'innervation, le poumon a dû faire un appel aux muscles qui entrent dans l'appareil de sa fonction ; c'est pourquoi nous voyons la poitrine se dilater largement, avec de grands mouvements des côtes et de tout l'appareil respiratoire, pour aider à l'action du poumon et l'inviter à se développer. L'abdomen se météorise, l'épigastre est très chaud et très douloureux, les pupilles sont immobiles; à la contracture des membres succède la paralysie; le pouls est petit, fréquent, profond, la respiration anxieuse; la mort a lieu cinq jours après l'accident.

Nécroscopie. — TÊTE. — Tuméfaction prodigieuse du cuir chevelu; parties molles de la région temporale gauche contuses au dernier degré et réduites en putrilage purulent; dépression dans

ce point de la voûte du crâne de trois lignes
environ, sans esquilles, de la grandeur d'une
pièce de cinq francs, occupant la grande aile
du sphénoïde, l'angle extrême et inférieur du
pariétal et une partie de la circonférence de
la portion écailleuse du temporal; dure-mère
détachée de la face interne du crâne; arachnoïde; rien de remarquable; pie-mère très injectée, un peu de sang épanché et coagulé à sa
surface, entre les circonvolutions du cerveau,
surtout sous la dépression, et se continuant
sur la surface inférieure du lobe antérieur
gauche de l'encéphale, substance du cerveau
très 'dure et injectée. La fracture s'étend sur
les os qui composent l'orbite jusqu'aux cellules
ethmoïdales où il y a épanchement sanguin;
l'hémisphère droit du cerveau, par suite du
contre-coup, présente une forte injection et une
légère tache de sang coagulé à sa surface résultant de ce contre-coup; le cervelet n'offre rien de
remarquable, la moelle épinière n'a point été
examinée. *Thorax* : poumons sains, un peu engorgés. *Abdomen :* muqueuse gastrique, traces
de phlogose aiguë entées sur une phlegmasie
chronique; foie volumineux, gorgé de sang;
quelques traces de péritonite; le reste n'a rien
qui mérite d'être noté. Membre pelvien, du
côté gauche, énormément tuméfié, foyer pro-

fond d'inflammation, fracture oblique du tiers supérieur du fémur.

VIe OBSERVATION.

Fracture du crâne déterminée par une balle. — Hernie du cerveau. — Insensibilité des hémisphères. — Phénomènes physiologiques occasionnés par la lésion du cervelet. — Mort.

L..., soldat du 20e régiment de ligne, âgé de vingt-quatre ans, d'une forte constitution, d'un tempérament sanguin, était sur le revers d'une colline, lorsque, le 19 juin 1830, il fut atteint à la tête par une balle qui, entrée au niveau de la bosse frontale droite, se perdit dans le crâne. La plaie, large et contuse, présentait de nombreuses esquilles, et une portion de cerveau réduite en bouillie faisait saillie au-dehors: Cette hernie cérébrale offrait des mouvements d'élévation et d'abaissement isochrones à ceux du cœur. Une incision en croix servit à faciliter l'extraction des esquilles, dont une, longue d'un pouce, était implantée obliquement dans la substance cérébrale. L'introduction d'une sonde élastique dans le trajet ouvert par le plomb dans la pulpe cérébrale, me conduisit à six pouces de profondeur sans me le faire reconnaître, et je pensai ne devoir pas insister. Nous avons déjà dit que, dans une circonstance analogue, M. Larrey avait heureusement extrait le projectile à l'aide du trépan appliqué dans la région occipitale.

Pendant cette manœuvre, le blessé n'accusa point de souffrance; ses facultés intellectuelles et locomotrices restèrent intactes. Quand je le vis, deux heures après sa blessure, les signes de la commotion, qui avait dû être violente, s'étaient déjà éclipsés, et l'absence de toute paralysie, malgré une si grave lésion cérébrale, détruisait toute idée de compression un peu forte; quant à la contusion du cerveau, elle était énorme, et devait être suivie nécessairement d'une encéphalite des plus intense. Un symptôme qui nous fit présumer une lésion du cervelet fut la permanence presque continuelle des érections dont le malade était tourmenté. La tête fut rasée et on procéda au pansement. Linge fenestré couvert de cérat, charpie, compresses, bandage légèrement contentif pour soutenir la hernie cérébrale, et s'opposer à son développement plus considérable; eau froide sans interruption. Huit onces de sang environ s'étaient écoulées par la plaie; néanmoins la veine fut ouverte et rouverte plusieurs fois presque coup sur coup, et à défaut de sangsues pour établir des saignées locales en permanence, nous avons recouru aux ventouses scarifiées et aux saignées de la temporale, qui, employées à propos, modérèrent constamment la violence de la fièvre traumatique. La respiration était restée naturelle, et le sommeil était assez satisfaisant. La diète, la limonade, furent prescrites au malade, dont l'état semblait donner quelque espérance.

Le 26 juin, la nuit a été moins bonne; il y a eu de la rêvasserie et un peu d'agitation. Le pouls est élevé, fréquent, irrégulier; la peau est chaude, l'œil injecté, et la tuméfaction des paupières a augmenté d'une manière notable. On pratique une nouvelle saignée, c'était la sixième depuis le 19 juin. Cette fois la soustraction du sang n'amène plus d'aussi heureux résultats que les jours précédents. Une tuméfaction du derme chevelu se développe et devient bientôt générale; les bords de la plaie se boursouflent, se renversent, et laissent voir une suppuration sanieuse qui entraîne des débris de cerveau, dont la hernie a acquis un grand développement. Le délire, l'agitation, qui n'avaient eu lieu le 26 juin que par intervalle, persistent pendant toute la nuit du 27, et vont même en augmentant. Le blessé ne veut plus rien conserver sur sa tête; il arrache les pièces du pansement aussitôt qu'elles sont appliquées, et expose ainsi sa plaie au contact nuisible de l'air. Depuis le 27 juin, les érections n'ont plus lieu, l'usage des fonctions intellectuelles est totalement aboli.

Le 28 juin, le coma apparaît; par intervalles

la prostration cesse pour faire place aux soubresauts des tendons, ou même à des mouvements
convulsifs et à des contractions des extrémités
supérieures et inférieures, qui sont fortement fléchies sur elles-mêmes. Toutefois, ces phénomènes,
bien que généraux, sont bien plus prononcés du
côté gauche du corps que du côté droit, et s'é-
teignent enfin graduellement pour ne plus reparaître. Les membres, totalement paralysés, tombent comme des masses inertes lorsqu'on les
soulève, et dans la soirée la mort vint mettre
fin à l'existence de cet infortuné.

L'autopsie me fit reconnaître que la balle, après
s'être frayée un chemin à travers le coronal ainsi
que nous l'avons dit, avait labouré obliquement
de bas en haut et d'avant en arrière le sommet
du lobe antérieur et droit du cerveau. Elle avait
ensuite rencontré la voussure du crâne qu'elle
avait contournée pour arriver jusqu'au cervelet,
dans la substance duquel je l'ai rencontrée au milieu d'un foyer de suppuration.

La portion de l'hémisphère déchirée par la balle
était couverte d'une sanie purulente et ramollie
à sa surface, semblable à de la bouillie, tandis
que le cerveau offrait, quelques lignes au-dessous,
une injection et une densité beaucoup plus prononcées que dans l'état normal.

L'arachnoïde présentait plus de rougeur dans

la portion qui recouvre les hémisphères du cerveau que dans celle qui tapisse la base de cet organe : sur quelques points elle était grisâtre et
couverte de pseudo-membranes.

L'anatomie pathologique est ici en parfaite harmonie avec les phénomènes observés pendant la
vie. Durant les premiers jours de la maladie on
parvient, à l'aide de saignées générales, à maîtriser la fièvre traumatique, qui, dans la lutte,
finit par l'emporter. La présence de la balle au
milieu du cervelet devait provoquer un travail
inflammatoire et des érections par suite de l'influence reconnue de cette portion de l'encéphale
sur les organes génitaux. A une époque plus avancée, le travail inflammatoire du cerveau et de ses
enveloppes détermine de l'agitation, du délire la
contraction des membres, et enfin la paralysie,
qui ne devient générale et définitive que par la
désorganisation de la partie affectée de l'encéphale.

Nous avons constaté, dans ce cas, l'absence de
la sensibilité des hémisphères du cerveau, soit
au moment où j'ai extrait une esquille enfoncée
d'un pouce au moins dans la substance cérébrale,
soit lorsque la suppuration a entraîné des débris
de cet organe. Ce fait, observé par Lapeyronie,
a été constaté de nouveau et mis hors de doute
par les chirurgiens militaires les plus habiles et
les plus exacts de nos jours. Toutefois, on a vu

plus haut que dans des circonstances à peu près analogues, l'extraction d'esquilles enfoncées dans le cerveau à plusieurs lignes de profondeur avait déterminé des mouvements convulsifs dans le membre thoracique qui était paralysé par suite de la lésion de l'encéphale. Ce phénomène doit dépendre de la profondeur à laquelle les corps étrangers ont pénétré, et du siége de la contusion du cerveau. J'ai observé quatre fractures du pariétal avec esquilles implantées dans le cerveau, et toujours il y a eu paralysie du bras opposé à la lésion. Cette paralysie persista après l'extraction et détermina des contractures violentes dans le membre paralysé, lors des efforts exigés pour retirer les corps étrangers. Ces faits pourraient mettre sur la voie de la portion du cerveau qui préside à la locomotion de l'appendice thoracique.

VIIᵉ OBSERVATION.

Perforation du coronal à sa partie moyenne et inférieure par une balle restée dans le cerveau. — Extraction d'un bon nombre d'esquilles. — Fistule aérienne. — Lésion du sinus longitudinal supérieur. — Forte commotion dont les effets s'éclipsent au bout de quelques heures, sans laisser aucune trace de compression. — Hernie cérébrale. — Encéphalite aiguë. — Travail éliminatoire. — Guérison.

A la prise du camp de Staoli, 19 juin 1830, un Turc, remarquable par sa forte constitution, âgé de cinquante ans, reçut une blessure à peu près analogue à celle du blessé qui fait le sujet de l'observation qui précède, mais dont l'issue fut plus heureuse.

Le projectile, dirigé obliquement de bas en haut entre les deux sourcils, avait déterminé une large ouverture au crâne dans lequel il s'était perdu.

Le blessé, renversé sur le coup, avec perte de connaissance, tomba au pouvoir des Français, et fut sur-le-champ transporté à l'ambulance du quartier-général, à Sidi-Ferruch.

A son arrivée, deux heures plus tard, les effets de la commotion n'étaient pas encore dissipés. La peau est pâle, le pouls lent et faible; la respiration est stertoreuse; il y a perte des sens; état apparent de léthargie, mais sans paralysie, car il remue ses membres quand on vient à les pincer avec force. Peu à peu il revient à la vie, il finit par essayer de répondre et par ouvrir les yeux; grande fut sa surprise de se trouver au milieu de nous, mais bientôt il fut rassuré. Quelques esquilles furent extraites ou relevées à l'aide d'incisions convenablement ménagées; l'hémorragie du sinus longitudinal supérieur, suspendue momentanément par la stupeur et la syncope, puis par la présence d'épais caillots de sang, reparut et fut arrêtée par une compression avec une boulette de charpie. Nous vîmes

dans ce moment l'air expiré s'échapper par les sinus frontaux pendant la compression des narines
en lavant le visage du blessé; ce gaz passait alors
avec assez de force par cette fistule qui provenait de la communication des cellules ethmoïdales antérieures avec les sinus frontaux, pour
soulever le sang qui obstruait les sinus. Il en
résulta une fistule aérienne dont la compression
et la cautérisation triomphèrent.

La tête fut explorée d'autant plus aisément
qu'elle était rasée, et aucun signe extérieur ne
pouvant indiquer le lieu que la balle pouvait
occuper, j'introduisis doucement une sonde de
gomme élastique dans le crâne, pour aller à sa
recherche en suivant le trajet qu'elle avait parcouru. Ce trajet me parut oblique de bas en haut
et d'avant en arrière; arrivé à cinq pouces, l'instrument ne cheminait plus aussi facilement,
son bec ne me donnait pas la sensation d'un
corps dur, et néanmoins je ne poussai pas plus
loin des recherches qui pouvaient devenir témé-
raires. Dans ce cas, comme plus haut, il y eut
pendant ces manœuvres insensibilité parfaite;
du sang entraîna avec lui des débris de substance cérébrale désorganisée, réduite en bouillie;
et, malgré la contusion énorme du cerveau, il
n'y eut pas de paralysie, parce qu'en effet il n'y
avait pas de compression; et cependant, dans

une foule de circonstances, j'ai trouvé que la paralysie persistait sous l'empire d'une contusion bien moins grave et après l'extraction d'une simple esquille qui, entrée dans le cerveau, en avait été promptement retirée. Ces effets contradictoires démontrent combien il reste encore à observer dans les lésions de l'encéphale. Remarquons en passant que la fracture du frontal avec une plaie du cerveau ne nous a fourni que peu d'exemples de paralysie immédiate, tandis que la fracture du pariétal, avec lésion bien moins grave de cet organe, nous a permis d'observer une paralysie du bras, et quelquefois même une hémiplégie complète. Toutefois je dois dire qu'un soldat qui a reçu à Alger un coup d'épée au milieu de la paupière inférieure de l'œil droit, a conservé pendant deux ans une hémiplégie du côté gauche. Serait-ce que, dans ce dernier cas, la blessure avait atteint la base du cerveau, tandis que dans les autres sa superficie avait été seule déchirée?

Une portion du cerveau, soulevée par la force expansive de cet organe et par les battements du cercle artériel qui entoure sa base, faisait saillie au-dehors et fut respectée. On pansa ce blessé comme celui qui précède, et un traitement analogue fut suivi; seulement on donna à cet indigène du pain qu'il demandait avec tant d'instance qu'il fut impossible de lui en refuser, et il en mangea même une grande quantité pendant les quatre premiers jours. A cette époque, l'encéphalite vint mettre en relief les effets de la contusion du cerveau, l'inflammation des méninges fut suivie de délire, d'agitation, etc., et nous redoutions l'issue d'une si grave lésion, quand, au bout d'une douzaine de jours, les symptômes s'amendèrent, la hernie cérébrale tomba en détritus, tout ce qui était désorganisé fut chassé par un travail éliminatoire, et l'on put voir sur le cerveau le développement d'une masse de bourgeons charnus qui devinrent la base d'une cicatrice solide. Ce Turc était en voie de guérison quand il fut rendu aux siens lors de la prise d'Alger.

J'ignorais ce qu'il était devenu, quand, six mois plus tard, s'étant réuni à la troupe du bey de Titterie pour nous défendre le passage du col de l'Atlas, il fut fait prisonnier par le maréchal Clausel, ainsi que le bey et les siens. Nous avons constaté qu'il ne lui reste de sa blessure aucune infirmité ni physique ni mentale.

Qu'est devenu le projectile? je l'ignore. Il est probable qu'il sera arrivé ici ce que beaucoup de chirurgiens ont été à même d'observer : le plomb se sera entouré d'un kyste membraneux isolateur qui le fixe solidement, et le cerveau déprimé se sera définitivement habitué à sa présence. Je suppose qu'il aura contourné la voûte du crâne et qu'il se trouve situé entre ce dernier et les enveloppes de l'encéphale.

PLAIES DE LA FACE.

GÉNÉRALITÉS.

Peu de lésions, au premier examen, paraissent plus graves que celles qui occupent la face, principalement quand elles sont déterminées par des coups de feu qui la sillonnent en tout sens et profondément. Néanmoins, il est rare qu'elles soient accompagnées de dangers : presque toujours les cas les plus alarmants en apparence, guérissent en peu de temps et sans accidents, surtout si le chirurgien, attentif à l'influence que cette lésion pourrait avoir sur l'encéphale, sait par une médication raisonnée s'opposer à la propagation de l'inflammation vers ce viscère et aux effets de la commotion, qui parfois se transmet au crâne et au cerveau. Le grand développement du système sanguin dans les régions de la tête explique suffisamment la rapidité de la guérison des plaies dont elles sont le siége. Dans les lésions de cette nature, Desault recommande de rafraîchir les bords de la plaie pour en opérer la réunion par première intension, à l'aide de quelques points de suture, sous peine de voir la cicatrice s'opérer fendillée, inégale au lieu d'être linéaire, invisible. Ce précepte n'est pas de toute rigueur, j'ai vu une foule de militaires qui, ayant eu la face sillonnée par des balles, avaient laissé la plaie se guérir sans y toucher, et qui n'avaient pas trop lieu de se plaindre. Quoi qu'il en soit, si l'on attache une grande importance à cette réunion immédiate, pour éviter l'irrégularité des traits du visage, il est bon de se rappeler qu'elle ne saurait avoir lieu si préalablement on n'avait eu soin d'enlever avec l'instrument tranchant les escarres déterminées par le coup de feu, car la gangrène ne saurait s'unir à la gangrène.

On a vu, dans le chapitre que j'ai consacré aux généralités sur les plaies provenant de coups de feu, que j'ai posé sur l'opportunité de l'extraction immédiate de toutes les esquilles mobiles des préceptes variables suivant les diverses régions du corps.

Nous allons de suite exposer le chapitre spécial aux fractures des os de la face en général, pour n'avoir pas à revenir constamment sur ce sujet, lors de l'examen successif de chaque région prise isolément.

CONSIDÉRATIONS GÉNÉRALES SUR LES BRISURES DES OS DE LA FACE A LA SUITE DE COUPS DE FEU.

La disposition des os qui entrent dans la composition de la face étant superficielle et permettant d'agir sur eux facilement si une esquille secondaire entretenait des accidents ; l'importance de conserver, autant que possible, l'harmonie des traits de cette région ; la richesse du système capillaire sanguin dans les tissus qui la composent donnant à ces parties une vitalité plus grande que partout ailleurs, m'a permis d'établir des préceptes différents pour les fractures des os de la face que pour celles du squelette en général. J'en excepte toutefois la mâchoire inférieure, qui rentre dans la règle commune, et dont les brisures comminutives nécessitent presque toujours des résections primitives, sous peine d'accidents sans fin. Ainsi, par opposition au précepte que j'ai donné, d'extraire de suite toutes les esquilles mobiles des os longs, qu'elles soient ou non adhérentes, je conseille, pour la face, de ne retirer que les pièces d'os complétement détachées. Les faits suivants, qu'au besoin je pourrais appuyer d'une foule d'autres, viennent confirmer mon opinion.

Ire OBSERVATION.

Coups de feu sur la région de l'orbite. — Destruction du globe de l'œil compliquée de fractures. — Extraction de l'os malaire presqu'en entier. — Conservation des esquilles mobiles et adhérentes. — Guérison, après deux mois, sans issue d'esquilles secondaires.

Le 1er avril 1836, M. le capitaine M..., du 2e léger, trente-huit ans, constitution sèche, tempérament nerveux, reçut une balle dont l'entrée correspondait à la partie inférieure et externe de la base de l'orbite, tandis qu'une plaie à bords renversés, située derrière le pavillon de l'oreille, en indiquait la sortie.

Le choc du projectile contre le bord orbitaire a détaché l'os de la pommette, qui a été enlevé, à l'exception d'une partie de sa face supérieure et de ses angles supérieur et inférieur, que j'ai conservés malgré leur grande mobilité. Toutes les parties molles étaient déchirées jusqu'à l'oreille, et laissaient voir une plaie horriblement contuse, dont le fond correspondait à la fosse temporale.

En promenant légèrement la pulpe du doigt dans le sillon de cette blessure, je retirai avec de gros caillots de sang de petites esquilles détachées. Je remis en place celles qui étaient encore adhérentes, et je conservai soigneusement les enveloppes du globe de l'œil, dont la déchirure avait donné issue aux humeurs, afin d'obtenir un petit moignon mû par les muscles de l'orbite, et devant servir plus tard de soutien à un œil d'émail. Après avoir rafraîchi les lèvres de la plaie, je les réunis par quelques points de suture. Le premier fil demanda plus de soin que les autres, parce que, placé à la commissure externe de l'œil, il importait de ne le porter ni trop en dehors, ni trop en dedans, pour conserver à la paupière ses dimen-

sions naturelles. Je laissai dans le point déclive,
vers l'oreille, un hiatus pour l'écoulement du
pus; les sutures furent recouvertes d'un linge fenestré, de charpie, de compresses et d'une bande
qu'on arrosa pendant plusieurs jours.

Blessé au col de l'Atlas, la température étant
au-dessous de zéro, cet officier fut pris de frissons
et d'horripilations qui persistèrent long-temps et
le firent cruellement souffrir. Cet état spasmodique dépendant à la fois de l'hémorragie (20 onces environ), de la commotion et du froid, se dissipa au bout de quelques heures.

La guérison fut complète après deux mois;
point d'accidents cérébraux, quelques bourdonnements d'oreilles fort douloureux, mais dont les
saignées locales triomphèrent. La suppuration
fut peu abondante; les lèvres de la plaie, parfaitement réunies, laissèrent une cicatrice linéaire,
et il ne se fit aucune exfoliation.

A part la perte de son œil, cet officier est à
peine défiguré, ce que j'attribue en grande partie
aux soins apportés dans le pansement, et surtout
au bénéfice des sutures. En effet, j'ai observé
plusieurs militaires atteints de lésions analogues,
et chez lesquels le défaut de sutures a donné lieu
à des cicatrices vicieuses qui ont déformé les paupières et imprimé à la face des grimaces repous-
santes, auxquelles je n'ai remédié qu'imparfaite-

ment, en coupant certaines brides pour faire rentrer les parties dans l'état naturel.

Mais ce qu'il nous importe le plus de noter, c'est que dans ces cas comme dans l'autre, les pièces d'os mobiles se sont soudées d'une manière définitive.

IIe OBSERVATION.

Fracture des os maxillaires supérieurs et palatins. — Conservation des esquilles adhérentes. — Guérison avec perforation de la voûte du palais.

Après avoir chargé avec intrépidité contre les Arabes pendant toute la journée du 31 mars 1836 (expédition de Médéah), M. le capitaine des spahis G... reçut à l'approche de la nuit une balle qui était entrée au-dessous de l'os malaire du côté gauche, et n'était pas ressortie.

Apporté sur-le-champ à l'ambulance, voici quel était son état : Le côté gauche de la face est déjà très tuméfié, et on remarque au-dessous de l'os de la pommette une ouverture déprimée à bords frangés et noirâtres, déterminée par le passage de la balle. Une bave sanguinolente s'échappe abondamment par la bouche, et de gros caillots de sang coagulés dans la barbe qui tombe jusque sur la poitrine, joints à une pâleur mortelle et à l'altération des traits, rendent cet officier méconnaissable. La parole est remplacée par des sons confus et inarticulés à tel point qu'il est fort difficile de comprendre sa pensée. Je retirai cinq grosses dents brisées et des débris d'alvéoles qui étaient tombés dans la cavité buccale. L'os maxillaire supérieur du côté droit était brisé avec destruction des trois dernières grosses dents molaires du même côté. Le plomb était resté aplati et fixé dans les anfractuosités du sinus maxillaire droit. Je retirai quelques petites esquilles complètement détachées appartenant aux os maxillaires supérieurs et aux os palatins ; je remis soigneusement en place toutes celles qui étaient encore tant soit peu fixes, et je recommandai à M. G... de soutenir avec sa langue la voûté palatine complètement brisée et dont je me proposais de conserver ainsi une partie.

Quant à la balle, elle était adhérente, et dans la crainte d'ébranler ou de détacher quelques pièces d'os, j'abandonnai au travail éliminatoire le soin de la chasser : en effet, quatre jours plus tard, elle tomba dans la bouche et fut retirée par le malade lui-même. Une tuméfaction considérable survint ; trois saignées du bras conjurèrent l'encéphalite ; une détente amena une suppuration abondante qui donna issue à quelques parcelles d'os. Les déchirures de la voûte palatine, soutenues par la langue, se soudèrent par leurs bords libres, et au bout de deux mois de soins, cet officier guérit parfaitement, mais avec une perforation de la voûte du palais, pouvant admettre l'index, donnant lieu à l'altération de la parole et passage aux aliments; infirmités auxquelles remédiera assez bien la présence d'un obturateur.

IIIe OBSERVATION.

Fracture des apophyses mastoïde et ptérigoïde droites par une balle. — Conservation des esquilles adhérentes. — Hémorragie primitive très abondante. — Guérison.

Le 12 juin 1836, dans une sortie, dirigée du camp de la Tafna contre Abd-el-Kader, le nommé G..., du 17e léger, fut atteint d'une balle qui, dirigée obliquement d'arrière en avant, lui brisa l'apophyse mastoïde du côté droit et vint tomber dans la bouche après s'être fait jour à travers le voile du palais en fracturant l'apophyse ptérygoïde et la partie horizontale de l'os palatin. La commotion fut des plus violentes; le blessé tomba sur le coup sans connaissance; une hémorragie, qui serait devenue mortelle sans une compression sur l'artère carotide, fournit du sang artériel en abondance. Les esquilles entièrement libres furent retirées par l'entrée et la sortie du projectile, et celles qui étaient adhérentes furent remises en place. Parmi ces dernières était l'apophyse mastoïde elle-même, et, dans la crainte que les muscles puissants qui s'insèrent à ce mamelon ne nuisissent à sa réunion au temporal en exerçant sur lui des efforts continus, je fis incliner la tête du malade de côté, et, à l'aide d'un bandage convenable, je maintins les os fracturés en rapport; la consolidation eut lieu en cinquante jours et sans difformité.

La compression continua à être exercée au-dessous de l'oreille pendant plusieurs jours sur l'artère dont les branches les plus considérables ont dû être lésées si elle-même ne l'a pas été. Cette hémorragie a dû imprimer une marche heureuse à la blessure; parce que l'état de syncope dans lequel ce militaire s'est trouvé plusieurs jours de suite a empêché le retour du sang par la lésion de l'artère et le développement de l'encéphalite que la réaction survenue à la suite de la commotion n'aurait pas manqué de faire naître. Des accidents cérébraux consécutifs, mais légers, furent combattus par une saignée générale. Des saignées locales firent cesser des bourdonnements d'oreille insupportables. Il restait un peu de surdité, que l'application d'un moxa derrière l'oreille dissipa presque entièrement.

BLESSURES DE L'ORBITE PAR ARMES A FEU.

Ce genre de blessures comprend les lésions

des parties accessoires du globe de l'œil, et celles
de cet organe lui-même.

BLESSURES DES PARTIES ACCESSOIRES.

Les parties accessoires se composent de parties
molles ou de parties osseuses ; nous avons déjà
parlé des esquilles provenant des brisures de la
face, nous n'en dirons rien de plus. Quant aux
parties molles, on conçoit que leur lésion soit
susceptible de beaucoup varier, depuis la simple
contusion des paupières, suivie de tuméfaction
et d'infiltration sanguine dans les mailles éminemment élastiques de leur tissu cellulaire,
jusqu'à leur déchirure, avec attrition plus ou
moins considérable.

Quand une balle a dilacéré l'un de ces voiles,
il faut avant tout, par des moyens réfrigérants,
par la glace s'il est possible, s'opposer à la tuméfaction qui survient presque spontanément, puis
remédier aux désordres à l'aide d'opérations chirurgicales s'il y a lieu.

Quand on n'a pu prévenir la tuméfaction, il
faut attendre qu'elle soit tombée en partie, et que
les tissus actuellement tendus soient flétris avant
que d'agir sur eux.

Dans deux cas où la paupière inférieure
avait éprouvé de grandes pertes de substance

avec destruction de son bord libre, j'ai restauré de toutes pièces ces voiles mobiles en utilisant ce que le projectile avait laissé et en faisant un emprunt dans la région maxillaire pour remplacer ce qui manquait; je suis parvenu ainsi à faire disparaître de graves difformités et à soustraire le globe de l'œil au contact continuel de l'air, ce globe oculaire ayant été dans l'un des deux cas conservé intact.

Chez un caporal du 2e régiment léger, qui au combat du Sig, expédition de Mascara, avait eu la paupière supérieure complètement déchirée par une balle dont le choc avait détruit les enveloppes de l'œil et qui ensuite était venue se loger en avant du pavillon de l'oreille, où j'en fis l'extraction, la paroi orbitaire externe avait été brisée, et une foule d'esquilles mobiles et adhérentes remises en place se soudèrent. Après que la guérison fut complète, la paupière n'offrait d'autre lésion qu'une fente longitudinale et médiane qui, de son bord libre, s'étendait à six lignes au-dessus. Les lèvres de la plaie furent avivées comme dans l'opération du bec de lièvre par M. Mestre du 2e léger, jeune chirurgien militaire très habile et d'un zèle peu ordinaire, et une réunion immédiate s'opéra très rapidement à l'aide d'un point de suture. On aurait pu peut-être, selon le conseil de Dupuytren, se dispenser de la suture en fixant entre eux les cils des deux lèvres de la solution de continuité.

Les contusions et les plaies contuses des sourcils n'ont par elles-mêmes rien de particulier, si ce n'est qu'elles peuvent être accompagnées de troubles dans la vision et même d'une cécité complète. Ces accidents sont attribués à la lésion des rameaux du nerf frontal, nous en rapporterons plus loin un exemple remarquable. Le choc peut retentir jusque dans les lobes antérieurs du cerveau, comme le démontrent les traces d'inflammation qu'on a rencontrées dans cet organe ou dans ses enveloppes, chez les individus qui ont succombé à la suite de lésions traumatiques reçues dans cette région.

BLESSURES DU GLOBE DE L'OEIL.

Les coups de feu peuvent atteindre le globe de l'œil, et déterminer des plaies contuses ou de simples contusions.

Celles-ci sont toujours suivies d'une conjonctivite plus ou moins intense, au développement de laquelle il faut s'opposer avec énergie dès le début pour prévenir l'ophthalmie interne. Il faut surtout avoir bien soin d'enlever de bonne heure, à l'aide de ciseaux bien affilés, tout le bourrelet de membrane muqueuse que présente la complication appelée xémosis. Ce moyen est

des plus efficaces pour soustraire la cornée transparente aux progrès rapides de l'inflammation,
et amener un dégorgement local des plus salutaires. Toujours cette opération m'a fourni de
bons résultats, et j'ai eu plus d'une fois à regret-
ter de n'avoir pu la mettre en pratique dès le
début du mal.

Ces contusions sont souvent accompagnées,
dans la chambre antérieure, d'épanchements sanguins, que plus d'une fois nous avons vus disparaître, et être résorbés sans laisser de troubles
notables dans la vision; mais on n'est pas toujours aussi heureux; une inflammation intense
peut s'emparer des membranes et des humeurs
du globe de l'œil, qui finit par éclater en chassant la partie liquide contenue dans ses enveloppes.

Quand le projectile a déchiré le globe oculaire,
on conçoit que ses fonctions sont à jamais abolies, à moins que la blessure n'ait que très peu
d'étendue : ce qui doit être infiniment rare.

Le traitement de ces plaies rentre dans les indications générales. Nous ne nous y arrêterons
pas davantage, et nous terminerons cet article
par les observations suivantes :

Ire OBSERVATION.

Lésion de l'arcade orbitaire. — Emphysème de la paupière. — Guérison
avec perte de la vue et de la mémoire.

En sortant de Médéah le 2 juillet 1831, M. D..., capitaine au 30 régiment, reçut un coup de feu vers l'union du tiers interne avec les deux tiers externes de l'arcade sourcilière, du côté droit. Le projectile, après avoir fracturé avec esquilles la lame externe du sinus frontal, demeura engagé dans la lame interne de manière à comprimer le lobe antérieur du cerveau ; je l'enlevai, mais non sans quelques difficultés. La plaie ayant été pansée, je fis transporter sur un brancard cet officier, dont l'état comateux n'était pas encore dissipé. Il fut saigné le soir même, et je ne le revis qu'à Alger, trois jours plus tard. La fièvre traumatique s'étant développée ; j'employai les antiphlogistiques convenables pour la combattre, pour modérer les douleurs de tête et la tuméfaction des parties lésées. Il s'établit une fistule aérienne avec emphysème de la paupière, déterminée par la communication des sinus frontaux avec les cellules ethmoïdales antérieures. Ce phénomène est rendu bien plus sensible quand le malade éternue ou se mouche. Je lui recommandai d'éviter les efforts de ce genre ; puis, par l'emploi du nitrate d'argent et d'une compression méthodique, la fistule disparut ainsi que l'emphysème qu'elle déterminait. Quant au globe de l'œil, il ne paraît nullement altéré dans sa structure, mais ses fonctions sont complétement abolies, ce que j'explique par la lésion du nerf frontal de la cinquième paire, par les communications de cette branche avec le rameau nasal du même nerf, et les liens qui unissent ce dernier aux nerfs ciliaires du ganglion ophthalmique. La mémoire est altérée au point que cet officier perd le souvenir de tous ses actes. Les objets qui, la veille, l'ont le plus frappé, vingt-quatre heures suffisent pour les chasser à jamais de son esprit. Il a parfaitement souvenance de tout ce qui est antérieur à son accident, la propriété d'expression lui échappe malgré ses efforts, aussi emploie-t-il fréquemment le mot *chose*, ce qui vient à l'appui de l'opinion de Gall et des phrénologistes, qui placent le siége de la mémoire dans la portion des lobes antérieurs du cerveau correspondant au globe de l'œil.

Si on éprouvait de grandes difficultés pour extraire une balle qui aurait pénétré dans les sinus frontaux, il faudrait l'y abandonner. En 1814, à Waterloo, le général T... reçut une balle au milieu de l'orbite du côté gauche, qui déchira le globe de l'œil et vint se fixer en tra-

versant la paroi orbitaire supéro-interne, au milieu des sinus frontaux. Elle y séjourna pendant
douze années sans que nul accident ne vînt ré-
véler sa présence, après lesquelles il fut réveillé
une belle nuit par la présence d'un corps étranger qui lui était tombé dans le pharynx; c'était
la balle, qu'il n'eut que la peine de cracher pour
en être débarrassé. Les fastes de la science sont
remplis de faits analogues.

IIᵉ OBSERVATION.

**Fonte purulente du cristallin, déterminée par la présence d'une petite
pierre chassée par l'explosion du fort l'Empereur. — Opération de la
cataracte par extraction. — Guérison.**

Un canonnier turc appelé Mustapha, âgé de
60 ans, homme remarquable par sa vigueur et la
force de sa constitution, fut atteint, lors de
l'explosion du fort l'Empereur, à Alger, par
une petite pierre arrondie et du volume d'une
grosse tête d'épingle, qui, dirigée obliquement de
bas en haut, de manière à déchirer inférieu-
rement la cornée transparente de l'œil droit,
était ensuite venue se fixer au centre du cristallin.
Ce militaire souffrait depuis trois jours quand
je fus appelé pour le soigner. Ophthalmie des
plus intenses, globe de l'œil volumineux, tendu,
commencement d'exophthalmie, et fonte purulente du cristallin, au centre duquel on distin-

guait aisément une petite pierre; cicatrice complète de la plaie de la cornée qui lui a donné
passage. Je pratiquai l'opération de la cataracte
par extraction, et à peine la cornée eut-elle été
divisée, que le cristallin, comprimé par les humeurs de l'œil dilatées, ou accrues par le fait de
l'inflammation, fut chassé avec force au-dehors
ainsi que la pierre, et l'humeur aqueuse. Je fis
saigner le malade à plusieurs reprises; je fermai
ses paupières à l'aide d'une bandelette de taffetas
d'Angleterre, pour soustraire complétement le
globe de l'œil à l'action de la lumière, et six semaines plus tard l'organe avait recouvré ses fonctions,
mais incomplétement, parce que l'indocilité du
malade m'empêcha d'arrêter les progrès de l'o-
pacité de la cornée provenant de la cicatrice de
cette membrane. Je conserve avec soin la pierre
dont j'ai fait l'extraction. On a souvent rencontré
dans le globe de l'œil des grains de plomb qui
y étaient entrés par suite d'accidents à la chasse,
mais aucune de ces lésions n'était, que je sache, accompagnée des phénomènes curieux que
je viens de mentionner. Ce fait est peut-être
unique dans les fastes de la chirurgie. Si des corps
étrangers d'un assez gros volume occupaient
le globe de l'œil, il faudrait à tout prix les retirer,
le plus tôt possible, quand même il serait nécessaire d'inciser cet organe et de le vider afin de

modérer l'intensité de l'ophthalmie, et de s'opposer à ce qu'elle se portât sur l'œil du côté opposé.

IIIᵉ OBSERVATION.

Contusion du globe de l'œil sans lésion bien apparente de cet organe ,
déterminée par une balle qui s'est logée dans l'orbite, sous la paupière
inférieure.

A la descente du mont Occoza, Z..., soldat
au 28ᵉ régiment, se sentant frappé vers l'angle
externe de l'œil droit, se rend à l'ambulance. Les
paupières ne sont aucunement ecchymosées.
La conjonctive, vers l'angle externe du globe oculaire, est rouge, un peu injectée, sans déchirure;
la paupière inférieure offre une légère tuméfaction. Le défaut de temps et l'arrivée continuelle
de nouveaux blessés ne me permettant pas de
pousser bien loin l'examen de cette lésion, que
ce militaire attribuait au choc d'une petite pierre
ou d'une branche d'arbre, je fis un pansement
simple avec application de compresses trempées
dans de l'eau froide, et je ne le revis plus que
dans les hôpitaux d'Alger, quatre jours plus tard.

On reconnut derrière la paupière inférieure
un corps arrondi fuyant sous la plus légère pression; c'était la balle dont il fallait se hâter de
faire l'extraction, afin d'arrêter les progrès de
l'ophthalmie aiguë toujours croissante. On fit à

tort une incision transversale dans l'épaisseur de la paupière; l'impossibilité de fixer le corps étranger rendit vaines les tentatives d'extraction par cette voie; le lendemain on fut plus heureux. Il suffit de refouler le globe de l'œil en arrière, et de tirer en même temps la paupière inférieure en avant, pour engager derrière le projectile une petite curette qui servit à l'expulser. Dès ce moment il ne resta plus à traiter qu'une ophthalmie qui bientôt prit une marche rétrograde. Ce fait, à cause de sa rareté et du mode d'extraction du corps étranger, m'a paru digne d'être mentionné. Il existe actuellement encore dans les hôpitaux d'Alger un militaire qui a été blessé dernièrement, à la Tafna, d'une balle qui est entrée dans l'orbite à travers la paupière inférieure, et après avoir écorné légèrement le bord orbitaire. En déprimant avec force l'angle externe des paupières, on reconnaît aisément la présence du projectile qui comprime le globe oculaire par sa face inférieure et un peu externe, à tel point que la pupille déformée a la forme d'un ovale dont le grand diamètre est perpendiculaire, et à travers cette ouverture, on voit une partie de la face interne de la rétine qui est refoulée ainsi que les autres enveloppes de l'œil, dont les humeurs ne sont encore nullement altérées. La vue s'éteint de plus en plus chaque jour; la conjonctivite n'est pas très intense, la plaie d'entrée est fermée et laisse des traces blanches à peine visibles. Je ne conçois pas pourquoi on s'obstine à ne pas procéder immédiatement à l'extraction de cette balle.

IV⁰ OBSERVATION (1).

Ablation d'une tumeur de nature fibrineuse, contenant plusieurs petits kystes séreux du poids de quinze onces et développée dans l'épaisseur de la paupière supérieure du côté droit.

Un Maure habitant la ville de Blidah, âgé de vingt-quatre ans, attiré à Alger par les opérations chirurgicales que j'avais faites sur quelques uns de ses coreligionnaires, se présente à moi, porteur depuis plusieurs années d'une énorme tumeur bosselée et située dans la paupière supérieure du côté droit. Il attribue à un coup de bâton reçu sur l'œil la cause de cette production dont le développement dans l'épaisseur de la paupière supérieure est tel aujourd'hui, que les cils refoulés descendent jusques auprès du menton. Cette tumeur, longue de six pouces, dans son diamètre vertical, large de cinq pouces transversalement, dirigée un peu obliquement

(1) Bien que cette observation ne soit pas de la nature de celles qui font le sujet de ce travail, néanmoins j'ai pensé qu'elle pouvait être consignée parmi les lésions pathologiques de la région oculaire, à raison de l'intérêt qu'elle peut offrir.

en dedans, développée entre la conjonctive palpébrale et les tissus qui recouvrent cette membrane, présente un relief très prononcé qui
s'élève au-dessus de la hauteur du nez. Elle dépasse les cils de huit lignes environ, masquée
dans ce point uniquement par la conjonctive
très rouge et couverte de larmes qui tombent
avec abondance, surtout quand on la laisse exposée à l'action irritante du contact de l'air. En
haut, ce tissu pathologique remonte bien avant
dans l'orbite; modelé sur la concavité de sa paroi supérieure, il adhère même au globe de l'œil
qu'il a fortement refoulé et atrophié en partie,
en même temps qu'il a déterminé l'opacité presque totale de la cornée transparente. Aussi,
quand, après avoir soulevé la tumeur qui le comprime, on expose l'œil à l'action de la lumière, le
malade indique que la vue n'est point éteinte,
mais bien très altérée. Cette lésion tenant à une
cause toute mécanique, je conçus l'espoir de la
faire disparaître par l'ablation de la masse qui
par son poids l'avait fait naître, et la compliquait
de plus en plus.

Ajoutons que cette production pathologique
reflétait son influence fâcheuse sur toute l'économie, et que, par suite du trouble qu'elle y avait
déterminé, les digestions sont pénibles, la nutrition est en souffrance et la maigreur prononcée.

J'appelai mes collègues en consultation; je leur exposai que cette tumeur d'apparence charnue, étant située au-dessus de la conjonctive, devait être disséquée de bas en haut, en la faisant basculer dans ce sens, et qu'une fois enlevée, il serait convenable d'opérer dans le tissu cutané une perte de substance égale à celle que la conjonctive allait subir pour l'extirpation de la tumeur, afin d'obtenir dans les cicatrices du tissu cutané et de sa membrane muqueuse un équilibre qui s'opposât au renversement de la paupière, soit en dedans, soit en dehors. En opérant de la sorte, je ménageais les fibres du muscle orbiculaire, les attaches du muscle élévateur de la paupière supérieure, et le fibro-cartilage de ce voile. Mon opinion prévalut, et je procédai à l'opération, qui devint surtout fort laborieuse par l'indocilité du patient. Les bosselures de cette tumeur s'étant logées de distance en distance entre les fibres écartées et amincies du muscle orbiculaire, la dissection en fut pénible, et les difficultés augmentèrent encore quand il fallut isoler du globe de l'œil, que je craignais de léser, ce tissu dégénéré. Je plaçai entre lui et l'œil la pulpe de mon index qui, refoulant ce dernier, me permit de couper sans accident la conjonctive palpébrale dans son point de réflexion sur le globe oculaire. Une syncope survint, j'en profitai pour enlever un énorme lambeau cutané, et façonner une nouvelle paupière, en ayant soin toutefois de conserver les cils, qui, comme je l'ai dit, tombaient jusqu'au-dessous de la bouche, et que je maintins relevés à la hauteur ordinaire par quelques points de suture. Le malade fut pansé simplement et reconduit dans son lit. Vingt-quatre heures plus tard, j'enlevai les points de suture, la cicatrice était solide. Huit jours après cette opération, ce Maure, presque totalement guéri, me supplia de lui permettre d'aller voir sa femme et ses enfants, assurant que sous peu il serait de retour, et en effet, trois jours plus tard je le vis revenir chargé de présents grossiers qu'il me força d'accepter. Il voulait, dans sa reconnaissance, m'emmener à Blidah, parce que cette cure paraissant miraculeuse à ses coreligionnaires, il aurait désiré me conduire au milieu d'eux; mais ses prières furent vaines, il ne put me séduire.

Deux mois plus tard, le globe de l'œil était moins comprimé, la cornée avait recouvré une grande partie de sa transparence, et l'œil ses fonctions. Les mouvements d'élévation et d'abaissement de la paupière ont lieu, les dimensions de ce voile mobile sont les mêmes que celles du côté opposé; seulement vers l'angle interne de l'œil, l'excès de largeur du tissu cutané a fait froncer ce dernier sur lui-même, où il a pris la forme d'un pois qu'il serait facile d'enlever par un coup de ciseau.

La tumeur adhère fortement à une enveloppe fibreuse épaisse de plusieurs lignes, pèse quinze onces, et ressemble à une masse de fibrine décolorée absolument analogue à celle qu'on obtient par une saignée.

Au milieu de ce tissu pathologique siégeaient plusieurs petits kystes séreux.

PLAIES DU NEZ.

GÉNÉRALITÉS.

Nous avons déjà cité un cas de lésion du nez, à l'occasion des plaies de tête non compliquées de fractures; nous nous contenterons d'en rapporter encore quelques autres.

Les plaies du nez, et surtout les pertes de substance que ce dernier peut avoir subies, nuisent singulièrement à l'harmonie du visage et on doit s'efforcer de prévenir cette difformité par tous les moyens de restauration que l'art met en notre pouvoir. Une foule de faits démontrent que, quelle que soit l'exiguïté de la languette des téguments qui retient encore le nez presque complétement divisé, il faut la respecter religieusement, réunir les parties sur-le-champ, et les fixer par des points de suture. Des hommes dont la bonne foi ne saurait être douteuse ont cité des exemples de réussite alors même que la réunion n'avait eu lieu qu'après séparation complète du nez.

Sans trop fonder d'espérances sur cette véritable greffe animale, il faut néanmoins chercher à l'obtenir.

Si elle échoue, le blessé aura recours à un nez postiche, ou bien à la rhinoplastie, en substituant une partie vivante à celle qui manque.

Ire OBSERVATION.

Perte de substance du lobe du nez. — Narines à découvert. —
Rhinoplastie. — Guérison.

D..., soldat au 20e régiment, reçoit une balle qui lui enlève la base du nez presqu'en totalité; il existe une grande perte de substance; les narines à nu offrent un tableau hideux, à peine reste-t-il quelques traces de la cloison. Les os propres ébranlés, mais non fracturés, sont en partie dénudés des téguments, qui sont décollés et fendillés avec une forte attrition. Je commençai par rafraîchir les bords de cette plaie pour en enlever les escarres, afin de pouvoir la réunir par première intention. Je détachai largement des lambeaux de peau sur les côtés des fosses canines, et à l'aide de cet emprunt il me fut possible, par quelques points de suture, d'affronter les lèvres des téguments pour recouvrir les narines à leur base. Deux cylindres de plomb convenablement disposés et qu'on retira plus tard, en les réduisant à un petit volume par la compression à l'aide de pinces, servirent à donner au nez la forme désirée. Je prévins en partie l'épatement de sa base par l'emploi d'une pince en bois appelée *drogue* en termes de caserne; il survint quelques accidents légers, mais six semaines plus tard la guérison était parfaite, sans que la difformité fût par trop apparente.

II ET III° OBSERVATIONS.

Perforation du plancher des fosses nasales et de la langue par une balle. — Guérison.

Un caporal du 20ᵉ régiment, embusqué au fond d'un ravin, reçut une balle qui lui divisa en deux portions le lobe du nez, brisa le vomer, traversa le plancher des fosses nasales, et perfora la langue ainsi que les parties molles situées sur le raphé médian, entre l'os hyoïde et la mâchoire inférieure.

Un autre militaire offrit une blessure semblable; mais ici la balle, arrêtée sur la langue, l'effleura à peine, au lieu de transpercer son tissu. Chez l'un comme chez l'autre, les esquilles furent extraites ou remises en place, le lobe du nez fut rafraîchi à l'aide de ciseaux affilés, réuni ensuite par deux points de suture, et on fit un pansement simple qui fut arrosé d'eau froide pendant plusieurs jours sans discontinuer. Le premier éprouva une glossite intense qui obligea de scarifier profondément la langue pour la dégorger. Sa guérison fut complète en vingt jours; il lui reste toutefois une communication anormale entre la bouche et la fosse nasale, laquelle nécessitera l'application d'un obturateur. L'autre guérit aussi en peu de temps avec une perforation de la voûte du palais.

IV° OBSERVATION.

Perforation de la narine droite par une balle restée libre dans les fosses nasales correspondantes.

Au col de l'Atlas, et pendant qu'il m'aidait dans mes fonctions, B..., soldat d'ambulance, reçut sur la partie latérale droite du nez, immédiatement au-dessous de l'os nasal, une balle cylindrique, dite en lingot, qui perfora l'aile externe du nez et entra dans la fosse nasale correspondante, sans avoir intéressé la cloison d'une manière notable.

J'en fis d'autant plus aisément l'extraction, que, par le fait de son propre poids, elle ressortait aux trois quarts par l'ouverture de la narine. Cette plaie simple guérit d'elle-même et en peu de temps; sa cicatrice est à peine visible.

BLESSURES DE L'OREILLE PAR ARMES A FEU.

Quand une balle atteint le pavillon de l'oreille, il en résulte une déchirure plus ou moins considérable, et quelquefois même avec perte de substance complète. Telle était la blessure du commandant Yussouf-bey; après lui avoir labouré la joue droite, une balle ressortit derrière l'angle de la mâchoire et lui emporta complètement le lobule de l'oreille. « Quel malheur! s'écria le bey dans son exaltation orientale, c'était de toute ma personne ce que ma maîtresse aimait le mieux à embrasser! » Il fut d'ailleurs bientôt consolé.

Les déchirures du pavillon de l'oreille par coups de feu ne sont pas très rares aux armées; il est de précepte d'en conserver avec soin tous les lambeaux pour tâcher d'en recomposer un autre de toutes pièces dont les dimensions pourront bien être rétrécies, mais qui n'en demeurera pas moins fort utile pour la fonction de l'ouïe et pour rétablir l'harmonie du visage.

Faut-il attendre la chute des escarres et le moment de la suppuration pour commencer cette restauration? Je n'en vois pas la nécessité, et j'y procède toujours sur-le-champ. J'ai soin d'emporter avec de bons ciseaux les tissus privés de vie, et je maintiens les lèvres de plaie fixées par des points de suture.

A une époque plus éloignée, il y a du gonflement, de l'inflammation, et cette opération devient plus difficile et beaucoup plus douloureuse.

Plus d'une fois j'ai observé des coups de feu qui avaient atteint l'oreille moyenne; il survient alors une grande tuméfaction, le conduit auditif offre une occlusion parfaite par le rapprochement des parties qui en constituent le contour ; quand le dégorgement s'opère, la suppuration s'écoule au-dehors, et comme, le plus souvent, elle provient de l'inflammation du tissu cellulaire qui entoure le conduit osséo-cartilagineux de l'oreille, elle filtre à travers les incisures de Santorini pour trouver une voie au-dehors ; et il en résulte souvent un écoulement sans fin par le conduit auditif. On remédie à cette fistule en lui ouvrant une issue directe, et en plongeant le bistouri jusqu'au foyer purulent à travers quelques points toujours plus ou moins apparents au contour de l'oreille externe.

Si une balle pénétrait jusque dans le rocher, il faudrait s'efforcer de l'extraire. Cette complication rentrant dans les plaies du crâne, nous n'en parlerons plus.

PLAIES DES JOUES ET DES LÈVRES PAR ARMES A FEU.

Les plaies des joues déterminées par des balles, quand elles ne sont pas compliquées de fractures, constituent des lésions ordinairement fort simples : il survient une tuméfaction assez considérable qui finit par tomber graduellement; la suppuration détache les escarres du pourtour des ouvertures faites par le plomb, et celles-ci se ferment bientôt par le développement rapide de bourgeons charnus; plus tard, ces bourgeons s'affaissent et ne laissent plus voir qu'un tissu inodulaire, cicatrice peu étendue, dont la blancheur contraste avec celle de la peau du visage.

Les déchirures des lèvres, qu'on remarque spécialement quand les parois de la bouche ont éc até par la déflagration de la poudre, l'arme ayant été introduite dans cette cavité lors des suicides, n'exigent d'autres moyens que ceux employés pour faire disparaître le bec de lièvre.

S'il y avait perte de substance étendue, ainsi que je l'ai observé plus d'une fois, il faudrait faire des emprunts sur les téguments voisins. Dans un cas où la peau qui recouvre le menton et la lèvre inférieure avait complétement disparu, j'ai disséqué le tissu cutané voisin en coupant sur le bord de la mâchoire inférieure les brides de membranes muqueuses qui retenaient les parties molles, et en détachant la peau jusqu'au milieu du col, pour la ramener en haut, et en fixer les lambeaux par des points de suture entortillée.Cette restauration nous a fourni une lèvre inférieure qui, rapprochée de la lèvre supérieure, fermait parfaitement la bouche de manière à masquer toute l'arcade dentaire inférieure.

Nous trouverons dans les faits qui suivent des exemples de complication de coups de feu de cette région.

Ire OBSERVATION.

Lésion simultanée du sinus maxillaire et de la glande parotide.
— Guérison.

C...., soldat au 28e régiment, est atteint au-dessous de l'apophyse zygomatique, du côté gauche, par une balle qui ressort du côté opposé au devant du pavillon de l'oreille. Le projectile a traversé le sinus maxillaire, la charpente osseuse de la face dans son diamètre transversal et la glande parotide. L'issue de l'air, accompagné de mucosités sanguinolentes à travers la plaie, ne laissait aucun doute sur la lésion du sinus maxillaire, tandis que la glande parotide, fortement contuse, était recouverte d'escarres. Je fis avec soin l'extraction de quelques esquilles mobiles, et je remis les autres en place. Les plaies furent nettoyées, lavées et pansées avec un linge fenestré enduit de cérat, un peu de charpie, et d'amples compresses trempées dans de l'eau froide pour modérer l'inflammation traumatique. Une légère compression, ménagée à dessein, sur l'ouverture d'entrée, et la recommandation de ne point faire d'efforts pour se moucher, empêchèrent la fistule aérienne de se reproduire. L'emphysème sous-cutané était peu à redouter à cause des fortes adhérences des téguments avec les parties situées plus profondément, et du peu de perméabilité du tissu cellulaire; mais en fermant ainsi les deux orifices du trajet parcouru par la balle afin d'éviter les fistules aérienne et salivaire, ne devais-je pas craindre de boucher l'issue nécessaire à la suppuration?

L'expérience m'avait démontré que cette crainte ne devait pas m'arrêter, parce que le travail d'absorption est très puissant dans les régions de la face; et d'ailleurs les fosses nasales situées sur le passage de la balle n'offraient-elles pas un débouché facile pour l'écoulement du pus? A l'aide des soins indiqués, d'un régime sévère, et de saignées générales, la guérison fut complète après un mois de traitement. Des cicatrices peu visibles et légèrement déprimées adhéraient aux parties sous-jacentes. La fistule aérienne n'a pas reparu, et la fistule salivaire qu'on redoutait n'a pas eu lieu. Ce militaire est un de ceux qui ont été blessés une seconde fois dans les défilés de l'Atlas. Il reçut une balle dans le bras dont la plaie guérit sans accidents.

IIᵉ OBSERVATION.

Division de la glande parotide par armes blanches. — Fistule salivaire. — Guérison obtenue par la cautérisation suivie de la compression.

D..., voltigeur du 20ᵉ régiment, protégeait notre retraite de l'Atlas, quand, manquant de cartouches pour se défendre, il fut abordé par un kabayl qui, d'un coup de yatagan, lui fit à la joue droite une large blessure dirigée transversalement au-dessous de l'os malaire, et du lobule de l'oreille; je réunis par quelques points de suture les lèvres béantes de cette blessure, dont la longueur n'avait pas moins de six pouces. Un sillon profond montrait la glande parotide divisée jusqu'au point où l'artère carotide interne la traverse. Cette artère avait été protégée heureusement par la branche ascendante de l'os maxillaire inférieur. La plaie fut bientôt cicatrisée par première intention, à l'exception de sa partie centrale qui resta le siége d'une fistule salivaire, dont je triomphai par l'emploi méthodiquement combiné du nitrate d'argent et de la compression.

La direction du coup de yatagan parallèle à celle qu'affectent les gros rameaux nerveux de la septième paire de nerfs les ayant ménagés en grande partie, les phénomènes de la paralysie de la face du côté blessé ont été peu prononcés et de courte durée.

Ce fait et celui qui précède nous fournissent un exemple de lésions de la glande parotide, par causes différentes. Le coup de feu n'a point été suivi de fistule salivaire, le contraire a eu lieu pour la lésion par arme blanche : « C'est que le coup de feu, dit Dupuytren, produit sur son trajet une escarre épaisse de un quart, un tiers, une demi-ligne, qui devient une barrière à l'écoulement de la salive, comme dans les vaisseaux à l'hémorragie.

Cette escarre ne tombe qu'après l'inflammation, et alors des bourgeons charnus ont surgi et fermé l'extrémité des canaux salivaires.

Ici l'art est d'accord avec la nature, car la fistule salivaire se guérit par cautérisation.

IIIᵉ OBSERVATION.

Fait curieux d'une balle morte qui a traversé la joue.

M. S..., officier au 30ᵉ régiment, était allé, cigare à la bouche, sabre au poing, soutenir la retraite de l'armée à la descente de l'Atlas, le

3 juillet 1831. La fumée de tabac accumulée dans sa bouche, la distendait fortement, et tenait les arcades dentaires écartées l'une de l'autre, au moment où une balle morte vint le frapper sur la joue droite, et tomber dans la cavité buccale sans produire d'autre lésion que la perforation des parties molles qu'elle a trouvées sur son passage. Ce militaire chassa de sa bouche le projectile, et la fumée de tabac en même temps ; il conserve une cicatrice au milieu de la joue.

IVe OBSERVATION.

Fracture de la mâchoire supérieure avec perforation du sinus maxillaire par une balle. — Fistule aérienne. — Guérison.

F..., fusilier au 59e régiment, reçut à Bougie, le 11 octobre 1833, une balle, dont l'entrée, située immédiatement en avant du conduit auditif externe du côté droit, avait sa sortie au milieu de la lèvre supérieure.

Ce militaire, pansé simplement, m'offrit, douze jours plus tard, quand je l'examinai pour la première fois, les phénomènes suivants : tuméfaction considérable avec chaleur du côte droit de la face, cicatrice de la plaie de sortie du projectile, fistule aérienne avec issue du pus par la plaie d'entrée, ébranlement de l'arcade dentaire supérieure, impossibilité de broyer les aliments solides.

J'introduisis assez aisément une sonde de femme dans le trajet de la balle, j'arrivai dans le sinus maxillaire, et de là, immédiatement derrière la cicatrice de la lèvre supérieure, où je sentis de petites pièces d'os. La division de cette cicatrice par le bistouri provoqua l'issue d'une grande abondance de pus qui séjournait dans le sinus maxillaire.

Je retirai trois esquilles, et je maintins la plaie ouverte par une mèche de charpie. Le dégorgement s'opéra progressivement; deux mois plus tard la fistule aérienne avait disparu, et une cicatrice solide la remplaçait. Ravaton cite plusieurs exemples de balles abandonnées impunément dans les sinus maxillaires. Si des accidents rendaient leur extraction indispensable, il ne serait guère possible de les retirer par les alvéoles des dents molaires qu'il faudrait sacrifier, et il conviendrait d'arriver au sinus par sa paroi antérieure, entre l'os maxillaire et le trou sous-orbitaire. Pour éviter la multiplicité des incisions, et faciliter l'opération, je n'hésiterais pas à fendre la lèvre supérieure dans sa hauteur, afin de mettre à nu l'os sur lequel on porterait ensuite une petite couronne de trépan et les perforatifs connus. La lèvre serait ensuite réunie par quelques points de suture.

FRACTURE DE LA MACHOIRE INFÉRIEURE PAR COUPS DE FEU.

Nous avons dit ailleurs que les solutions de continuité de la mâchoire inférieure faisaient exception aux préceptes généraux que nous avons établis sur l'opportunité de conserver, dans les régions de la face, le plus possible d'esquilles adhérentes, tandis que nous conseillons le contraire pour les pièces d'os que les balles ont pu détacher des autres parties du squelette.

La mâchoire inférieure rentre dans cette dernière catégorie, par rapport à ses brisures qui sont toujours fort considérables et fort étendues à cause de la prédominance du tissu compacte qui la rend très dure et très cassante.

Quand on n'emploie que des demi moyens, quand on se borne à ne retirer qu'une portion des esquilles les plus saillantes et les plus mobiles, on s'expose à des accidents sans fin, à des abcès sans cesse renaissants, avec des congestions au cerveau plus ou moins dangereuses, abcès entretenus par la présence des esquilles qui agissent comme de véritables corps étrangers contre lesquels la nature finit par s'épuiser en vains efforts pour les éliminer.

Ce n'est pas tout, ce genre de blessure fournit une suppuration abondante, fétide, infecte, qui, avalée avec la salive, se mêle aux sucs gastriques, et altère les matériaux de la nutrition.

L'absorption prend de son côté une partie de ces matières purulentes, et concourt également à l'infection de l'économie. Les accidents marchent d'autant plus vite, que le blessé est forcément astreint à une diète sévère.

Toutes les fois que nous avons eu la hardiesse de porter le bistouri sur le siége du mal pour le mettre à découvert et l'extirper complétement, les succès les plus heureux ont couronné nos efforts. Je ne citerai à l'appui de ce que j'avance que les trois faits qui suivent.

Ire OBSERVATION.

Amputation de toute la branche gauche ascendante de la mâchoire inférieure. — Guérison.

P..., soldat au 13e régiment de ligne, âgé de vingt-quatre ans, de bonne constitution, reçut de très près une balle, qui, entrée au milieu de la joue gauche, était sortie à côté de l'apophyse épineuse de la septième vertèbre cervicale.

La branche ascendante de la mâchoire inférieure était brisée en esquilles nombreuses, dont plusieurs avaient été entraînées dans le long trajet parcouru par le projectile.

Pour remédier aux désordres, simplifier la plaie et prévenir les accidents, je portai mon bistouri à quatre lignes au-dessous de l'articulation temporo-maxillaire, et je fis tomber une incision profonde jusqu'à l'os, dirigée un peu obliquement en avant et en bas, afin de la terminer entre les fibres du muscle masséter, six lignes au-dessous du rebord de la mâchoire.

Cette division, commencée immédiatement au-dessous du nerf de la septième paire, me permit de le conserver intact, et de voir la glande parotide divisée verticalement dans sa partie moyenne.

Toutes les esquilles furent extraites, la mâchoire fut sciée entre les deux dernières grosses dents molaires, pour enlever un angle osseux inégalement fracturé, et dont l'extraction fut achevée par la section partielle du muscle ptérygoïdien interne.

Ayant reconnu que l'apophyse coronoïde était brisée et séparée du condyle de la mâchoire, j'eus soin de porter préalablement la pulpe de l'indicateur dans l'angle supérieur de la plaie, et de refouler en haut et en dehors les parties molles, afin de ménager le nerf de la septième paire, l'artère carotide externe et ses divisions, et je procédai aussitôt à la désarticulation, en coupant successivement les attaches des muscles buccinateur, temporal, ptérygoïdien externe, et les ligaments articulaires. Je m'attachai à respecter le nerf lingual de la cinquième paire. Deux artérioles, probablement la massétérine et l'artère transversale de la face, fournirent une hémorragie que la torsion arrêta.

La plaie fut réunie par quatre points de suture entortillée, afin d'en affronter les lèvres avec exactitude, et de prévenir la fistule à laquelle la division de la glande parotide aurait pu donner lieu.

Je procédai ensuite au pansement, en ayant soin de contenir par des compresses graduées le bout de la mâchoire amputée.

Deux saignées générales furent faites dans les premières quarante-huit heures, et le premier appareil ne fut levé qu'à Alger, huit jours après. La réunion étant parfaite, j'ôtai les aiguilles en conservant les fils.

Plus tard, il se forma un abcès derrière l'oreille; je l'ouvris, en retirai une esquille, et je rétablis le trajet du projectile vers la septième vertèbre cervicale, en y introduisant une mèche à séton, afin de donner un écoulement facile au pus.

La mèche fut supprimée au bout de quinze jours, les plaies se fermèrent, la mâchoire finit par se consolider si bien, qu'un mois après l'opération le malade, d'ailleurs d'un appétit très prononcé,

mangeait des aliments solides. Six semaines s'é-
tant écoulées, ce militaire s'en alla dans ses foyers
complètement guéri.

IIe OBSERVATION.

Amputation par suite d'un coup de feu du corps de la mâchoire inférieure.

F…, soldat au 13e régiment de ligne, âgé de
vingt-trois ans, et de bonne constitution, reçut
dans l'Atlas, le 1er avril 1836, une balle qui, entrée
vers la commissure des lèvres du côté gauche,
avait sa sortie à la partie médiane et latérale
droite du col.

L'examen de la blessure à l'aide du doigt me
fit reconnaître une fracture comminutive avec
perte de substance dans l'étendue de trois pouces
du corps de la mâchoire inférieure dont les bouts
fracturés étaient très anguleux ; le tissu de la
langue, traversé par le plomb, était parsemé
d'esquilles que j'enlevai avec soin.

Afin de rendre la plaie simple, de compliquée
qu'elle était, afin de retirer tous les corps étrangers, et de reséquer les fragments dénudés et aigus
de la fracture, dont l'exfoliation amène des lenteurs interminables, je plaçai la lame de mon bistouri dans l'angle de la commissure gauche des
lèvres, que des aides maintenaient tendues, pour
en faciliter la division ; je fis celle-ci en suivant

une ligne dirigée obliquement en arrière et en
bas à un demi-pouce au-dessous du corps de la
mâchoire, et près de l'attache du muscle masséter.

Saisissant moi-même de la main gauche les
deux lambeaux, je les détachai complétement de
la face antérieure du corps de l'os, et je portai la
scie sur l'un et l'autre fragments, d'abord près de
la symphyse du menton, puis immédiatement en
dehors des attaches du masséter. Je repris le bistouri pour diviser les parties molles qui se fixent
à la face interne de ces portions osseuses, et
leur séparation se trouva dès lors complétement
terminée.

Je tordis l'artère faciale, je réunis les parties
molles par quatre points de suture, et soutins les
bouts de la mâchoire amputée par un bandage
convenable. J'eus soin de bien affronter l'angle
de la commissure pour ne laisser aucune difformité, et de conserver dans le point le plus déclive
de la plaie un hiatus pour l'écoulement du pus
et des humidités.

Deux saignées générales furent faites dans les
premiers jours pour prévenir une trop forte réaction inflammatoire et ses irradiations sur l'encéphale.

Le malade a marché vers une guérison rapide
et sans aucun accident. Au bout de six semaines,

il est sorti de l'hôpital guéri, commençant à broyer des aliments solides. Il est digne de remarque que, dans le cas qui précède, l'amputé de la branche ascendante de la mâchoire, qui d'ailleurs était d'un appétit très grand, commença à manger du pain et de la viande au bout de quatorze jours, tandis que celui-ci, auquel j'avais enlevé une portion de la partie moyenne et antérieure du corps de ce même os, a été forcé de vivre pendant six semaines d'aliments mous, tels que panade, riz au lait, etc.

IIIe OBSERVATION.

Horrible plaie de la face compliquée de fractures des deux os maxillaires. — Résection des extrémités de la fracture de la mâchoire. — Guérison.

D...., caporal au 21e régiment, voulant attenter à ses jours, lâcha la détente d'un fusil chargé à balle dont l'extrémité reposait sur le côté gauche de son menton. Les parties frappées reçurent non seulement le projectile au fort de son impulsion, mais encore toute l'explosion et toute la bourre. L'ouverture d'entrée est déchirée, déprimée, et recouverte d'une escarre qui a près de deux lignes, tandis que les téguments voisins sont noircis et brûlés par la poudre. Les deux os maxillaires sont fracturés en esquilles. La joue, par suite de la dilatation des gaz qui l'ont déchirée, présente une large plaie à trois grandes divisions, que fait bâiller d'une manière hideuse le passage de l'air expiré. La mâchoire inférieure a éprouvé une perte de substance de trois pouces à sa partie moyenne; la symphyse du menton est réduite en esquilles ; les deux dernières grosses dents molaires sont seules demeurées intactes dans leurs alvéoles : l'os maxillaire supérieur fracturé sur le raphé médian, offre, comme dans le jeune âge, deux moitiés égales. Celle du côté gauche violemment ébranlée, s'est détachée en totalité des os de la face auxquels elle était unie, et n'est plus retenue que faiblement par les attaches musculaires, elles-mêmes à moitié déchirées. Les alvéoles, brisées en éclat, sont dégarnies, et conservent au plus trois ou quatre dents fortement ébranlées. La dépression de cette moitié de la mâchoire supérieure, suivie de celle de l'os malaire et du plancher de l'orbite, a forcé le globe de l'œil à descendre. Presque immobile, ce dernier est porté en dedans de l'orbite par la contraction du muscle petit oblique.

Les paupières déformées sont rondes et se ferment difficilement. Ce militaire, objet d'horreur et de pitié, me fut amené peu d'instants après cet accident, dans un état profond de commotion qui pouvait faire croire qu'il n'avait plus que peu d'instants à vivre. Je le pansai néanmoins, et avec d'autant plus de facilité, qu'il était insensible à l'action de l'instrument tranchant. J'enlevai le plus grand nombre possible d'esquilles et de dents fracturées. De nombreux points de suture tinrent en contact les bords préalablement rafraîchis des déchirures de la joue : l'une, après avoir été prolongée en bas avec le bistouri, vers l'os hyoïde, de manière à découvrir la fracture en déjetant de côté les lèvres de la plaie, me permit d'extraire de nombreuses esquilles, et de réséquer les deux bouts fracturés de la mâchoire, qui subit une perte de substance de quatre à cinq pouces dans sa partie moyenne. J'eus soin de fixer la langue à l'aide d'un fil passé à sa base, pour la retenir au dehors, au moment où les muscles mylo et génihyoïdiens furent séparés dans leurs attaches, il fut assez facile de maîtriser les mouvements spasmodiques de cet organe, et de l'empêcher de se rétracter, ce qui aurait pu fermer l'ouverture gutturale et déterminer des accidents d'asphyxie. La solution de continuité des parties molles résultant de cette opération fut fermée par des sutures entortillées, et je laissai dans le lieu le plus déclive un hiatus pour l'écoulement de la suppuration. J'essayai de relever, autant qu'il me fut possible, la moitié de l'os maxillaire supérieur et de la mettre de niveau avec celle

du côté opposé à l'aide de fils de laiton que je
fixai non sans peine sur des morceaux de dents
brisées; mais je n'y parvins qu'incomplètement.
Ce blessé fut ensuite pansé convenablement, et
le bandage ne fut levé qu'après six jours : l'abondance et la fétidité de la suppuration mêlée à la
salive me forcèrent de le retirer à cette époque,
quelque désir que j'eusse de le conserver encore.
Les tissus étaient réunis presque complètement,
et les liens, dont la présence désormais inutile
entretenait de petits foyers de suppuration, furent enlevés. Dès ce jour il fallut renouveler
fréquemment les pansements, parce que, malgré l'emploi du chlorure de soude, ce militaire
serait devenu un foyer d'infection par la puanteur horrible qu'il exhalait. Après deux mois
de soins assidus, et on peut dire de dévoue-
ment de la part de l'aide qui le pansait, il fut
renvoyé en France dans un état aussi satisfaisant
que possible.

Une suppuration peu abondante s'écoule encore par la plaie située au-dessous de la mâchoire
inférieure, qui a contracté des adhérences solides
avec les parties environnantes; l'os maxillaire
supérieur se trouve fortement fixé, mais le globe
de l'œil est situé un demi pouce plus bas que
celui du côté opposé; la déformation des paupières, les trois grandes cicatrices de la joue,

contrastent hideusement avec le côté droit de la figure demeuré intact. Il a fallu, dans les premiers temps surtout, observer avec beaucoup d'attention l'influence que cette lésion exerçait sur l'encéphale, pour s'y opposer à l'aide de saignées générales et locales.

PLAIES DU COL.

GÉNÉRALITÉS.

Nous avons vu souvent des balles traverser les téguments du col, sans déterminer d'accidents. Dans un cas, la balle ayant porté sur la face latérale droite du cartilage thyroïde, contourna le col et vint se placer à un pouce de distance de la plaie d'entrée. J'en fis l'extraction par une contre-ouverture. Les topiques réfrigérants, les saignées, la diète et le repos absolu, tels sont les auxiliaires qui nous ont secouru de la manière la plus efficace. Les faits suivants nous ont paru dignes d'être mentionnés.

Iʳᵉ OBSERVATION.

Lésion de l'artère carotide primitive. — Hémorragie suivie de mort.

Un militaire reçoit sous nos yeux une balle qui détermine à l'instant une hémorragie foudroyante et mortelle par le déchirement de l'artère carotide primitive; je fais de suite la ligature des deux bouts de cette artère, mais inutilement, car ce n'était pas la syncope, comme on pouvait l'espérer, mais bien l'épuisement sanguin, qui avait tari les sources de la vie. Le même jour, 14 juillet 1832, un soldat du 30ᵉ régiment reçut dans l'espace poplité une balle qui détruisit le nerf et l'artère du même nom et détermina également une hémorragie mortelle en peu d'instants. Peut-être dans ces deux cas la transfusion du sang eût-elle été avantageuse; si jamais l'occasion se représente, je la tenterai. En admettant que cette opération eût rappelé ce dernier à la vie, il aurait encore fallu lui amputer la cuisse à cause de la lésion simultanée du nerf et de l'artère précités.

IIᵉ OBSERVATION.

Balle demeurée enclavée entre les apophyses transverses des quatrième et cinquième vertèbres cervicales du côté droit. — Lésion du plexus brachial. — Paralysie de l'extrémité thoracique correspondante. — Guérison.

F..., soldat au 15ᵉ régiment, fut atteint par une balle qui traversa latéralement les parties molles de la région moyenne du col, et vint se fixer entre les apophyses transverses des quatrième et cinquième vertèbres, où je reconnus sa présence à l'aide du doigt porté au fond de la blessure. Ce projectile avait probablement déchiré le rameau nerveux de communication du plexus cervical avec le plexus brachial. Ce dernier avait été lui-même le siége d'une forte commotion, reconnaissable à la paralysie soudaine de toute l'extrémité thoracique qui était engourdie et semblable à une masse inerte et métallique que le blessé ne pouvait soulever malgré tous ses efforts. Je dilatai l'ouverture d'entrée dans l'étendue de deux pouces, et suivant la direction des gros rameaux nerveux pour ne point les atteindre avec le bistouri. A l'aide d'un élévatoire je pus extraire la balle, mais non sans peine. Je retirai en même temps une petite esquille dont la pointe aurait pu déterminer les plus funestes accidents par son action sur le plexus; la plaie guérit assez promptement. Plus tard, sous l'empire de liniments excitants et de moxas placés sur la naissance du plexus brachial, le bras, qui était un peu atrophié, reprit sa nutrition et recouvra l'exercice de ses fonctions dans toute leur intégrité.

Sachant par expérience que le projectile abandonné à lui-même peut, dans certains cas, être chassé au-dehors, entraîné par la suppuration, ou rester chatonné, sans être absolument nuisible, je n'aurais pas attaché tant d'importance à l'extraire, si je n'avais craint que son influence sur le plexus brachial ne fît naître le tétanos. D'ailleurs, s'il arrive que ces corps étrangers peuvent demeurer indéfiniment dans le corps de l'homme, entourés d'un kyste, sans déterminer d'accidents, on les voit plus souvent encore entretenir un foyer de suppuration, et même des caries, dont les trajets fistuleux ne disparaissent qu'après qu'ils ont été retirés.

IIIe OBSERVATION.

Perforation de l'œsophage. — Guérison.

D..., soldat au 28e régiment, avait reçu, depuis plusieurs heures, une balle qui lui avait traversé la région moyenne du col de gauche à droite, quand je le rencontrai à l'ambulance. A l'issue des boissons avalées par l'ouverture d'entrée du projectile, il était facile de reconnaître une lésion de l'œsophage.

Ce militaire n'accusait point de douleurs bien fortes; le besoin impérieux de la soif, qu'il essayait vainement de satisfaire, semblait seul le tourmenter. Je lui introduisis jusqu'à l'orifice pylorique ma sonde œsophagienne avec beaucoup de soin, afin de ne pas suivre moi-même la fausse direction des liquides; et dans la crainte de détruire les adhérences encore faibles que la nature prévoyante avait certainement déjà commencées. A l'aide d'une seringue, j'ingérai des boissons gommées dans l'estomac, et quand, par les antiphlogistiques, l'orage des phénomènes inflammatoires fut dissipé, j'y fis arriver des aliments mous et nutritifs. Cet infortuné ne parvenait à calmer sa soif qu'en suçant quelques morceaux d'orange. Plus tard, par l'emploi d'une compression méthodique, aidée de la cautérisation, la fistule se ferma entièrement, et il put se passer de la sonde œsophagienne dont il était parvenu à faire usage sans le secours d'aucun aide. L'œsophage, par suite de la cicatrice opérée dans le point qui a été lésé, présente un rétrécissement sensible; aussi ce blessé devra-t-il, sinon pour toujours, du moins pendant long-temps encore, ne prendre que des liquides et des aliments mous. Comment expliquer cette singulière blessure et sa guérison étonnante? Comment se fait-il que ni la trachée-artère, ni la face antérieure de la colonne vertébrale, ni les artères, ni le nerf de la huitième paire n'aient donné aucun signe de lésion? L'inégale rétractilité des tissus divisés, l'attitude du blessé au moment où la balle l'a atteint, peut-être le changement de forme du projectile, aplati par un corps dur contre lequel il aura pu heurter préalablement, les déviations qu'il aura subies, et l'élasticité de la trachée-artère peuvent à peine jeter quelques lumières sur cette question qui me paraît difficile à résoudre. D'après Férey, un militaire reçut une balle à côté du cartilage thyroïde; on n'osa pas en faire la recherche, et le seizième jour elle sortit par les selles; elle avait, par son séjour, percé le canal alimentaire et était de là tombée dans l'estomac. Si une balle avait pénétré dans la trachée-artère, il faudrait se hâter de pratiquer la trachéotomie. Rota cite des succès de cette nature; d'autres prétendent avoir pu s'en dispenser en suspendant le blessé par les pieds; cette dernière assertion me paraît peu vraisemblable.

IVe OBSERVATION.

Perforation de l'œsophage. — Balle enclavée dans le corps de la cinquième vertèbre. — Mort.

Lors de la dernière expédition de Médéah, un militaire qui vint réclamer nos soins à l'ambulance, avait reçu à la partie moyenne latérale gauche du col une balle perdue.

La sortie des boissons par la plaie indiquait une lésion de l'œsophage, et je me disposais à aller à la recherche du projectile quand l'arrivée soudaine d'une foule de blessés, dont un entre autres avait une portion d'intestin déchirée et faisant hernie, me força de suspendre l'opération projetée et de la remettre au lendemain.

Nous bivouaquâmes au col de l'Atlas; la nuit fut horrible: grêle, neige, vents violents, et mon malheureux blessé, privé d'abri, périt de misère. A l'autopsie, je trouvai une large déchirure œsophagienne, et la balle enfoncée dans le corps de la cinquième vertèbre, à un demi-pouce de profondeur. Les vaisseaux et nerfs principaux de cette région avaient été laissés intacts.

Je regrette de n'avoir pu faire le long du col une large incision qui m'aurait permis d'atteindre au projectile et de l'extraire à l'aide de mon tire-fond à canule.

En supposant que ce blessé eût survécu aux premiers accidents, que serait-il arrivé? Il est probable que la fracture aurait entretenu des foyers purulents qui auraient exigé ultérieurement l'extraction des pièces osseuses nécrosées et celle du projectile. Ce dernier, détaché par la suppuration, serait peut-être entré dans l'œsophage à travers une perforation, pour ensuite être expulsé par les selles, comme dans le cas cité par Férey.

J'ai pensé que le chapitre qui suit, extrait du journal *la Lancette française*, n° 4, tome IX, où je l'ai publié en juin 1835, pouvait trouver place ici.

Corps étrangers arrêtés dans l'œsophage. — Extraction à l'aide d'un
instrument particulier.

Quand un corps étranger vient à s'arrêter dans le conduit pharyngo-gastrique, il faut essayer d'abord de l'attirer au-dehors, soit à l'aide des doigts, soit à l'aide de pinces droites, ou courbes; si, trop profondément engagé, il ne peut être ainsi extrait, il faut alors le chasser dans l'estomac, et la sonde baleine, garnie d'éponge de Willis, est l'instrument dont on fait ordinairement choix. Il arrive assez fréquemment que l'un et l'autre de ces moyens échouent, et cela particulièrement quand le malade a avalé une grosse arête de poisson, des fragments d'os longs et aigus qui se sont placés en travers entre les fibres souvent éraillées de l'œsophage; on conçoit que les efforts dirigés contre ces derniers par la sonde repoussoir doivent être bien entendus et ménagés pour ne pas les fixer plus solidement encore dans leur position. Quand ces tentatives sont restées sans succès, il ne reste que deux partis à prendre : l'expectation, ou bien l'œsophagotomie.

Dans le premier cas, on abandonne le corps étranger à lui-même, se réservant toutefois d'agir si l'indication se présente, et voici les chances favorables qui s'offrent alors pour le malade.

Après la première dizaine, la période aiguë de l'inflammation disparaît et les tissus éprouvent une sorte de détente; les fibres qui retenaient les extrémités pointues du corps étranger, écartées actuellement et ramollies par la suppuration, permettent quelquefois à ces derniers de tomber dans l'estomac, ou d'être expulsés spontanément par la bouche. Le tissu osseux, par un séjour prolongé, peut même s'altérer et se ramollir, de manière à se dégager et à prendre l'une ou l'autre voie indiquée. D'autres fois, le corps étranger perfore l'œsophage, et de proche en proche, vient se faire jour au dehors. Parmi les chances défavorables et malheureusement bien plus fréquentes que les premières, il faut signaler la gangrène, les collections purulentes considérables, la déchirure de la trachée-artère, des poumons, des nerfs indispensables à la vie, des artères aorte, carotide, et des veines jugulaires.

Naguère encore si redoutée, qu'on osait à peine l'entreprendre, l'œsophagotomie est devenue beaucoup plus familière aujourd'hui que l'anatomie topographique guide le bistouri d'une manière certaine; et les succès récents obtenus par plusieurs chirurgiens, par M. Begin entre autres, nous autorise à affirmer qu'elle est encore aujourd'hui trop délaissée; toutefois elle n'en

constitue pas moins une opération délicate et
grave, et, avant d'y recourir, on fera bien d'essayer le nouveau moyen que je propose, je ne
doute pas que bien souvent il ne puisse lui être
avantageusement suppléé.

En 1829, un dragon du 11ᵉ régiment vint me
prier de lui retirer de l'œsophage un os qu'il avait
avalé en mangeant la soupe. Plusieurs tentatives
d'extraction faites par des confrères ayant déjà
échoué, je pris la baleine repoussoir de Willis, et
je dépassai le corps étranger avec son extrémité
garnie d'éponge préparée; l'ingestion d'une gor-
gée d'eau ayant considérablement augmenté le
volume de l'éponge, je retirai l'instrument brus-
quement comme si j'avais voulu extraire le bouchon d'une bouteille, et j'eus la satisfaction de
chasser au dehors une portion d'os mince de
vingt lignes de longueur sur treize lignes de largeur.

En réfléchissant sur ce mode d'extraction, je
ne doutai pas des avantages qu'on pourrait en retirer, et c'est pour le perfectionner que j'ai suppléé à la baleine de Willis par l'instrument qui
suit.

Qu'on se figure un petit parapluie qu'on introduit fermé dans l'œsophage, et qu'on ouvre quand
une fois il a dépassé le corps étranger afin d'é-
carter les parois de ce conduit, et de dégager les

extrémités de l'os qui, devenu libre, obéit à la pesanteur et tombe dans le parapluie, qu'on retire en le fermant.

Pour faciliter la chute des portions d'os , il sera quelquefois avantageux , en même temps que le parapluie est ouvert, de les pousser avec une sonde de haut en bas , en cherchant à agir de préférence sur une des extrémités pour les faire basculer. On peut aussi essayer le même moyen de bas en haut, et c'est pourquoi j'ai soin que l'une des branches du parapluie dépasse les autres de dix à douze lignes.

L'instrument dont je me sers actuellement , fabriqué à Alger, est un peu grossier ; je me propose de le faire perfectionner à Paris. Néanmoins, je m'en suis déjà servi plusieurs fois, et toujours avec les résultats que j'en attendais. Chez l'un de mes malades , le corps étranger siégeait depuis quatre jours dans l'œsophage; il y avait fièvre, dyspnée, anxiété, impossibilité de rien avaler; toutes les tentatives avaient échoué , et tout était disposé pour l'opération de l'œsophagotomie , quand, à l'aide de mon instrument, je parvins sans presque aucune difficulté à retirer un os coupé en biseau pointu, long de vingt-deux lignes, et large de onze.

Sans décrire mon instrument, si facile à concevoir, je dois dire que toutes les tiges qui le composent sont en gomme élastique, afin de le rendre flexible.

Ve OBSERVATION.

Division profonde de la membrane thyro-hyoïdienne.— Fistule aérienne. — Mort.

En proie au plus affreux désespoir, M. L... venait de se couper la gorge avec son rasoir, quand je le vis dans un des hôpitaux d'Alger où il avait été transporté. La membrane thyro-hyoïdienne, presque totalement divisée, cessait de fournir un appui au larynx, dont l'abaissement faisait bâiller d'une manière horrible la plaie du col. Les bords de cette blessure dépassaient les grandes cornes de l'os hyoïde, et étaient limités en arrière par la colonne vertébrale que recouvrait la membrane muqueuse du pharynx demeurée intacte. L'épiglotte, divisée à sa base, était restée fixée dans la lèvre supérieure de la plaie à la membrane thyro-hyoïdienne; la glotte mise à nu donnait passage à l'air en imitant le bruit d'un soufflet; la parole ne pouvait avoir lieu. La forte saillie qu'on fait ordinairement éprouver au larynx en tendant le col au moment d'y porter l'instrument, la situation profonde des artères carotides et l'obliquité de leur trajet, expliquent pourquoi ces plaies, bien que largement ouvertes, sont néanmoins très

rarement suivies de la lésion des artères carotides, qui seules peuvent spontanément donner
la mort. Celui qui porte ainsi la main sur lui-
même ne peut donc atteindre que rarement le
but qu'il se propose ; mais , plus tard, quand
souvent plein de repentir il déplore une fatale
erreur, il se voit forcé d'abandonner la vie.
On fut contraint d'avoir recours à la suture pour
reporter le larynx en haut et le fixer dans sa
situation naturelle; mais le passage continuel et
forcé de l'air expiré mêlé à des mucosités à travers la plaie, empêcha la réunion des parties
que tendaient constamment à désunir les mouvements d'élévation et d'abaissement du larynx
pendant l'acte de la déglutition. Les boissons
passant par la plaie, il fallut avoir recours à la
sonde œsophagienne. A l'aide d'un bandage convenable, la tête fut maintenue fortement fléchie
sur la poitrine, et, dans cette position, le malade
put articuler à voix basse. La grande perte de
sang qu'il avait éprouvée enraya l'inflammation,
qu'il fut aisé de maintenir dans de justes limites.
Deux mois après cet événement, ce malheureux
était encore existant; le fil des sutures, tombé
dès les premiers jours, était resté sans action, la
blessure se cicatrisait néanmoins à grands pas de
l'intérieur à l'extérieur; il ne restait plus qu'une
plaie de cinq lignes d'ouverture, donnant passage

à l'air et aux aliments, dont il fallait continuer l'ingestion à l'aide de la sonde. Fermait-on la plaie fistuleuse, la voix redevenait libre et à peine altérée.

M. L... croyait renaître à la vie, mais il ne tarda pas à succomber dans le marasme le plus profond. L'examen du larynx fit voir une cicatrice de plus d'un pouce de longueur, sur chacun des côtés de la plaie; un fait qu'il importe surtout de noter, c'est la distance qui séparait le larynx de la membrane thyro-hyoïdienne, supportant l'épiglotte divisée totalement à sa base. Cette distance, de dix lignes environ, rendait impossible l'occlusion complète de la glotte par l'épiglotte, qui, devenue trop courte, pouvait à peine en fermer le tiers antérieur.

Cette lésion explique suffisamment la difficulté de guérir les plaies fistuleuses de cette nature, et le danger qu'il y aurait à vouloir y parvenir, puisque les aliments qui nécessairement doivent tomber dans le larynx, seraient privés d'issue, et compromettraient à chaque instant l'existence par leur séjour dans les bronches. Aussi, dans les cas analogues, avant que d'avoir recours au procédé ingénieux découvert par M. le docteur Velpeau pour la guérison des plaies fistuleuses du larynx, faudra-t-il au préalable avoir trouvé le moyen de fermer totalement la glotte, à l'aide

de sa soupape naturelle, l'épiglotte, difficulté
presque impossible à surmonter quand on considère qu'ici deux puissances musculaires opposées
d'action tendent constamment à élever l'os hyoïde,
et à abaisser le larynx en faisant supporter une
grande tension à la membrane thyro-hyoïdienne.
Celle-ci, une fois divisée, doit nécessairement
présenter une large ouverture et emporter avec
elle l'épiglotte, quand sa section a été opérée immédiatement au-dessous du larynx, comme dans
le cas précité. Si la fistule laryngienne était survenue à la suite d'une opération de laryngotomie,
on conçoit que les rapports de la glotte avec sa
soupape étant dans l'état normal, la disparition
de cette infirmité serait toute dans l'intérêt du
malade, et le moyen employé par M. Velpeau
recevrait dans ce cas une application avantageuse.

PLAIES D'ARMES A FEU AU THORAX.

REMARQUES CHIRURGICALES.

Le thorax représente une cavité conique, limitée en avant par le sternum, en arrière par
les vertèbres dorsales, latéralement par le grillage
des côtes, à son sommet par les clavicules, et à
sa base par le diaphragme.

Il reste démontré par l'examen comparatif des fractures des côtes et de celles du sternum, que les projectiles doivent glisser bien plus souvent sur la face externe des premières, à cause de leur convexité, que sur la paroi antérieure de ce dernier, qui est plat d'avant en arrière; d'où il résulte que, toutes choses égales d'ailleurs, celui-ci doit être bien plus souvent fracturé que celles-là, et que si néanmoins on observe bien plus de solutions de continuité des côtes que du sternum, cela tient uniquement à ce que les combattants présentent presque toujours le flanc à l'ennemi. La configuration du sternum et sa texture spongieuse permettent aux balles de le pénétrer avec facilité, et de le briser comminutivement sans déterminer de ces esquilles longues, tranchantes et pointues qu'on remarque après les fractures de côtes. Quand, en effet, une balle vient à agir sur la partie moyenne de l'un de ces arceaux, elle tend à le redresser; le tissu compacte de sa face interne se détache du tissu spongieux, et se rompt en formant de longues esquilles qui souvent pénètrent dans le tissu pulmonaire en même temps que les fragments de la côte.

Nous verrons plus loin les considérations pratiques qui découlent de ces prémisses.

L'angle des côtes peut exercer une si grande

influence sur la marche des projectiles, que plusieurs fois j'ai pu observer qu'après avoir contourné la surface externe de l'un de ces arcs osseux dans une étendue variable, ils avaient brisé cet angle et étaient entrés dans la poitrine; tandis que, dans d'autres circonstances, après avoir heurté contre cette saillie, ils avaient été réfléchis au dehors. Dans la première hypothèse, j'ai trouvé à l'autopsie les balles fixées dans le corps des vertèbres, ou bien tombées dans la cavité des plèvres et logées dans l'angle costo-diaphragmatique, en arrière et près de la colonne vertébrale, dans le point correspondant au onzième intervalle costal. Une pseudo-membrane leur formait un kyste isolateur, les retenait en place et neutralisait parfaitement l'influence fâcheuse que leur présence aurait pu déterminer dans l'économie. Je connais un blessé qui, depuis deux ans, présente un cas analogue, et n'est incommodé par le corps étranger que dans les changements de temps; encore les douleurs sont-elles faibles.

Le squelette du thorax n'étant pas complétement osseux, mais bien osséo-cartilagineux, il importe de parler des cartilages. L'élasticité de ces derniers n'a pas seulement pour effet de refléter souvent à leur surface les corps mus par la poudre à canon, elle donne de plus lieu à des considérations chirurgicales qu'il faut connaître et qui n'ont pas encore été signalées.

Quand une balle brise la partie moyenne d'une côte et entre dans la poitrine, cet arceau très dur, dans lequel le tissu compacte prédomine, éclate et fournit des esquilles longues, pointues, renversées en dedans, dont quelques unes pénètrent souvent dans le poumon à des distances plus ou moins considérables, selon qu'elles sont libres ou qu'elles conservent encore quelques adhérences; or, on conçoit toute la gravité d'une semblable lésion. Au contraire, quand le projectile n'a atteint que le fibro-cartilage, ce dernier a été déchiré d'une manière plus ou moins anguleuse, mais il n'y a pas perte de substance ni entraînement de morceaux de fibro-cartilage dans le parenchyme pulmonaire; il suffit d'engager le bout du doigt dans la plaie pour redresser les angles forgetées et pour la fermer complétement.

Il résulte de ces considérations que toutes les fois qu'une balle aura traversé le thorax en déchirant le fibro-cartilage, les accidents seront bien moins redoutables que si elle avait brisé la côte elle-même.

Si le plomb, ayant fait deux ouvertures, était entré à travers le fibro-cartilage et sorti en brisant une côte, il y aurait encore bien moins d'accidents à redouter que si la solution de continuité du corps de la côte avait précédé celle du fibro-cartilage.

On doit avoir soin de bien distinguer le thorax d'avec la région de l'épaule, dont le squelette formé par le levier coudé de la clavicule et du scapulum, appuie sur la partie supérieure et latérale de ce dernier; parce qu'il arrive fréquemment qu'on croit avoir affaire à une plaie pénétrante de poitrine alors qu'il n'en est rien, et que la balle a cheminé entre les côtes et la face postérieure de l'omoplate.

Une autre erreur de diagnostic qui n'est pas rare a lieu quand on prend la deuxième côte pour la première. On l'évitera en se rappelant que la première côte offre en avant un bord mince et tranchant, tandis que les autres demi-cercles osseux présentent en ce sens leur surface antérieure, et que de plus elle est si rapprochée de la clavicule qu'il est difficile que leur lésion ne soit pas simultanée quand elle a une certaine étendue.

Les intercostales et la mammaire interne sont, de toutes les artères qui vont au thorax, celles qui offrent le plus d'intérêt. L'intercostale située dans l'espace de ce nom au-dessus de la plèvre, se divise après un court trajet et donne d'abord un rameau inférieur, qui marche le long du bord supérieur de la côte située au-dessous, en se ramifiant dans le périoste de l'os, puis un rameau supérieur plus gros qui rampe le long du bord inférieur de la côte placée au-dessus et se loge dans la gouttière que présente dans son tiers moyen le bord inférieur des côtes. Arrivé vers le tiers antérieur de l'os, ce rameau se porte au milieu de l'espace costal.

Cette gouttière protectrice explique la rareté des hémorrhagies artérielles, et milite puissamment en faveur de l'opinion de ceux qui ont fait choix du tiers moyen du grillage des côtes pour lieu d'élection de l'empyème. Toutefois nous verrons plus loin en quoi ce précepte est réellement défectueux.

C'est encore sur cette disposition anatomique que repose l'ingénieux procédé de Desault pour tarir l'hémorrhagie de cette artère. On sait qu'il introduisait jusque dans la cavité des plèvres une compresse fine dont le fond était ensuite bourré avec de la charpie, et qu'il ramenait au-dehors, afin que la pelote, ainsi serrée fortement entre les côtes, portât son action sur l'artère divisée de manière à la comprimer.

Je ne dirai que quelques mots sur les autres moyens proposés pour arrêter l'hémorrhagie de l'artère intercostale ; ils sont si nombreux, que Boyer disait, avec beaucoup d'esprit, qu'ils dépassaient le nombre des cas bien avérés de lésions de cette artère.

C'est ainsi que Gérard a proposé une aiguille courbe, armée d'un fil auquel était fixé un bourdonnet et destinée à comprendre la côte dans une anse de fil, afin de comprimer le vaisseau par ce bourdonnet. Ce procédé a ensuite été modifié par Goulard, qui a parlé de fixer l'aiguille sur un manche. Viennent ensuite la plaque d'acier de Lotteri, pour contenir le bord inférieur de la côte dans une espèce de mortaise et pour comprimer l'artère par un mouvement de bascule; le jeton d'ivoire de Quesnay, pour remplacer la plaque de Lotteri; les deux plaques de Bellocq, unies par une vis et un écrou, auxquelles Boyer a substitué un moyen plus doux consistant à introduire dans la plaie et jusque dans la poitrine un bourdonnet de charpie lié à sa partie moyenne par deux fils forts, à écarter les deux chefs de ces fils et à les placer entre un rouleau de linge sur lequel on les noue. Il est aisé de voir que de tous ces procédés aucun ne réunit autant d'avantages que celui de Desault.

L'artère mammaire interne longe la face postérieure des cartilages sterno-costaux, située à trois lignes environ du bord du sternum, immédiatement derrière l'extrémité antérieure des muscles intercostaux internes, au-devant du muscle triangulaire du sternum et de la plèvre. Cette artère pouvant être lésée, il est bon de savoir qu'il est aisé d'en faire la ligature dans les quatre premiers espaces intercostaux, à l'aide d'une incision de vingt lignes, faite en dehors du sternum, qui diviserait successivement la peau, le tissu cellulaire graisseux, le muscle pectoral, un tissu aponévrotique faisant suite au muscle intercostal externe, les fibres charnues, mais rares, du muscle intercostal interne, qu'il convient peut-être mieux d'érailler avec la sonde cannelée, que de diviser avec le bistouri. On voit alors à découvert l'artère et sa veine satellite accolée à son côté interne, reposant sur le muscle triangulaire du sternum.

Si nous jetons actuellemeut un coup-d'œil sur le plancher du thorax, nous verrons que les considérations pratiques qui découlent de cet examen sont bien dignes d'intérêt. Je signalerai principalement celles qui m'appartiennent, et qui sont encore peu connues.

Le diaphragme, mince, aplati, inégalement recourbé dans ses diverses parties, irrégulier, bien que placé sur la ligne médiane (disposition unique parmi les muscles de la vie organique), sépare la poitrine de l'abdomen en formant une cloison mobile, obliquement dirigé d'avant en arrière. Examinons successivement les attaches et les mouvements de ce muscle. Par ses fibres antérieures, il se fixe derrière l'appendice xyphoïde, en laissant entre elles un espace à travers lequel les fusées purulentes peuvent passer du thorax dans l'abdomen, *et vice versâ*. Quant à ses fibres latérales, elles se portent obliquement en arrière, et circonscrivent la base de la poitrine en suivant une ligne oblique, qui, de cet appendice xyphoïde, descendrait sous les fibro-cartilages des six dernières côtes, et irait aboutir à l'apophyse transverse de la première vertèbre lombaire, sur laquelle un trousseau de fibres renforcées prend insertion par l'intermédiaire du ligament cintré.

De ces données anatomiques il résulte : que le diamètre vertical du thorax est d'autant plus étendu qu'on l'examine plus en arrière, et que c'est une erreur de placer le plus grand diamètre de cette cavité à la partie moyenne de la douzième côte. Il résulte encore que les balles tombées dans la cavité des plèvres doivent se trouver, et je me suis convaincu de la vérité de cette assertion, au niveau du point le plus déclive de cette cloison, dans le sillon costo-diaphragmatique, en arrière, près de la colonne vertébrale, et que c'est là qu'il faut ouvrir le onzième espace intercostal quand on veut extraire les corps étrangers, tels que bourre, esquilles, balles, etc. Il reste encore démontré que l'opération de l'empyème est praticable dans tous les intervalles des côtes; mais il importe de bien se rappeler la direction de la ligne oblique parcourue par les attaches du diaphragme, attendu qu'il faut rapprocher de la colonne vertébrale l'incision des parties molles, d'autant plus qu'on veut ouvrir le thorax dans un espace intercostal plus voisin de la base de la poitrine. C'est à tort qu'on a avancé que, dans tous les cas, il faut choisir le tiers moyen des côtes pour pénétrer dans le thorax; on aurait de grands mécomptes en suivant ce précepte alors qu'on opère entre les derniers intervalles costaux. Il m'est arrivé plusieurs fois d'inciser entre le onzième et le douzième espace intercostal pour aller à la recherche des projectiles tombés dans le point le plus déclive du thorax; mais j'ai toujours eu bien soin de me rapprocher de la colonne vertébrale pour ne pas arriver dans la cavité abdominale. Cette crainte n'existe plus quand on pratique l'empyème entre le huitième et le neuvième grillage costal, et alors il convient d'agir dans le tiers moyen de ce grillage pour éviter avec plus de certitude la lésion de l'artère intercostale.

Pour avoir négligé ces données anatomiques, j'ai vu un chirurgien fort distingué d'ailleurs diviser les fibres du diaphragme et arriver dans l'abdomen, alors qu'il voulait ouvrir le thorax dans son point le plus déclive. L'empiètement mutuel des cavités thoracique et abdominale explique comment il se ferait qu'un coup d'épée dirigé horizontalement d'avant en arrière, même à quelques pouces au-dessous et en dehors du cartilage xyphoïde, pénètrerait à la fois dans les deux cavités splanchniques.

Sous le point de vue de la locomotion du diaphragme, rappelons-nous que les surfaces diaphragmatique et pulmonaire des plèvres sont en contact immédiat et glissent l'une sur l'autre; que le poumon, à cause de sa force élastique, revenant sur lui-même pendant l'expiration, occupe moins de volume, et laisse dans la cavité pleurale un vide qui force le diaphragme à se porter en haut, comme on le prouve en ouvrant le thorax d'un animal dont la paroi abdominale, préalablement divisée, laisserait voir la voussûre de ce muscle. En effet, aussitôt que l'air arrive dans la cavité des plèvres, le vide cesse, le poumon se retire contre la colonne vertébrale, et le diaphragme s'abaisse pour ne plus remonter. Un phénomène analogue s'opère quand des gaz ou des liquides sont épanchés entre les plèvres; toutefois il faut tenir compte du refoulement du diaphragme par les viscères que comprime la paroi abdominale. Lors de l'inspiration, le diaphragme se contracte, et, à son tour, opère un vide que le tissu pulmonaire dilaté par l'air inspiré remplit à mesure qu'il se forme.

Cette ascension du diaphragme est telle, que, dans l'expiration forcée, il peut atteindre jusqu'au niveau de la cinquième côte sternale ; on conçoit dès lors aisément qu'une balle qui pénètrerait dans ce moment entre le cinquième ou le sixième intervalle costal, pourrait traverser le diaphragme et les deux cavités auxquelles il sert de cloison. J'ai été témoin d'un fait de ce genre.

Ire OBSERVATION.

Plaie pénétrante du thorax et de l'abdomen avec perforation du poumon, du diaphragme et du foie par une balle qui, entrée au niveau de la sixième côte qu'elle a fracturée, est sortie en dehors de la neuvième vertèbre dorsale. — Extraction d'esquilles. — Saignées abondantes. — Guérison.

Le 1er juillet 1831, le nommé J..., soldat au 20e régiment de ligne, reçut une balle qui, entrée à trois pouces en dehors du sternum, vers la sixième côte à droite, avait sa sortie en arrière près de la neuvième vertèbre dorsale. Une incision dirigée sur la plaie d'entrée m'ayant permis de retirer de la bourre et deux fortes esquilles provenant de la fracture de la sixième côte, je pus me convaincre, à l'aide de mon index, de la lésion simultanée de la base du poumon, de celle du diaphragme et de la surface convexe du foie. Cinq saignées du bras furent pratiquées en quarante-huit heures, et des ventouses scarifiées furent placées sur l'hypochondre droit; il survint néanmoins un ictère très prononcé qui se dissipa par degrés, et le malade guérit au bout de deux mois.

Il est à noter que la suppuration fournie par les plaies était de couleur jaune safranée très prononcée. Les douleurs de l'épaule droite persistèrent très long-temps, et le membre thoracique de ce côté fut pendant plusieurs mois à demi paralysé.

Les plaies d'armes à feu de la poitrine peuvent : 1° *n'intéresser que la peau et les muscles;* 2° *pénétrer dans la cavité pectorale sans lésion de viscères;* 3° *affecter les poumons, les gros vaisseaux, le cœur,* etc., etc.

La dénudation des parties osseuses constitue les complications de ce premier genre de blessures; leur solution de continuité forme les complications du deuxième; celles du troisième résultent principalement de la présence de corps étrangers.

1° PLAIES PAR ARMES A FEU N'INTÉRESSANT QUE LA PEAU ET LES MUSCLES DU THORAX.

Les projectiles, arrivés à la fin de leur course, déterminent, selon leur degré de vitesse, des plaies contuses non pénétrantes, ou bien de simples contusions. Ces lésions n'offrent ordinairement rien de particulier, si ce n'est dans les cas, assez rares d'ailleurs, où elles sont compliquées de commotion des viscères thoraciques; encore est-il facile de prévenir ou d'arrêter la pleuro-pneumonie qui pourrait se développer, en ayant recours de bonne heure aux saignées générales. Lors de l'explosion du fort de l'Empereur à Alger, plusieurs hommes furent frappés à la poitrine par des éclats de pierre qui déterminèrent des pleuro-pneumonies dont quelques saignées triomphèrent rapidement.

Au combat de Staoli, M. D..., officier au 28e régiment de ligne, fut atteint, presqu'à bout portant, par une balle qui, arrêtée par le laiton de sa bretelle, provoqua néanmoins une plaie contuse non pénétrante, suivie de crachats sanguinolents; ces accidents cédèrent sous l'effet de deux saignées du bras. Tout récemment, M. le lieutenant-colonel D..., envoyé par le ministre de la guerre en mission à Alger, reçut une blessure absolument analogue, qui lui occasionna un violent point pleurétique.

Si, au lieu d'une balle, c'est un éclat d'obus ou un boulet qui a porté obliquement sur le thorax, le cas devient infiniment plus grave; les téguments peuvent alors rester intacts, à cause de leur élasticité, bien qu'il y ait fracture et même broiement de plusieurs côtes avec désorganisation du poumon.

Les projectiles agissant sur le thorax sous un angle droit, ou sous un angle plus ou moins oblique à sa surface, il en résulte des différences notables dans leurs effets.

Dans la première hypothèse, les plaies contuses non pénétrantes ne laissent après elles que l'ouverture d'entrée; celle de sortie ne pourrait avoir lieu qu'autant que le projectile aurait glissé sur une surface osseuse, ce qui doit être très rare lorsqu'il a agi sous un angle perpendiculaire à celle-ci. Dans ce cas encore, le trajet de la plaie est direct et superficiél, à moins qu'il n'occupe les gouttières vertébrales. Il m'est arrivé plus d'une fois d'extraire des balles qui étaient arrivées jusqu'aux lames des vertèbres dorsales, et je me suis bien trouvé, dans ces cas simples, de ne pas faire de débridement sur l'aponévrose de cette région, dont l'épaisseur et la résistance semblent néanmoins si propices au développement de l'étranglement. Il ne faut pas toujours s'attendre à rencontrer la balle au fond des plaies à une seule ouverture, il est même assez fréquent qu'elle n'y soit pas, ainsi que je viens d'en avoir un exemple tout récent.

M. M... reçut, en janvier 1835, une balle sur la

clavicule du côté gauche; les parties molles étaient traversées, et la surface de l'os offrait une grande dénudation. On pensa d'abord que le projectile était au fond de la plaie, mais un examen plus sérieux fit voir le contraire; en effet, six replis du manteau, l'habit et la chemise du blessé avaient été perforés par la balle, qui ensuite avait poussé devant elle et en forme de doigt de gant le gilet de flanelle, sur lequel on voyait l'impression déterminée par sa présence, mais sans aucune déchirure.

Quand une balle, tombant obliquement sur le thorax, y détermine une plaie contusé, il est assez rare qu'elle ne glisse pas à la surface des os pour creuser un trajet dont l'étendue est susceptible de grandes variations. Elle peut en effet décrire des quarts de cercle, des demi-cercles, et quelquefois même des cercles presque complets autour de la poitrine. Or, la fréquence de ces trajets courbes reconnaît pour causes principales : l'élasticité des parois du thorax et la disposition irrégulièrement arrondie de la poitrine, qui présente des plans inclinés, variés et favorables aux déviations des projectiles.

Lorsqu'il n'y a pas d'ouverture de sortie, et que la plaie n'est pas pénétrante, il faut immédiatement sonder la blessure avec le doigt, et recourir à la sonde de femme si le doigt n'est pas assez long pour explorer le trajet, et aller à la recherche des balles.

Quelques praticiens recommandent de couper le pont de parties molles qui sépare les ouvertures d'entrée et de sortie, quand il n'a que trois à quatre pouces de longueur. Je n'en vois pas la nécessité; ce précepte ne serait rigoureux qu'autant que les téguments seraient profondément altérés, et que ce pont n'aurait que fort peu d'étendue.

Le trajet parcouru par les balles recèle souvent de la bourre ou quelque autre corps étranger qu'il faut avoir bien soin d'enlever. Si le tissu osseux est dénudé ou dépouillé de son périoste, il importe de fermer sur-le-champ la plaie des téguments, et de ne pas la laisser exposée au contact de l'air, sous peine de voir survenir quelquefois des suppurations profondes. Malgré ce soin, s'il se formait un foyer purulent, il conviendrait de tenir la plaie ouverte par l'introduction d'une petite mèche de charpie, pour le vider. Que si l'os dénudé et nécrosé ne se régénérait pas; si, le trajet fistuleux persistant, le malade voulait en finir, il faudrait découvrir la surface osseuse nécrosée, la ruginer et y porter le cautère actuel. Ce moyen m'a souvent réussi. Toutefois, on ne doit pas céder trop tôt aux impatiences des malades, à moins que l'os ne soit superficiellement placé, et que le travail éliminatoire ne soit pas avancé. Il faut se rappeler que le temps et les efforts de la nature sont bien puissants, et que l'art ne peut pas toujours leur être suppléé.

Il n'est pas rare qu'une balle traverse à la fois le membre thoracique et les parois de la poitrine; je possède un fait de ce genre fort remarquable. Une balle, ayant heurté contre la partie moyenne de l'humérus, le brisa, et se sépara elle-même immédiatement en trois morceaux; l'un d'eux était resté entre les fragments, les deux autres furent trouvés, l'un en dehors de la sixième côte, près du sternum, l'autre près de l'apophyse épineuse de la vertèbre dorsale correspondante. Je réunis les morceaux, je les pesai, et je trouvai qu'ils avaient le poids d'une balle ordinaire et entière.

2° PLAIES D'ARMES A FEU PÉNÉTRANTES DU THORAX SANS LÉSION DES VISCÈRES.

On conçoit qu'une balle retenue entre deux côtes ou dans l'épaisseur du sternum, puisse pénétrer en partie dans la cavité du thorax, sans perforer les viscères qui y sont contenus. Toutefois il est presque impossible, dans le premier cas, que le poumon, dont le volume est exactement en rapport avec la cavité des plèvres, ne soit pas contus, et plus ou moins profondément ecchy-

mosé; dans le deuxième cas , c'est le médiastin
antérieur qui est ouvert. Je suis parvenu quelquefois à retirer des balles fixées dans le sternum sans
avoir eu recours au trépan ni au tire-fond, mais
en rognant leur circonférence avec un bistouri,
pour les faire ensuite basculer à l'aide d'un poinçon. Les balles arrêtées entre deux côtes s'opposent à leur extraction avec d'autant plus de force,
qu'elles sont plus voisines de la colonne vertébrale, où le grillage est très serré.

Il convient, en pareille occurrence, de procéder
par des incisions transversales bien ménagées ,
pour éviter l'artère intercostale et le poumon ;
de profiter du moment de l'inspiration, et d'appuyer en même temps sur la côte inférieure,
afin d'empêcher qu'elle ne se lève avec les autres
pendant l'expiration; de passer derrière le projectile le bout du doigt ou un élévatoire recourbé,
et de le dégager.

Si l'on avait acquis la certitude qu'une balle
se fût arrêtée dans la duplicature du médiastin
antérieur, il faudrait, pour l'extraire, imiter la
conduite de Purmam, qui, l'un des premiers,
trépana en pareil cas deux fois le sternum avec
succès.

Il peut arriver qu'une balle perfore le thorax
de part en part, passe dans la cavité des plèvres,
et , chose digne de remarque, qu'elle contourne

le poumon sans l'entamer; je suis tenté de croire
que ce fait est plus fréquent qu'on ne le pense
généralement; mais comme il est presque toujours compliqué de crachement de sang qui provient non de la perforation, mais simplement
de la contusion du parenchyme pulmonaire, il
s'ensuit qu'il est souvent impossible de le diagnostiquer.

J'en ai vu un exemple bien frappant chez un
militaire qui avait été atteint à la poitrine d'un
double coup de feu, dont l'un avait perforé le
cœur, tandis que l'autre avait glissé entre la
plèvre costale et la plèvre pulmonaire sans avoir
entamé le poumon; seulement on remarquait
une légère ecchymose circulaire à sa circonférence, dans l'étendue du trajet que le plomb
avait parcouru.

Guillemeau a fait remarquer que l'appendice
xyphoïde pouvait plier ou se fendre devant le
projectile pour se relever ou se resserrer après
son passage et dérober sa marche; on peut ajouter à cette observation judicieuse que le pronostic des plaies pénétrantes du thorax est moins
grave dans ce cas que si le projectile était entré
à travers la partie moyenne des côtes dont
il aurait refoulé les fragments et les esquilles
dans le parenchyme pulmonaire.

3° PLAIES D'ARMES A FEU PÉNÉTRANTES DU THORAX AVEC LÉSION DES VISCÈRES.

Lésion du poumon. — Le poumon peut offrir des lésions plus ou moins graves, depuis la simple commotion jusqu'à la contusion avec perforation, déchirure, perte de substance, etc.

Ces plaies sont simples ou compliquées.

Simples, quand elles ne recèlent pas de corps étrangers; *compliquées*, quand des esquilles, des portions d'armure, de vêtements, de projectiles, etc., séjournent dans le parenchyme pulmonaire.

On verra plus loin que cette classification est importante, et que sur elle reposent des préceptes pratiques du plus haut intérêt.

EFFETS DES PLAIES PÉNÉTRANTES DU POUMON SANS FRACTURE DE CÔTES. — EXAMEN PATHOLOGIQUE DE LA LÉSION PULMONAIRE. — QUELLES SONT LES CIRCONSTANCES QUI PEUVENT DÉVELOPPER OU ARRÊTER L'EMPHYSÈME ET L'HÉMORRHAGIE? — CONSIDÉRATIONS RELATIVES AUX ADHÉRENCES. — COMMENT AGISSENT LES ÉPANCHEMENTS DE SANG ET LA BRUSQUE IRRUPTION DE L'AIR DANS LE THORAX POUR TARIR LES HÉMORRHAGIES.

Quand une balle traverse la poitrine sans la fracturer, et que néanmoins elle rencontre sur son chemin le tissu pulmonaire, elle peut, comme nous l'avons dit, glisser à la surface du poumon, et ne produire qu'une simple contusion, ou bien le perforer en déterminant un canal absolument analogue à celui qu'elle se creuse dans les parties molles, canal que nous avons examiné en détail au commencement de cet ouvrage.

Si le coup est mortel, et qu'on examine sur-le-champ les parties qui ont été lésées, on remarque un trajet conique tapissé d'escarres flétries et recouvertes elles-mêmes de caillots sanguins adhérents. Ces escarres et ce sang coagulé font bouchon sur la lumière des tubes artériels et bronchiques, et s'opposent à la fois à la production des hémorrhagies et de l'emphysème, à moins que de très gros troncs n'aient été déchirés, comme on le voit principalement quand la blessure occupe le sommet ou la racine des poumons. Quelquefois ces bouchons se laissent déplacer, et des branches artérielles versent dans le trajet de la balle du sang dont la couleur rutilante contraste singulièrement avec le fond noirâtre des escarres sur lesquelles il s'écoule. Cet écoulement de sang donne lieu à des phénomènes qui, selon la présence ou le défaut d'adhérences du poumon aux côtes, jouent un rôle qui n'a pas encore été indiqué. Quand la perforation du poumon est entourée d'un cercle complet d'adhérences, le sang fourni par la plaie s'écoule directement au dehors sans régurgitation et sans former d'épanchement, et, si on bouche l'orifice cutané, il s'accumule dans le trajet ouvert par le projectile de manière à l'obstruer complètement, jusqu'à ce qu'il puisse opposer à la lumière des vaisseaux une force suffisante pour résister à l'impulsion de la colonne sanguine et suspendre toute hémorrhagie. Si les adhérences sont incomplètes, le sang s'épanche à la fois dans la poitrine et au-dehors par la plaie extérieure. Les adhérences viennent-elles à manquer dans la portion du poumon située au-dessus de la perforation de cet organe, et ne se rencontrent-elles qu'au-dessous de celle-ci, l'épanchement ne peut pas se faire à la base de la poitrine, il est circonscrit, et pourra s'élever au-dessus de la plaie du thorax si on a soin de la fermer avec exactitude.

Lorsqu'il y a absence d'adhérences, alors le sang s'épanche sur le diaphragme, se porte principalement en arrière dans le point le plus déclive, et refoule le tissu pulmonaire en dedans et en avant contre la colonne vertébrale derrière le sternum, où les bronches et le médiastin lui forment des adhérences naturelles, à moins que des adhérences pathologiques ne le retiennent dans tout autre point. Il y a, dans ce cas, épanchement diffus, refoulement des poumons, et issue de sang par régurgitation. Si la lésion pulmonaire est entourée d'un cercle d'adhérences incomplet, le sang peut filtrer jusqu'au diaphragme et former un épanchement diffus avec refoulement du poumon, et déterminer autour de la blessure un épanchement circonscrit; le sang s'échappe alors directement et à la fois par refoulement.

Quand l'épanchement est alimenté par une artère d'un gros calibre, il continue à se développer jusqu'à ce que le sang oppose une digue qui puisse faire équilibre à la force d'impulsion de la colonne sanguine qui le fournit; le tissu pulmonaire finit par être refoulé, comprimé; les vaisseaux sont eux-mêmes plissés en zigzag, l'écoulement sanguin s'arrête sous l'empire de la compression du parenchyme pulmonaire par le liquide épanché et par la barrière qu'oppose à l'hémorrhagie le dépôt de caillots sanguins à la surface béante des vaisseaux. On voit par là combien il est important, suivant le conseil donné par Valentin et par M. Larrey, de fermer sur-le-champ les plaies pénétrantes du thorax, et de ne livrer issue au sang épanché que fort tard, quand le travail inflammatoire commence à s'opérer et qu'on n'a plus à redouter le réveil de l'hémorrhagie. Mais si, l'écoulement continuant avec violence, la suffocation devenait imminente, il faudrait de toute nécessité rouvrir la plaie et laisser s'écouler une certaine quantité de sang au-dehors.

Dans un cas analogue, M. Duret, chirurgien de Brest, a imaginé d'ouvrir largement la poitrine pour obtenir un refoulement du poumon contre la colonne vertébrale, par l'irruption brusque de l'air dans la cavité des plèvres. Les vaisseaux pulmonaires se trouvant ainsi repliés sur eux-mêmes, la circulation est ralentie; l'air, par sa propriété stimulante, crispe les artérioles ouvertes, et agit à la fois sur elles par compression.

Si cette théorie, séduisante au premier coup-d'œil, comptait en sa faveur un assez grand nombre de faits pour être adoptée définitivement par les praticiens, je ne vois pas pourquoi, à l'aide d'une pompe refoulante on ne ferait pas entrer dans la cavité des plèvres une quantité d'air équivalente au poids de deux ou trois atmosphères ou plus, dans le cas où l'hémorrhagie serait forte et opiniâtre; mais comme ce moyen ne serait praticable qu'autant que le poumon pourrait être refoulé sur lui-même, et que, dans la plupart des cas, il ne saurait en être ainsi, parce que cet organe est souvent retenu par quelques adhérences plus ou moins anciennes même chez les personnes qui sont les mieux portantes en appa-

rence, on conçoit combien il serait souvent infi-
dèle. Pourquoi vouloir d'ailleurs que la compression de l'air soit plus puissante que celle du sang
épanché dans la poitrine? Ce dernier ne refou-
lera-t-il pas le tissu pulmonaire tout aussi bien
que l'air, sinon avec plus de violence? Les vaisseaux pulmonaires ne seront-ils pas également
repliés sur eux-mêmes? Les caillots sanguins déposés sur la déchirure des vaisseaux n'oppose-
ront-ils pas à la colonne sanguine une résistance
plus forte que celle que lui offrirait le contact
de ce gaz?

Le sang ne s'échappe pas seulement par le
thorax quand le poumon vient à être lésé, il
sort en même temps par la bouche; un crachement de sang vermeil et écumeux survient aussitôt après l'accident, et s'arrête ordinairement
quand l'inflammation commence. Ici deux indications se présentent à la fois : 1° combattre par
les saignées faites coup sur coup le développement de la pneumonie; 2° donner issue au sang
épanché, s'il est trop abondant pour que l'absorption puisse le reprendre.

La perforation du poumon par une balle,
quand elle n'est pas compliquée de la présence
de corps étrangers, développe rarement une
pneumonie aussi intense que la gravité de la
lésion pourrait le faire craindre. Quand on a

soin de recourir de bonne heure aux saignées du bras, les symptômes généraux et de réaction sympathique sont généralement peu intenses. L'inflammation peut se borner au trajet de la plaie et ne guère sortir des limites nécessaires au travail de réunion; s'il y a un épanchement peu considérable, il est résorbé, le tissu pulmonaire refoulé s'épanouit, contracte des adhérences avec l'ouverture des parois du thorax, et la guérison a lieu.

Si l'inflammation s'étend et gagne une portion considérable du parenchyme pulmonaire, il y a pneumonie plus ou moins grave.

FOYERS PURULENTS. — LEUR ORIGINE. — NÉCESSITÉ D'É-
VACUER DE BONNE HEURE LES VASTES ÉPANCHEMENTS
DE SANG.

La suppuration s'établit-elle dans le trajet du projectile, alors de deux choses l'une : il existe ou il n'existe pas d'adhérences du poumon à la circonférence de la perforation du thorax.

Dans le premier cas, le pus est éliminé au fur et à mesure qu'il est sécrété, et il se forme une fistule plus ou moins durable.

Chez un adulte mort huit mois après une plaie pénétrante du thorax par une balle, le canal, devenu fistuleux, occupait la base du poumon droit, et n'avait pas moins de six pouces de

longueur; il était tapissé par une membrane muqueuse, contenait du pus cailleboté, et avait son
orifice cutané à deux pouces en dehors du sternum
entre la huitième et la neuvième côte. Le tissu
pulmonaire était induré à une profondeur de six
lignes environ, au pourtour du trajet fistuleux,
et je ne mets pas en doute que cette lésion n'eût
parfaitement guéri, si ce militaire, par suite d'in-
tempérance, n'avait provoqué une foule d'accidents qui l'ont fait périr.

Dans le deuxième cas, le liquide purulent
s'accumule dans la cavité des plèvres, refoule le
poumon vers ses adhérences naturelles ou pathologiques, développe des épanchements diffus
ou circonscrits, ou bien tenant à ces deux ordres à la fois, il sort, pendant l'inspiration, à flots
et mêlé à des bulles d'air qui entrent et sortent de
la poitrine pendant les mouvements respiratoires.

Ces épanchements purulents se comportent
du reste absolument comme les épanchements
sanguins, mais il convient de dire qu'ils reconnaissent presque constamment pour cause la
présence de corps étrangers entrés dans le parenchyme pulmonaire ou tombés dans la cavité
des séreuses.

Ces collections peuvent encore dériver d'autres sources; et en effet, ce serait une erreur de
croire que l'inflammation des parties pulmonai-

res lésées les engendre seule. Bien plus souvent elles reconnaissent pour cause une phlegmasie très étendue de la plèvre qui se désorganise, et dont les altérations pathologiques fort remarquables ne doivent pas trouver place ici. Plus souvent encore ces épanchements de pus ne sont que le produit de la décomposition des foyers sanguins.

En effet, tant que le sang ne s'épanche qu'en quantité proportionnelle à l'étendue de la surface des séreuses, l'absorption de ses parties les plus fluides s'opère avec rapidité, et il ne reste qu'un coagulum épais qui se desséchera peu à peu, et qu'une pseudo-membrane isolatrice entourera bientôt en forme de kyste; mais quand l'épanchement est trop considérable, la puissance d'absorption des séreuses devient insuffisante pour reprendre les parties les plus fluides.

Dans ce cas, le sang qui a conservé le degré de la température du corps, bien qu'échappé de ses vaisseaux, reste fluide, et si on ne se hâte de lui donner une issue, soit par la plaie du thorax en la rouvrant, et en introduisant même au besoin un siphon au milieu du foyer, soit en pratiquant l'empyème dans le lieu le plus déclive, comme je le préfère souvent, un travail de décomposition s'en empare, ses éléments se dissocient; il revêt les caractères d'une sanie livide, d'un liquide couleur de chocolat; la plèvre s'altère profondément sans toutefois déterminer, comme on pourrait le croire, de ces douleurs lancinantes qu'on rapporte à la pleurésie aiguë, et quand même on parviendrait alors à soustraire le sang ainsi altéré, on n'en aurait pas moins à combattre un épanchement séro-purulent consécutif, parce qu'on aurait trop tardé à lui ouvrir une issue, et qu'on aurait donné à la plèvre le temps de revêtir des caractères pathologiques souvent indestructibles et souvent mortels.

Ces graves accidents ne sont pas les seuls engendrés par le séjour prolongé du sang épanché dans les plèvres; les pseudo-membranes qui se développent à sa circonférence pour lui former un vrai kyste isolateur, retiennent le poumon refoulé solidement contre la colonne vertébrale, et alors même que les liquides contenus dans ce kyste ont été évacués, l'obstacle que ce dernier opposait au tissu pulmonaire faisant effort pour se déplisser, n'en persiste pas moins. Si ces fausses membranes existent depuis long-temps, elles peuvent opposer une résistance que ne peut vaincre l'introduction de l'air dans les bronches; le parenchyme pulmonaire ne redevient perméable que dans quelques points, et parfois pas du tout. C'est alors que la poitrine percutée résonne comme un tonneau vide, et, quand la guérison a lieu, le malade ne respire que par un seul poumon; le côté du thorax correspondant à l'organe pulmonaire, inhabile à remplir ses fonctions, s'affaisse considérablement, et il se présente une foule d'autres phénomènes concomitants non moins curieux, que je rapporterai plus loin dans une observation qui m'est propre.

Ces faits ne sont malheureusement pas assez connus, ou du moins les praticiens n'en tiennent pas assez compte dans leur pratique.

J'ai eu souvent à me repentir de ma timidité et de n'avoir pas donné assez tôt issue aux épanchements sanguins, dont la présence, d'abord utile pour arrêter les hémorrhagies, devenait ensuite nuisible et faisait naître des suppurations mortelles. J'ai changé de conduite, et une foule de succès m'ont engagé à n'en pas tenir d'autre.

Ire OBSERVATION.

Coup de feu à la partie supérieure du thorax du côté droit. — Perforation du poumon. — Épanchement sanguin et refoulement de ce viscère vers ses adhérences naturelles. — Empyème pratiquée le cinquième jour entre la onzième et dixième côte. — Guérison.

Un soldat du bataillon d'Afrique reçoit une balle qui, pénétrant à deux pouces en dehors du sternum du côté droit, entre la deuxième et la troisième côte, sans les fracturer, ressort dans le dos, vers l'angle de la quatrième côte qui a été brisée.

Conduit sur-le-champ à l'ambulance, ce militaire présente, outre les signes ordinaires aux plaies pénétrantes du thorax, ceux de la perforation du poumon. Le sang sort de la plaie par régurgitation, et de la bouche sous forme de crachats abondants.

L'introduction de l'extrémité digitale dans la plaie d'entrée me fit reconnaître que les côtes avaient été ménagées, et qu'il n'y avait pas d'esquilles; l'examen de l'ouverture de sortie me fit découvrir une fracture, et, à l'aide d'une incision, j'enlevai toutes les pièces d'os mobiles.

Les plaies furent ensuite pansées simplement et fermées avec soin pour retenir dans la cavité pleurale le sang dont la présence devait faire effort contre l'impulsion de l'hémorrhagie. Cette hémorrhagie fut arrêtée au bout de quelques heures, et il fut facile de reconnaître à l'aide du stéthoscope et de l'auscultation, l'étendue de l'épanchement, qui occupait la base de la poitrine et tenait une grande portion du poumon refoulée en haut et en dedans vers sa racine.

La réaction survint au bout de huit heures, et immédiatement après j'eus recours aux saignées générales coup sur coup, dans la double intention de modérer la pneumonie et d'activer l'ab-

sorption en désemplissant le système circulatoire.
L'épanchement semblait stationnaire, et, sans
m'abandonner à une fausse sécurité, dès le cinquième jour je pratiquai l'empyème entre la
dixième et la onzième côte, dans un lieu voisin
de la colonne vertébrale, et d'après les préceptes
ci-dessus énoncés, pour pénétrer dans le point le
plus déclive de l'angle costo-diaphragmatique.

Un litre environ de sang séreux et purulent
s'échappa par la plaie, qui fut ensuite fermée avec
beaucoup de soin, après avoir nettoyé au préalable la paroi du foyer à l'aide d'injections d'eau
tiède.

Le traitement de la pleuro-pneumonie fut continué selon les indications, la base du poumon
se développa graduellement, et l'oreille armée
du stéthoscope put suivre le déplissement de cet
organe.

Deux mois plus tard, la guérison étant terminée, ce militaire s'en alla dans sa famille passer
un congé de convalescence.

Les blessures du sommet du poumon sont
beaucoup plus graves que celles de sa base,
non pas seulement parce qu'elles donnent lieu
à des hémorhagies plus inquiétantes, mais bien
encore parce que les épanchements qui suivent
ces lésions ne peuvent s'échapper au dehors que
difficilement, par régurgitation et jamais en to-

talité, tandis que, si la perforation du thorax avait lieu, par exemple, dans le dixième ou onzième intervalle costal, les matières épanchées trouvant une issue facile dans le lieu le plus déclive, s'écouleraient au fur et à mesure qu'elles se formeraient. Le séjour forcé des collections sanguines ou purulentes dans la cavité des plèvres, engendre des accidents presque toujours mortels, c'est pourquoi je n'hésite jamais plus à leur ouvrir un passage dans le lieu le plus propice à leur écoulement, dans le onzième espace intercostal, non loin de la colonne vertébrale. Dans une circonstance, j'ai introduit une sonde à dard par une ouverture située à la partie supérieure du thorax, et j'en ai fait sortir le dard dans le onzième intervalle des côtes, après y avoir reconnu auparavant le bec de l'instrument. J'ai ensuite agrandi cette ouverture, et en appuyant sur les onzième et douzième côtes qui sont assez mobiles, j'ai pu introduire le doigt dans la poitrine et retirer une balle ainsi que des esquilles situées dans l'angle costo-diaphragmatique, dont la présence entretenait de l'irritation. La plaie du projectile fut fermée avec soin et j'appliquai sur l'ouverture de l'empyème, en permanence pendant douze heures, pour soutirer tout le liquide, m'opposer à l'entrée de l'air et inviter le poumon à se déplisser, un appareil aspirateur à pompe dont il sera question plus tard; et une guérison solide vint au bout de quarante jours couronner mes efforts.

PLAIES COMPLIQUÉES DU POUMON.

Nous avons annoncé que la complication des perforations du poumon reconnaissait pour cause principale la présence de corps étrangers laissés dans le tissu pulmonaire; voyons ce que ces complications présentent de remarquable sous le point de vue pratique : il est de toute évidence que les plaies pénétrantes du thorax réclament des soins différents selon qu'elles sont simples ou compliquées, ou, en d'autres termes, selon qu'il y a ou non fracture du squelette, suivant que des esquilles ou d'autres corps étrangers, tels que des portions de vêtements, d'armures, de projectiles, etc., sont ou non restés engagés dans le parenchyme pulmonaire.

URGENCE D'EXTRAIRE LES ESQUILLES QUE LE PROJECTILE A ENTRAINÉES DANS LE TISSU PULMONAIRE. — ACCIDENTS DÉVELOPPÉS PAR LA PRÉSENCE DE CES CORPS ÉTRANGERS. — LEUR CHUTE DANS L'ANGLE COSTO-DIAPHRAGMATIQUE OU UN KYSTE COMPOSÉ DE PSEUDO-MEMBRANES LES RETIENT FIXÉS.

Quand la plaie est simple, rien n'est plus naturel que de la fermer immédiatement pour empêcher l'entrée de l'air et s'opposer à l'issue du sang épanché; il faut s'abstenir de toute recherche d'exploration et de pure curiosité pour s'assurer si le poumon a été ou non lésé. Mais quand une balle a fracturé une côte en éclats, lorsqu'elle a entraîné des pièces d'os, de vêtements, etc., et les a déposées dans le tissu pulmonaire, on ne doit plus tenir la même conduite; il faut, à l'aide d'incisions convenables, extraire les esquilles, et aller même les chercher dans le poumon, le plus loin possible. Dans un cas où ce viscère était retenu contre la plèvre costale par de fortes adhérences, j'ai pu plonger dans son lobe inférieur toute la longueur de mon doigt, pour aller saisir, à l'aide de pinces à anneaux, une forte esquille, des morceaux de drap, et la balle elle-même. Le blessé a parfaitement guéri.

Il faut toujours avoir bien soin de redresser les fragments des côtes que le projectile a forgetés, et quand ils sont très aigus, on fera parfois fort bien de les reséquer, surtout si, par leur tendance à se porter en dedans, ils pouvaient déchirer le parenchyme pulmonaire.

Si les corps étrangers entrés dans ce tissu n'en sont pas extraits ou n'ont pu en être retirés, ils entretiennent une série d'accidents qui souvent ne sont arrêtés que par une consomption mortelle.

La suppuration provoquée par un travail éliminatoire se développe avec abondance, s'accumule dans la cavité des plèvres, ou bien s'écoule
au dehors en partie sinon en totalité, selon que
le poumon a contracté ou non des adhérences,
et selon les dispositions et l'arrangement de ces
liens ligamenteux au pourtour de la perforation
des parois du thorax; si la cicatrice a eu le temps
de se faire, elle se déchire et s'ouvre pour donner
écoulement au pus; il s'établit dès lors une véritable fistule, jusqu'à ce que le corps étranger
soit complètement éliminé. Quand il n'existe pas
d'adhérences, le pus fuse le long des plèvres et
descend sur le diaphragme, où il s'accumule; les
esquilles, la bourre, les projectiles, etc., tombent
sur ce plancher mobile et s'arrêtent dans l'angle
costo-diaphragmatique, en arrière, près de la
colonne vertébrale. C'est là qu'il faut aller chercher ces corps étrangers en ouvrant le onzième
espace intercostal; c'est toujours par cette voie
que je les ai extraits. On les rencontre libres au
milieu d'un foyer purulent quand ils sont arrivés depuis peu de jours, et fixés par des kystes
quand ils ont définitivement pris droit de domicile. Ces faits, peu connus encore, sont de la plus
haute importance, et je les ai vérifiés trop souvent pour craindre que le temps me donne jamais un démenti.

Selon que les corps étrangers s'échappent du parenchyme pulmonaire à des époques plus ou moins éloignées, ils peuvent produire une ou plusieurs collections purulentes circonscrites. En effet, chez un grenadier du 2ᵉ léger, blessé d'un coup de feu au thorax, pendant l'expédition de Médéah, en 1836, et qui mourut trois mois plus tard dans mon service, à l'hôpital du Dey à Alger, voici ce que j'ai trouvé à l'autopsie :

Fracture de la partie moyenne de la quatrième vraie côte; derrière cet arceau osseux, foyer de pus, susceptible d'admettre le poing, et circonscrit par de fausses membranes, épaisses d'un demi-pouce, développé entre le parenchyme pulmonaire et les côtes; ce foyer communiquait en dedans avec le trajet que la balle s'était ouvert dans le poumon; ce trajet était rempli de pus, était tapissé d'une membrane d'apparence muqueuse, et contenait deux petites esquilles, dont l'une faisait saillie dans la collection purulente dont nous avons parlé, et au fond de laquelle je retrouvai deux pièces d'os fixées par des adhérences.

Au-dessous de cette collection circonscrite en siégeait une autre beaucoup plus considérable, qui occupait la base de la poitrine et refoulait à la fois le diaphragme et le poumon.

Cet épanchement de matières purulentes avait environ quatre pouces de diamètre en tout sens, était entouré de pseudo-membranes très épaisses, pointillées en rouge; pseudo-membranes qui, après avoir subi une véritable organisation, étaient devenues, comme tous les tissus vivants, susceptibles de phlegmasie. Ce kyste contenait plus d'un litre de sérosité purulente, au milieu de laquelle flottaient des débris de fausses membranes. On aurait pu lui donner issue sans arriver dans la cavité des plèvres. Dans l'angle costo-diaphragmatique siégeaient la balle et deux longues esquilles qui étaient tombées probablement peu de temps après l'accident, et que des kystes isolateurs retenaient en place.

HERNIE DU POUMON.

La hernie de l'organe pulmonaire est une des complications des plaies pénétrantes de poitrine qui se présentent le plus rarement.

Quelque portion de l'organe pulmonaire vient-elle à s'échapper entre les lèvres d'une perforation du thorax, elle s'étrangle aisément. Exposée au contact de l'air, elle se sèche bien vite, se flétrit et devient livide. Ces caractères ont souvent fait croire faussement à la gangrène, et il est arrivé qu'on a excisé des parties herniées qui, réduites dans la poitrine, auraient recouvré leurs fonctions. Quand le tissu pulmonaire, sorti du thorax, est violemment contus, déchiré, ou gangrené, il faut le retrancher par l'excision seule ou unie à la cautérisation, comme Fabrice de Hilden l'a fait avec succès.

II° OBSERVATION.

Hernie du poumon avec fracture de quatre côtes. — Extraction d'un éclat d'obus et de nombreuses esquilles. — Réduction de la hernie. — Mort après six jours, pendant un transport pénible.

Chez un canonnier français, blessé en 1831, à la ferme-modèle, près Alger, par un éclat d'obus qui, après avoir brisé dans le tiers postérieur les 7, 8, 9 et 10° côtes, était resté fixé dans le parenchyme du poumon, j'ai pu observer une hernie de ce viscère, de la grosseur du poing. Cette hernie, contuse et déchirée, offrait, à son centre, le morceau d'obus qui était anguleux, et dont le plus grand diamètre n'avait pas moins de quatre pouces. J'en fis l'extraction, et la hernie fut réduite sans peine à travers la large solution de continuité du thorax. J'introduisis la main en entier dans la cavité des plèvres pour en retirer plus de trente esquilles de toutes grandeurs, et pour redresser les fragments des côtes; je rafraîchis les lèvres des plaies des parties molles; je fis effort sur les téguments voisins, et, à l'aide de la suture emplumée, je fermai si exactement cette large ouverture du thorax, que le sang ne trouva pas même d'issue à l'extérieur.

Cet artilleur ayant perdu une grande quantité de sang, resta pendant près d'une heure en syncope; enfin il se réveilla, la réaction survint douce, graduée, et fit cesser, après 60 heures, les crachats sanguinolents. Il était dans un état satisfaisant, quand il périt le sixième jour pendant son transport aux hôpitaux d'Alger. Il est probable que les secousses auront développé une hémorrhagie mortelle.

LÉSION DES NERFS RENFERMÉS DANS LE THORAX.

La lésion des plexus qui entourent la racine des poumons étant simultanée avec celle de ces organes fait naître des douleurs profondes, et doit nuire à l'hématose à laquelle préside la huitième paire de nerfs : en voici un exemple.

IIIᵉ OBSERVATION.

Perforation des deux poumons. — Déchirure de l'œsophage et des nerfs de la huitième paire. — Influence de cette lésion sur la chimification.

A..., caporal au 13ᵉ régiment de ligne, succomba douze heures après avoir eu le thorax traversé de part en part, et de droite à gauche par une balle, et à l'autopsie je trouvai les lésions qui suivent :

Épanchement de sang considérable dans la cavité des plèvres des deux côtés; perforation des deux poumons, compliquée de la déchirure de l'œsophage, de celle des nerfs de la huitième paire, au moment où ils se contournent en spirale pour traverser le diaphragme; estomac rempli d'aliments non chimifiés.

Ce blessé n'avait fait aucun effort de vomissement et n'en avait pas senti le besoin; aussi ne voyait-on aucune trace d'aliments à travers la déchirure de l'œsophage. Il n'avait pas manifesté le désir de boire, et n'avait pris aucune boisson : or, on sait que la soif se fait sentir impérieuse, et peu d'instants après les plaies, quand surtout, celles-ci ont donné lieu à une perte de sang abondante.

Ce fait milite en faveur des physiologistes qui pensent que la section de la huitième paire, au moment où elle plonge dans l'abdomen, suspend la digestion en arrêtant la sécrétion des sucs gastriques; que la soif et les vomissements cessent de se manifester, parce que le cerveau n'est plus impressionné par les agents nerveux chargés de l'informer des besoins des viscères.

La lésion partielle du nerf diaphragmatique n'est

pas très rare ; elle détermine dans le diaphragme des douleurs qui s'étendent assez souvent à l'estomac dont elles provoquent des contractions suivies de vomissements. Ces douleurs disparaissent ordinairement au bout d'une dizaine de jours, tandis qu'elles persistent beaucoup plus long-temps dans la région de l'épaule et du bras, où elles retentissent assez souvent.

M. D...,porteur d'une lésion de ce nerf, éprouva pendant quatre mois une demi-paralysie des mouvements du bras et de l'épaule, accompagnée de fortes douleurs ; la balle était perdue dans la poitrine, et ces phénomènes m'ont éclairé sur la marche que le projectile avait dû suivre.

Il est assez rare qu'un projectile traverse la poitrine sans atteindre et fracturer quelqu'une des pièces d'os qui en constituent le squelette.

FRACTURE DES CÔTES.—BALLES PERDUES DANS LA POITRINE.

Nous avons expliqué plus haut la différence qu'il y a entre les solutions de continuité du sternum, entre celles des côtes et des fibro-cartilages.

Celles des côtes, avons-nous dit, sont suivies d'esquilles longues et pointues. Ces éclats osseux, déterminés par une cause agissante de dehors en dedans, pénètrent souvent dans le parenchyme pulmonaire, en même temps que les bouts de la fracture.

Je me suis assuré de la vérité de cette assertion par une foule d'autopsies; aussi ai-je pris pour règle de conduite invariable de toujours inciser, dans ces cas, les parties molles sur le lieu fracturé, afin d'introduire le doigt dans la plaie pour l'étudier, pour extraire les fragments d'os entrés dans la cavité des plèvres ou dans le tissu pulmonaire, et pour ramener au dehors et reséquer même au besoin les pointes des côtes brisées. Cette conduite, essentiellement pratique, est malheureusement trop peu suivie. Combien n'ai-je pas vu de blessés survivre des mois entiers, et succomber enfin épuisés par d'abondantes suppurations qu'entretenait la présence de ces corps étrangers.

Il importe essentiellement de savoir bien distinguer l'entrée d'avec la sortie de la balle, parce que dans le premier cas les esquilles sont dirigées en dedans, tandis que dans le deuxième cas elles se portent en dehors, suivant l'impulsion de la cause vulnérante.

Si le projectile après avoir glissé sur une côte en avait déterminé la fracture quelques pouces au-delà de son ouverture d'entrée, conviendrait-il de couper avec le bistouri le pont de parties molles qui séparent l'entrée du plomb d'avec le siége de la solution de continuité, ainsi qu'on le conseille? Ce n'est pas notre avis, et je me contente de plonger l'instrument tranchant directement sur le lieu de la fracture, afin de la découvrir et de pouvoir agir sur elle.

Quand le doigt est suffisant pour aller saisir des esquilles ou des balles perdues dans la poitrine, il faut redouter de trop prolonger des recherches stériles et douloureuses, et il convient d'attendre l'époque de la suppuration, pour les renouveler s'il y a lieu. Les adhérences des plèvres costale et pulmonaire permettraient seules des tentatives d'extraction de balles égarées dans le poumon, ainsi que cela est arrivé à Ledran. Dans tout autre cas, il est de précepte de les abandonner; c'est une fâcheuse nécessité, mais qui offre néanmoins encore des chances favorables. Il existe des exemples de balles qui ont été rejetées par un effort de toux après un long séjour, d'autres sont restées pendant vingt ans dans le poumon; mais souvent elles amènent la phthisie, et souvent encore elles finissent par tomber de bonne heure dans la cavité de la poitrine, pour aller se fixer dans l'angle costo-diaphragmatique.

Si des balles ont pu séjourner pendant des années dans le corps des vertèbres sans amener d'accidents, il est vrai de dire aussi que souvent après avoir entretenu des caries et des fistules, elles sont tombées dans la cavité des plèvres. Dans un cas analogue, une balle avait brisé le deuxième cartilage sterno-costal, et était demeurée perdue dans la poitrine; la perforation du poumon avait fait naître mille accidents que quatre mois de soins bien entendus avaient conjurés. Le blessé était en voie de guérison, quand apparut une pleuro-pneumonie avec épanchement purulent qui le fit périr en huit jours. Je trouvai une perforation du corps de la quatrième vertèbre qui avait donné domicile au projectile pendant les premiers temps; celui-ci s'était ensuite échappé de sa loge, et je l'ai trouvé à la partie postérieure et inférieure du thorax, dans l'angle costo-diaphragmatique, où de fausses membranes lui formaient un kyste.

Dans un autre cas, une balle entrée en dehors du sternum, entre la troisième et la quatrième côte à droite, était venue se fixer au milieu du corps de la septième côte qui était fracturée de dedans en dehors, et offrait, dans l'écartement de sa brisure avec éclats, une cavité susceptible de la loger. Tapissée par un kyste dont les débris membraneux flottaient dans l'intérieur du thorax, cette cavité contenait, de plus, des morceaux de drap. Le projectile avait fini, après un séjour de deux mois au moins, par tomber dans la poitrine, et je l'ai retrouvé, comme l'autre, dans l'angle costo-diaphragmatique, mais libre et roulant au milieu d'un flot de pus séreux.

Dans l'un et l'autre cas, il y avait un épanchement de sérosité purulente qui, occupant la partie postérieure et inférieure du thorax, refoulait le poumon en dedans, en haut et en avant; ce viscère était retenu dans cette position par de fausses membranes qui lui formaient un véritable kyste, les portions de son parenchyme, les plus voisines du foyer, étaient refoulées, semblables à de l'éponge préparée, et n'admettaient plus l'air inspiré; celles qui étaient en rapport avec la face postérieure du sternum, étaient crépitantes. J'insiste sur ce fait qui, je crois, n'a pas encore été signalé, pour combattre une opinion trop accréditée, savoir que les balles tombées dans la poitrine y restent toujours libres et roulantes : de là une foule de manœuvres souvent inutiles pour chercher à les ramener à l'orifice de la plaie, telle était celle qui consistait à placer le blessé sur deux tables séparées l'une de l'autre, de manière que la plaie répondît à leur intervalle et fût plus ou moins déclive. Quand j'ai affaire à une balle tombée dans l'angle costo-diaphragmatique, je vais à sa recherche en ouvrant le onzième intervalle costal, soit de dehors en dedans en pratiquant l'empyème par les moyens ordinaires,

soit de dedans en dehors, comme déjà je l'ai dit
à l'aide de la sonde à dard, introduite dans le thorax par la plaie d'entrée du projectile. Cette contre-ouverture, faite dans le lieu le plus déclive,
facilite l'issue des matières épanchées qu'on peut
aspirer, au besoin, comme nous l'avons indiqué
plus haut. La balle est cherchée dans le lieu d'é-
lection que nous lui avons assigné, dans l'angle
costo-diaphragmatique, et pour la retirer on
pourrait, s'il le fallait, à l'exemple de M. Larrey,
rogner une partie de la côte inférieure avec le
couteau lenticulaire de la boîte à trépan. Mais je
me suis toujours dispensé de cette ressource en
appuyant sur la douzième côte et en soulevant la
onzième qui offre une assez grande mobilité,
parce qu'elle n'a qu'une seule facette articulaire
avec la colonne vertébrale, et j'ai obtenu ainsi
un écartement suffisant pour extraire, soit des
balles, des esquilles, ou tout autre corps étranger. La présence d'une balle dans le tissu pulmonaire détermine des accidents des plus graves,
non essentiellement mortels, comme nous l'avons
dit; elles entretiennent dans la respiration une
difficulté qui augmente beaucoup par la marche
sur un plan ascendant. Quelquefois l'orthopnée
est continuelle, la toux incessante, et la phthisie
en est la conséquence. D'autres accidents peuvent encore venir à la suite de ces graves lésions,

tels sont les abcès, la pneumonie, la pleurésie, la gangrène, les épanchements, les hémoptysies. Parmi les accidents primitifs, ceux qu'il importe le plus d'observer sont l'emphysème et l'épanchement sanguin.

EMPHYSÈME.

Nous avons déjà expliqué pourquoi l'emphysème était fort rare à la suite des coups de feu qui traversent le poumon; toutefois, comme cette complication peut néanmoins se rencontrer, disons-en quelques mots.

L'emphysème peut exister sans lésion du poumon; il suffit en effet que la cavité pleurale soit ouverte pour que l'air y pénètre pendant l'inspiration. Afin de savoir d'où provient ce gaz, il convient d'inviter le blessé à faire quelques expirations prolongées, de fermer la plaie pendant l'inspiration, et, si le poumon n'est pas perforé, la source de l'air sera bientôt tarie, tandis que le contraire aura lieu si elle est entretenue par la lésion de ce viscère donnant passage à l'air inspiré. Dans cette dernière hypothèse, l'air peut s'épancher dans le tissu pulmonaire et n'agir que sur le poumon lui-même, ou bien il peut envahir une plus ou moins grande partie du tronc, en commençant par le thorax, pour s'étendre de là à tout le tissu cellulaire en général. La circulation est fortement embarrassée, sinon totalement interrompue, dans un poumon emphysémateux, et ces accidents n'auraient pas de terme, si la nature ne les arrêtait par un mécanisme facile à saisir. L'inflammation développée dans le trajet parcouru par la balle détermine de la tuméfaction, de l'induration, qui enlèvent au tissu cellulaire sa perméabilité, et dès lors l'air ne peut plus s'y infiltrer, celui qui s'y trouve finit par être résorbé, et il ne reste plus qu'à continuer le traitement de la pneumonie traumatique.

Quant à l'emphysème du tissu cellulaire en général, il reconnaît le plus souvent pour cause le défaut de parallélisme entre l'ouverture intercostale et celle des téguments. Expliquons ce phénomène : l'air pénètre par l'inspiration dans le tissu pulmonaire ; une petite quantité en est ensuite expirée, l'autre au contraire s'accumule et se condense de plus en plus dans les cavités des plèvres où elle est entrée par la perforation du poumon. Celui-ci, d'abord affaissé, se trouve de plus en plus refoulé contre la colonne vertébrale, à moins qu'une adhérence pleurétique ne le retienne partiellement contre les parois du thorax ; l'air inspiré finissant par ne pouvoir plus déplisser le poumon, dont le parenchyme ressemble

actuellement à une éponge préparée, passe désormais en totalité dans la cavité pleurale; et
comme il ne peut rebrousser chemin, il ne
trouve pour fuir que l'ouverture du thorax. Nous
empruntons ici à M. le baron Larrey la continuation des phénomènes de l'emphysème général : « L'air qui s'échappe de la cavité thoracique
» s'infiltre dans le tissu cellulaire ambiant, à
» raison de la résistance qu'il éprouve vers la
» plaie des téguments, dont les bords s'enflam-
» ment et se froissent immédiatement. Cette in-
» filtration se propage dans tout le tissu cellulaire
» sous-cutané, pénètre dans les interstices des mus-
» cles, et après avoir distendu à des degrés relatifs
» tout le côté du corps correspondant à la blessure,
» passe à travers les mailles du tissu cellulaire des
» lignes médianes au côté opposé, et envahit suc-
» cessivement tout le tissu lamelleux sous-cutané.
» Ainsi, sous les effets de cette infiltration aé-
» rienne, les fosses orbitaires s'effacent, les yeux
» et la bouche se ferment par le boursouflement
» des paupières et des lèvres; le nez disparaît sous
» l'exubérance des joues; la peau du cou se dis-
» tend outre mesure, et remplit les espaces qui
» séparent la tête du tronc; la peau de cette
» dernière partie se boursoufle dans toute sa pé-
» riphérie, si ce n'est aux deux lignes adhérentes,
» au sternum et aux apophyses épineuses de la co-

» lonne vertébrale. La tuméfaction des bourses
» fait disparaître le pénis; le boursouflement
» s’empare également des membres, et à l’excep-
» tion des téguments qui adhèrent à la paume
» des mains et à la plante des pieds, ces extrémi-
» tés prennent une forme cylindrique, et acquiè-
» rent un volume plus ou moins considérable.
» Enfin, le blessé prend l’aspect des animaux
» qu’on insuffle dans les boucheries. »

Dans un cas rapporté par Littre, la quantité
d’air infiltré était si considérable, qu’entre le
sternum et la surface tégumentaire, il existait
un intervalle de onze pouces. Cet emphysème
avait neuf pouces au ventre, six au col et quatre
dans tous les autres points du corps. L’air avait
pénétré jusque dans l’intérieur de l’œil, etc.

L’emphysème est très rare à la suite des coups
de feu, parce que, selon moi, les projectiles se
comportent à l’égard des tuyaux bronchiques
comme pour les tubes artériels, et pour les granulations du tissu glanduleux. En effet, dans le
premier cas, comme dans les deux autres, le
plomb en frappant de mort les tissus qu’il a
trouvés sur son passage après les avoir distendus outre mesure pour les déchirer, a déterminé
sur la lumière des bronches un bouchon assez
fort pour s’opposer dans les premiers temps à
l’issue de l’air; plus tard, ce bouchon disparaîtra

sous l'empire d'un travail éliminatoire; mais les bourgeons destinés à le chasser auront survécu, occuperont sa place et le remplaceront pour jamais dans ses fonctions, qui ne devaient être que transitoires.

Dans les circonstances rares où j'ai observé l'emphysème à la suite des coups de feu, de prompts remèdes ayant été administrés, je suis parvenu à en arrêter les premiers effets, et je n'ai pu voir par moi-même les détails empruntés plus haut à l'auteur de la clinique chirurgicale, qu'à la suite de plaies du poumon par armes blanches.

Il arrive assez souvent que l'air s'épanche en même temps que le sang dans la cavité des plèvres. L'air, en raison de sa légèreté, se porte à la périphérie, et c'est pourquoi le thorax soumis à la percussion rend un son clair, malgré l'épanchement des liquides. Le stéthoscope et la percussion font aisément reconnaître cette complication, qui, loin d'être fâcheuse, peut au contraire offrir des avantages, parce que la présence de l'air concourra avec celle du sang épanché, pour faire équilibre à la force de l'hémorrhagie du poumon, et la source de cette hémorrhagie sera fermée de bonne heure, grâce à ce précieux auxiliaire.

On sait que quelques auteurs pensent que le crachement de sang n'est pas toujours un signe infaillible de la lésion du poumon, et que pour beaucoup d'autres l'emphysème en est caractéristique. Mais, d'une part, cette infiltration d'air est fort rare à la suite des coups de feu, et d'une autre part, elle ne se développe que dans certaines circonstances, quand il existe des sinuosités dans le trajet de la blessure. D'ailleurs lorsque l'épanchement sanguin est rapide, le tissu pulmonaire est comprimé et l'air ne peut s'infiltrer.

Si l'épanchement se faisait avec lenteur, et que le poumon fût devenu emphysémateux, la distension de cet organe par la présence de l'air agirait-elle par un mode de compression excentrique, pour rapprocher les parois des tubes artériels et arrêter l'hémorrhagie? ou bien au contraire, ces vaisseaux préservés par l'air ambiant du contact immédiat du sang et de la compression que ce dernier paraît exercer sur eux se trouvent-ils dans des conditions favorables à laisser s'écouler le sang qu'ils renferment?

Voilà une question que les faits ne m'ont pas encore permis de résoudre.

On conseille d'arrêter l'infiltration aérienne et de la faire disparaître en établissant un parallélisme parfait entre les ouvertures de la plèvre et celles des téguments, et en comprimant directement et avec force pour s'opposer à la sortie du gaz épanché dans la cavité des plèvres.

Je m'en suis toujours tenu à la simple com
pression faite à l'aide de compresses graduées,
sur le lieu correspondant à l'ouverture pleurétique, parce que je ne vois pas la nécessité de
rétablir au préalable le parallélisme entre celle-ci
et celle des téguments. Ce précepte serait avantageux s'il était nécessaire de laisser béantes ces
ouvertures ainsi confondues en une seule; mais
loin de là, il est au contraire rigoureusement
prescrit de les fermer immédiatement, et dès
lors je ne lui trouve que des inconvénients. N'est-
il pas d'ailleurs des circonstances où, pour suivre
ce précepte, il faudrait diviser d'un bout à l'autre des trajets de six à huit pouces d'étendue?
J'aimerais mieux, comme je l'ai dit plus haut à
l'occasion des esquilles, faire une contre-ouverture
directe sur la perforation des parois du thorax,
et encore je n'en vois pas la nécessité, à moins
qu'il n'y ait à la fois emphysème et fracture. Alors
la contre-ouverture serait destinée à l'extraction et au redressement des os fracturés, et non
à satisfaire aux moyens curatifs de l'emphysème.
Or, je le répète, une compression à l'aide de
compresses graduées, bien établie sur le lieu de
la perforation du thorax, et portant à la fois sur
le trajet fistuleux, suffira pour arrêter le passage
de l'air et son infiltration dans le tissu cellulaire
sous-cutané. Mais ce n'est pas assez d'avoir arrêté

les progrès de l'emphysème, si on ne parvient à combattre celui qui existe ; on recommande à cet effet les ventouses mouchetées : quant à moi, je ne leur accorderais de confiance qu'autant que les scarifications seraient profondes, et encore faudrait-il en appliquer un grand nombre pour en tirer quelque résultat avantageux. De quelle importance peuvent être quelques bulles d'air aspirées par ce moyen? J'aurais plus de foi aux incisions prolongées, et qui atteindraient toute l'épaisseur du derme, ainsi qu'il serait urgent d'en pratiquer sur les parties latérales du col, s'il y avait menace d'asphyxie par la compression de la trachée-artère.

Il m'a suffi de recourir aux réfrigérants appliqués à l'extérieur du corps, dans le but d'en abaisser la température afin de condenser l'air infiltré, de masser les parties emphysémateuses, de poser sur elles des bandages légèrement compressifs, pour voir diminuer graduellement et d'une manière sensible la tuméfaction du tissu cellulaire à mesure que la résorption de l'air s'opérait.

LÉSION DU SYSTÈME CIRCULATOIRE RENFERMÉ DANS LA POITRINE.

Les organes de la circulation contenus dans le thorax sont le cœur et les gros vaisseaux qui

en partent ou y aboutissent, tels que l'aorte, les
veines caves, etc., dont les lésions sont toujours
immédiatement mortelles pour peu qu'elles aient
d'étendue, tandis que les hémorrhagies des vaisseaux d'un second ordre, tels que ceux qui entrent dans la composition du poumon ou qui
rampent dans le grillage des côtes, ne sont pas
au-dessus des ressources de l'art et méritent une
étude beaucoup plus approfondie.

DES PLAIES DU COEUR.

Des faits authentiques témoignent contre l'o-
pinion long-temps accréditée, que les lésions du
cœur sont essentiellement mortelles.

A. Paré, Saviard, Courtial, Lerouge, Dupuytren, citent des exemples de perforation de cet
organe qui n'ont pas été suivis de mort instantanée, et, dans quelques cas même, la mort a été
pour ainsi dire indépendante de la blessure. On
signale d'ailleurs un grand nombre de guérisons
obtenues chez des hommes qui avaient offert
tous les signes qui traduisent cette lésion, tels
que dyspnée, anxiété extrême, lipothymie, douleur derrière le sternum, paleur générale, peti-
tesse et irrégularité du pouls, sueurs froides, et
de plus les signes des épanchements, soit dans
le péricarde, soit dans les plèvres, joints aux

conjectures que l'on peut tirer de la situation de la direction de la plaie faite par l'arme, et de la profondeur à laquelle celle-ci a pu pénétrer.

On sait que Latour trouva chez un militaire mort six ans après avoir été blessé, une balle chatonnée dans le ventricule droit près de la pointe de l'organe, recouverte en partie par le péricarde, et appuyée sur le septum médium.

Des animaux tués à la chasse ont présenté des balles fixées depuis long-temps dans l'épaisseur de ce muscle creux.

D'après sa position, le ventricule droit est sans contredit le point du cœur le plus vulnérable; viennent ensuite le ventricule gauche et les oreillettes.

Quant au diagnostic, nonobstant toute la série des symptômes ci-dessus énoncés, il n'est pas toujours facile, et le plus souvent il n'est encore que conjectural.

Le traitement se borne à fermer la plaie avec beaucoup de soin, à recourir aux saignées avec énergie et selon l'état du blessé, à employer les réfrigérants et même la glace sur la région précordiale, et à prescrire le repos, le silence, la diète la plus absolue. Quelques jours plus tard, quand on n'aura plus à craindre le retour de l'hémorrhagie, il conviendra d'ouvrir une issue extérieure au sang, s'il est accumulé dans le péricarde en grande quantité, pour prévenir les accidents auxquels sa décomposition donnerait naissance.

On verra plus loin une double lésion du poumon et du péricarde heureusement guérie par les moyens qui viennent d'être signalés.

HÉMORRHAGIES FOURNIES PAR LA LÉSION DES VAISSEAUX CONTENUS DANS LE THORAX OU DANS LES PAROIS DE CETTE CAVITÉ. — PRÉCEPTES DIFFÉRENTS SELON QUE L'HÉMORRHAGIE EST INTERNE OU EXTERNE. — MOYEN D'EN RECONNAITRE L'ORIGINE.

Lorsque de gros vaisseaux, tels que l'aorte et ses branches principales, les veines caves, azygos, et pulmonaires, ont été largement ouverts, l'épanchement est foudroyant et mortel à l'instant; tandis qu'il se forme ordinairement d'une manière lente et graduée quand ce sont les vaisseaux du poumon ou bien les artères intercostales et mammaires internes qui fournissent l'hémorrhagie.

On reconnaît les épanchements aux symptômes suivants, dont l'intensité varie toutefois selon la quantité du sang accumulé dans la cavité des plèvres, et selon encore que l'hémorrhagie est lente ou brusque.

Oppression; respiration suspirieuse, courte,

fréquente, suffocative; peau décolorée, froide, couverte d'une sueur visqueuse; horripilations; lipothymies; syncopes même, si l'épanchement est rapide; pouls petit, fréquent, concentré; anxiété extrême; changement continuel de position pour revenir toujours à celle dans laquelle les attaches du diaphragme sont relâchées par la flexion du tronc et des cuisses en avant, les épaules étant relevées et soutenues par des oreillers; décubitus impossible sur le côté sain, fort pénible sur le côté blessé; sensation d'un flot, d'un liquide déplacé par un changement brusque de position; matité du son rendu par l'auscultation, susceptible de varier en étendue; refoulement du poumon; imperméabilité du tissu de cet organe, reconnue par l'oreille armée du stéthoscope; ampleur et évasement plus considérable du côté où siége l'épanchement; redressement des arceaux osseux; grillages costeaux agrandis; hypocondre plus volumineux, plus saillant; quelquefois ecchymose vers l'angle des côtes, due à l'imbibition du sang dans le tissu cellulaire, et que Valentin a considérée à tort comme un signe constant des épanchements.

Quand la paroi du thorax est assez largement ouverte, comme cela a lieu quand la blessure provient d'une balle, le sang s'échappe par la plaie par régurgitation à chaque expiration, mêlé à de l'air qui rentre dans la cavité des plèvres pendant l'inspiration, en faisant le bruit de soufflet.

Si l'épanchement est ordinairement facile à constater, il est souvent fort difficile de reconnaître si l'hémorrhagie est fournie par le poumon ou par l'une des artères qui rampent dans les parois du thorax, l'artère mammaire interne ou l'une des artères intercostales. Or cette distinction est de la plus grande importance; en effet, dans le premier cas, quand l'hémorrhagie est interne, après avoir enlevé les esquilles et les corps étrangers dont la présence pourrait nuire, il est de précepte d'affronter les lèvres de la perforation thoracique le plus exactement possible, pour que le sang ne puisse trouver issue au dehors et s'accumule dans la cavité des plèvres, jusqu'à ce que le plissement des vaisseaux par le refoulement du poumon ralentisse la circulation, et que l'abondance des caillots sanguins fasse bouchon sur la bouche des artères, et oppose à l'impulsion du sang une puissance supérieure à la sienne.

Par cette conduite, on a pu prévenir des hémorrhagies mortelles. C'est la seule assurément qu'il faille tenir dans ces circonstances graves; mais malheureusement elle a le grand inconvénient de laisser dans la cavité des plèvres une

quantité considérable de sang dont la présence
agit à son tour comme corps étranger, et qui bientôt fera naître des accidents par suite des efforts que la nature ne tardera pas à faire pour
s'en débarrasser par un travail éliminatoire.
Nous avons dit déjà que ce liquide ne peut jamais être résorbé en totalité; qu'on ne peut
compter sur l'absorption des parties les plus
fluides qu'autant qu'elles ne sont pas en trop
grande abondance, et que, dans ce dernier cas,
il faut leur donner issue, soit par la plaie extérieure, soit par une contre-ouverture faite dans
le point le plus déclive, au bout de quatre à huit
jours, du moment qu'on n'a plus à redouter le
renouvellement de l'hémorrhagie.

Toute la série des accidents qu'ils entraînent peut être aisément prévenue quand l'hémorrhagie est externe, c'est-à-dire quand elle
est entretenue, soit par l'artère mammaire dont
plus haut nous avons fait connaître la ligature,
soit par l'une des artères intercostales sur les
moyens hémostatiques desquelles nous nous sommes également déjà arrêté.

Malheureusement, il est souvent difficile, surtout quand la plaie du thorax est étroite, de reconnaître si l'hémorrhagie provient du poumon
ou des artères mammaires et intercostales.

Un des meilleurs moyens consiste dans l'introduction du doigt indicateur dans la plaie, avec lequel on comprime le vaisseau sur le bord inférieur de la côte pour suspendre le cours du sang, puis, en détachant doucement cet index, on sent aisément la colonne sanguine tomber sur la pulpe, si elle provient de l'artère intercostale. On conseille aussi d'introduire un morceau de carte sous le bord inférieur de la côte, et alors si le sang s'échappe en passant au-dessus d'elle par un jet saccadé, c'est une preuve qu'il provient de l'artère dont nous parlons, et si, au contraire, il sort au-dessous de cette carte, et par régurgitation, il dérive d'une autre source. Les mêmes remarques s'appliquent à l'artère mammaire interne.

Si, malgré ses efforts, le chirurgien ne peut reconnaître si l'hémorrhagie est interne ou externe, il se comporte comme si elle était interne. C'est à tort qu'on conseille de fermer la plaie dans tous les cas pour forcer le sang à s'épancher dans le thorax : ce moyen ne doit être considéré que comme un pis-aller, une dernière ressource.

On conçoit combien il devient dangereux de sucer la plaie quand on a intérêt à favoriser les épanchements sanguins. On sait qu'anciennement des hommes désignés sous le nom de psyles suivaient les armées et n'avaient pas d'autres fonctions. Ce moyen ne serait toutefois pas à dédaigner si l'hémorrhagie ne reconnaissant point d'autre source que la lésion d'une artère intercostale, celle-ci avait été préalablement comprimée ou liée.

Quant au précepte d'entretenir dans la plaie des mèches pour la tenir ouverte, et donner de temps à autre issue au sang épanché, il ne doit plus vivre que pour l'histoire, et je pense qu'il n'est plus guère employé que chez les Arabes. En voici un exemple dont j'ai été témoin.

IVᵉ OBSERVATION.

Coup de feu à travers le thorax et l'abdomen, pansé par un médecin arabe.

Dans une réjouissance publique et religieuse, un arabe, ayant été blessé par accident d'un coup de feu à la poitrine, envoya à Alger prier le lieutenant-général Voirol de lui envoyer son chirurgien. J'acceptai cette mission et je me mis en route avec deux hommes d'escorte, un interprète et mon ami M. le baron Vialard. En arrivant au domicile de notre malade, grand nombre d'esclaves se précipitèrent sur nos pas pour nous baiser les pieds et les mains, s'emparèrent de nos chevaux, et nous conduisirent à travers une forêt d'orangers dans une fort belle et grande maison, où reposait leur maître.

J'aperçus, couché à terre sur un matelas, un jeune homme d'environ vingt-deux ans, au teint pâle et décoloré, à l'œil terne et dont la paupière pouvait à peine s'entr'ouvrir. Le tobibe (mot arabe qui signifie médecin) était occupé à lui panser une plaie pénétrante à la partie latérale et médiane droite du thorax; et de trois en trois heures, il introduisait dans la poitrine de longues mèches de linge roulé, enduites de miel, qu'il retirait et remplaçait par d'autres. Je vis à ce pansement s'échapper un flot abondant de sang veineux, accompagné de l'entrée et de la sortie de l'air à travers la perforation thoracique. Une syncope survint, et je craignis qu'elle ne fût mortelle.

Ce pansement terminé, le tobibe nous fit voir dans la région lombaire une autre ouverture déterminée par la sortie du plomb, et qui fut pansée de la même manière.

Il me fut facile de reconnaître une double perforation des cavités thoracique et abdominale avec lésion du poumon, du diaphragme et du foie.

La peau était froide et visqueuse; la face, le cou et la poitrine étaient couverts d'une sueur abondante. Le pouls était filiforme et intermittent, la respiration laborieuse, et malgré une faiblesse extrême, cet Arabe ne quittait pas sa pipe qu'il faisait péniblement fonctionner.

Il y avait vingt-quatre heures que l'accident avait eu lieu, et il était aisé de voir que la mort était des plus imminentes. C'est pourquoi, j'eus la prudence de ne rien faire, et d'avertir les parents de la dernière heure de leur fils, en les priant de me laisser partir.

Ils me conjurèrent de demeurer parmi eux et de ne désespérer de rien. Dieu est grand, disaient-ils, et lui seul peut prédire le moment de la mort.

Au bout de deux heures, les cris de désespoir de toute la famille qui, rangée en cercle autour du défunt, psalmodiait les prières les plus touchantes, en s'arrachant les cheveux et les joues, m'annoncèrent que je ne m'étais pas trompé.

Ma prédiction avait produit son effet sur l'esprit de ces mahométans qui dès lors me regardèrent comme un être surnaturel. On voulut me donner une grosse bourse remplie d'argent, que je refusai, et je n'acceptai qu'une escorte de dix hommes qui nous ramena à Alger.

Je terminerai ces considérations générales par quelques observations dans lesquelles on retrouvera la plupart des phénomènes ci-dessus énoncés.

Ve OBSERVATION.

Plaie pénétrante du thorax, suite d'un coup de feu. — Extraction d'une esquille entrée dans le poumon. — Redressement des bouts d'une côte fracturée. — Balle perdue dans la poitrine. — Douze saignées générales; réfrigérants. — Guérison.

M. D... reçut, en décembre 1834, un coup de feu au côté droit du thorax; la balle atteignit la partie moyenne de la neuvième côte, glissa à sa surface, et, arrivée à son angle, heurta contre lui, le brisa et alla se perdre dans la poitrine. Je sondai la plaie avec le doigt, et la fracture une fois reconnue, je ne débridai pas l'ouverture d'entrée du projectile; mais je divisai, dans l'étendue de deux pouces, toutes les parties molles qui recouvraient la fracture, afin de mettre celle-ci à découvert. A l'aide de ces préliminaires, il fut aisé de retirer une esquille large de cinq à six lignes et longue d'un pouce et demi qui était entrée de moitié environ dans le parenchyme pulmonaire. Immédiatement après l'extraction de cette pièce d'os, de l'air mêlé à du sang écumeux s'échappa avec force par la plaie, en faisant entendre un bruit de soufflet. Le poumon ne put être refoulé contre la colonne vertébrale que partiellement, à cause des adhérences que je reconnus facilement avec le doigt et qui le retenaient en rapport avec la face postérieure des côtes. Je retirai encore deux petites esquilles et je redressai avec le doigt les fragments de la côte qui, se dirigeant en dedans, auraient évidemment continué à déchirer le poumon pendant les actes respiratoires.

Pansement. — Les lèvres de la plaie sont tenues affrontées par des bandelettes agglutinatives; un linge fenestré, un plumasseau de charpie, quelques compresses et un bandage de corps contentif, pour limiter le jeu des côtes, composèrent le premier appareil qui ne fut levé qu'au bout de douze jours, après avoir été constamment arrosé d'eau froide.

Les angoïsses et les menaces de suffocation exigèrent douze saignées générales, dont plusieurs furent faites coup sur coup, avant même l'apparition de la fièvre traumatique, dans l'espoir fondé d'empêcher le développement de la pneumonie. En effet, sous l'influence de ces déplétions sanguines, d'une diète absolue et de boissons glacées, l'épanchement se résorba peu à peu, la pleuro-pneumonie fut très modérée et non suivie d'empyème purulent, comme on le remarque souvent. Le stéthoscope permit de suivre graduellement la marche de l'absorption des parties les plus fluides du sang épanché, et à mesure que ce liquide disparaissait, le tissu pulmonaire se déplissait dans les mêmes rapports. La base du poumon resta encore deux mois non perméable à l'air inspiré, après lesquels sa matité avait disparu complètement.

La plaie marcha d'un pas rapide vers la cicatrisation, et ne laissa bientôt plus voir à son centre qu'un pertuis donnant issue à du pus dont l'écoulement persista pendant quatre mois. A cette époque, par suite de violentes quintes de toux, des morceaux de drap s'offrirent à l'orifice du trajet fistuleux; on les retira, et dès lors la suppuration ne tarda pas à se tarir. Jusque là, ce blessé était resté incliné de côté, depuis il a fini par se redresser parfaitement.

La balle n'a pas été retirée de la poitrine, parce que je n'ai pas cru devoir en suivre les traces au-delà de l'étendue de mon doigt; je pense qu'elle est tombée dans l'angle costo-diaphragmatique, et qu'elle y est fixée près de la colonne vertébrale, par de fausses membranes qui lui forment un kyste. Mon opinion repose sur ce qu'il existe dans ce lieu un point douloureux par la pression, et pendant les changements de temps; elle repose de plus sur les recherches nécroscopiques dont j'ai parlé ailleurs.

Ce fait démontre qu'il faut découvrir les côtes fracturées à la suite de coup de feu pour extraire les esquilles qui pourraient être entrées dans le

poumon; qu'il faut abandonner aux efforts de
la nature les corps étrangers qui ne peuvent être
retirés, parce que la suppuration chassera les uns
au-dehors, tandis que les autres entourés de
kystes isolateurs pourront finir par prendre droit
de domicile sans déterminer d'accidents; que
toutes les plaies du thorax doivent être fermées
le plus tôt possible, et qu'il convient de pratiquer
de larges et nombreuses saignées générales pour
prévenir et combattre la pleuro-pneumonie traumatique, ainsi que les épanchements purulents
qui en dérivent.

VIe OBSERVATION.

Balle traversant le poumon droit dans l'épaisseur de son lobe supérieur,
— Épanchement sanguin évacué le cinquième jour. — Guérison.

D..., sergent au 20e régiment, reçut, le 3 juillet 1831, à la descente de l'Atlas, une balle qui,
entrée dans l'intervalle de la troisième et quatrième côte du côté droit, et à un pouce de distance du sternum, était sortie du même côté en
dehors de l'apophyse transverse de la sixième
vertèbre dorsale. Les soldats de sa compagnie le
transportèrent de suite jusqu'à la ferme de Mou-
zaïa, dans une couverture qu'ils tenaient par les
quatre angles. Quand je le vis une heure environ
après sa blessure, il était encore plongé dans un

état profond de stupeur; son visage pâle, altéré, était couvert d'une sueur froide, il rendait du sang par la bouche et par ses plaies, son pouls était insensible, mais sa respiration se continuait courte, pénible, suspirieuse. Ayant reconnu à l'aide du doigt que le cartilage costal était déchiré et déprimé, il me fut facile de le remettre en position. La plaie du dos n'était point compliquée de fracture. J'appliquai sur l'une et l'autre de ces ouvertures un linge fenestré, enduit de cérat, un plumasseau de charpie et des compresses carrées. Cet appareil fut maintenu par un bandage de corps fortement serré, pour empêcher le redressement complet des côtes et la dilatation de la poitrine, si propice aux épanchements sanguins, par le vide qu'elle opère dans la cavité thoracique. Loin de chercher à dissiper, par des excitants, l'état de syncope et d'anéantissement qui avait suspendu l'hémorrhagie intérieure, je laissai à la nature le soin d'en fixer le terme.

Ayant reconnu que l'épanchement était considérable, et redoutant les accidents qu'allait développer un travail éliminatoire; dès le cinquième jour quand la réaction fut bien développée, et quand la disparition des crachats sanguinolents m'eurent indiqué que l'hémorrhagie était arrêtée définitivement, j'introduisis une sonde en gomme élastique par la plaie de sortie qui siégeait dans le dos, et je retirai dix-huit onces de sang séro-purulent. Cette plaie fut sur-le-champ refermée, il survint un peu de réaction, mais les saignées générales et les ventouses scarifiées imprimèrent à la pleuro-pneumonie une marche régulière, et à l'épanchement sanguin déjà considérablement diminué une impulsion rétrograde. Après deux mois de traitement, ce militaire sortit de l'hôpital tout-à-fait guéri.

VIIe OBSERVATION.

Perforation du thorax par une balle. — Épanchement sanguin vidé partiellement au bout de trois jours. — Fistule pulmonaire. — Mort.

Pendant notre retraite du 1er juillet 1831, B..., soldat au 28e régiment, fut atteint en dehors de l'épine dorsale du côté droit, par une balle qui, entrée entre la troisième et la quatrième côte, avait traversé le poumon d'arrière en avant, et était venue se placer sous les téguments un pouce au-dessous du téton, du même côté où elle siégeait au centre d'une tumeur sanguine, circonscrite, et de la grosseur d'une tête d'enfant.

Il y a deux heures que cet homme a été blessé, et on remarque anxiété extrême, respiration courte, suspirieuse, pouls petit, concentré; défaillances, horripilations, pâleur générale, altération des traits, toux saccadée avec expulsion de sang; dilatation de la poitrine, écartement et élévation des côtes, etc., etc.

Après m'être assuré qu'il n'existait pas de fracture, je fermai l'ouverture d'entrée à l'aide d'un appareil que soutenait un bandage de corps fortement serré et imbibé d'eau froide, pour arrêter l'hémorrhagie interne et hâter la coagulation du sang. Aussitôt que la réaction fut survenue, j'eus recours, à diverses reprises, selon l'indication, aux saignées générales et locales révulsives, et je ne donnai issue à la balle et au liquide épanché que trois jours plus tard, quand je jugeai que l'hémorrhagie était suffisamment arrêtée pour ne pas se renouveler. L'infiltration d'une partie du sang dans les mailles du tissu cellulaire avait déterminé, autour de la base de la poitrine, du côté blessé, une large ecchymose d'un vert foncé.

A l'aide des antiphlogistiques et d'un repos absolu, on parvint à réprimer la pleuro-pneumonie. La résorption du sang épanché, et qui n'avait pu être extrait, s'opérait d'une manière marquée, l'ouverture d'entrée était cicatrisée, et depuis deux mois l'ouverture de sortie fournissait seule du pus épais et de moins en moins abondant. La toux n'avait guère lieu que le matin au réveil, avec expectoration de crachats purulents; l'alimentation était devenue un peu plus substantielle, les forces renaissaient, et ce blessé faisant chaque jour une petite promenade, pouvait être regardé comme guéri, quand, par suite d'aliments que d'imprudents camarades lui avaient donnés, il eut deux fortes indigestions suivies de diarrhées rebelles et auxquelles il succomba, trois mois après son retour de Médéah.

A l'autopsie, on rencontra au centre du poumon droit une perforation qui occupait tout son diamètre antéro-postérieur, adhérente par ses deux extrémités aux ouvertures d'entrée et de sortie faites au thorax par le plomb. La plaie située dans le dos était parfaitement fermée; celle qui était sous le téton offrait un pertuis par lequel le pus sécrété dans la fistule pulmonaire venait se verser à l'extérieur. Ce trajet fistuleux pouvait admettre le petit doigt, contenait du pus homogène bien lié, et laissait voir plusieurs bouches de tuyaux bronchiques par lesquelles une partie de la suppuration était reprise pour être rejetée par l'expectoration.

La portion du poumon, située au-dessus de sa lésion, était saine et crépitante; celle qui était au-dessous n'était qu'imparfaitement perméable à l'air, et en effet, elle avait été refoulée par le sang épanché et dont nous n'avions pu retirer, trois jours après, que les parties les plus fluides, de sorte qu'un caillot volumineux avait continué à com-

primer la base du poumon... Ce caillot, d'aspect
fibrineux, de la grosseur d'un œuf de poule, situé
dans l'angle costo-diaphragmatique et entouré
de pseudo-membranes qui lui formaient un kyste
isolateur, devait s'être singulièrement réduit.

Si ce militaire avait survécu, il est probable
que la partie la plus concrescible de cet épanchement, ainsi isolée du reste de la cavité par des
adhérences à la circonférence du thorax, et obéissant à une force excentrique aussi réelle qu'inex-
plicable, aurait soulevé un espace intercostal et
se serait fait jour au-dehors, tandis que le poumon, cessant d'être comprimé, aurait fini, grâce
aux efforts de l'air inspiré et à la fois à son élasticité de tissu, par distendre ou par rompre les
liens qui le retenaient enchaîné, et se serait déplissé graduellement pour reprendre ses fonctions.

VIIIe OBSERVATION.

Lésion du poumon compliquée de celle du péricarde. — Guérison.

D..., soldat au 20e régiment, eut, le 14 juillet 1831, la poitrine traversée par une balle qui,
entrée en dedans du bord spinal de l'omoplate,
était ressortie, suivant une direction oblique en
bas, immédiatement au-dessous de la pointe du
cœur, après avoir fracturé la septième vraie côte.

Aux douleurs précordiales et situées sous le sternum, aux défaillances, au trouble de la circulation, à l'anxiété du blessé, à l'issue du sang par la plaie du dos, et d'une sérosité sanguinolente par l'ouverture de la partie antérieure de la poitrine, il ne m'était guère permis d'avoir de doutes sur la lésion du poumon et du péricarde. Ceux-ci furent forcément dissipés quand l'examen ultérieur de la blessure, pour extraire diverses esquilles de la septième côte fracturée, me fit reconnaître et toucher le cœur qui venait battre contre mon doigt. Je n'ai pu me convaincre de la lésion de cet organe, de sorte que je présume qu'il était resté intact.

Après une agonie de quarante-huit heures, la position du blessé parut moins désespérée, et deux mois de soins assidus suffirent pour opérer son rétablissement, les orages ayant été conjurés, à diverses reprises, par un traitement antiphlogistique énergique, et par onze saignées générales répétées coup sur coup dans les premiers jours.

IXe OBSERVATION.

Épanchement de sang dans la poitrine. — Commotion et déchirure du plexus brachial. — Guérison.

D..., caporal au 28e régiment de ligne, âgé de vingt-deux ans, d'un tempérament nervoso-san-

guin, de délicate constitution, était dans un ravin
à tirailler sur l'ennemi qui occupait le versant
opposé, lorsqu'une balle vint le frapper de haut
en bas au moment où il tirait une cartouche de
sa giberne. Cette balle était entrée à quelques
lignes au-dessus de la clavicule droite, vers l'u-
nion des deux tiers externes avec le tiers interne
de cet os, et avait sa sortie à côté de l'apophyse
épineuse de la deuxième vertèbre dorsale. L'artère cervicale transverse, le plexus brachial,
la plèvre, et le sommet du poumon qui dépasse
un peu, comme on le sait, la clavicule, paraissaient avoir été lésés. Une forte oppression et
des angoisses forçant à chaque instant le blessé
de changer de position, une pâleur mortelle répandue sur son visage, le froid des extrémités,
une sueur froide et gluante sur les tempes et le
col, le claquement des dents, l'absence presque
complète du pouls, l'issue du sang par la bouche
et par la plaie, ne permettaient pas de douter de
l'existence d'une hémorrhagie interne. Plus tard,
la difficulté et la gêne de la respiration, suivies
de toux et de crachats sanguinolents, l'ampleur
de la base de la poitrine de ce côté, la matité de
son rendu par la percussion jusqu'à la hauteur
du téton et l'absence du bruit déterminé par le
passage de l'air dans la partie du poumon située
au-dessous de celle-ci, le choc du liquide contre

les parois thoraciques, attestèrent la formation d'un épanchement constaté ultérieurement par l'appariton de l'ecchymose dont a parlé Valentin, ainsi que par l'élévation des espaces intercostaux. A ces lésions déjà si graves, il faut ajouter la paralysie presque complète du bras droit, par suite du déchirement à leur naissance des cordons nerveux qui l'animent et de la commotion du plexus brachial. Une compresse fenestrée, enduite de cérat et recouverte d'un plumasseau de charpie, placée sur les plaies, un bandage de corps fortement serré pour empêcher le jeu des côtes, le tout arrosé d'eau froide pour arrêter l'hémorrhagie interne, tels furent les moyens employés. Quatre heures plus tard, le pouls jusque-là petit, profond et irrégulier, s'était développé; une saignée de douze onces fut pratiquée, renouvelée le lendemain et les jours suivants. Redoutant la décomposition du sang épanché, je lui donnai issue le cinquième jour en pratiquant l'empyème dans le dixième intervalle costal; plus d'un litre de sang déjà altéré s'échappa de la poitrine, et quelques injections d'eau tiède furent même nécessaires pour délayer les portions les moins fluides.

Après une semaine, les plaies se couvrirent de suppuration, le gonflement des parties lésées avait disparu, et le crachement de sang

ainsi que la toux avaient cessé. Le vingtième
jour, tout était cicatrisé, il ne restait plus qu'un
peu de matité à la base de la poitrine; la
respiration était devenue facile, le malade ne
ressentait plus, en faisant une longue inspiration, qu'un peu de tiraillement dans la côte lésée;
la paralysie du bras avait diminué, le blessé pouvait remuer les doigts, et un fourmillement continuel se faisait sentir dans tout le membre dont
la sensibilité était exaltée; cet appendice paraissait
d'ailleurs sain et n'offrait point d'amaigrissement
sensible; plusieurs moxas furent appliqués sur le
trajet du plexus brachial, et après quelques mois,
le membre avait recouvré l'exercice de ses fonctions dans presque toute leur intégrité.

Xe OBSERVATION.

Perforation de l'appendice xyphoïde et du poumon par une balle qui,
sortie au bord axillaire, a traversé le bras droit dans deux points
différents. — Épanchement sanguin et circonscrit par de fausses
membranes, converti en pus et se vidant naturellement par la
plaie d'entrée du projectile. — Guérison obtenue après trois mois.

B..., caporal au 2e léger, fut blessé dans l'Atlas,
2 avril 1836, au moment où il couchait l'ennemi
en joue, par une balle qui, entrée au milieu de
l'appendice xyphoïde, se dirigea en haut et en
dehors pour sortir vers le bord axillaire antérieur
du côté droit, en brisant la 5e côte. Ce projectile

était ensuite rentré dans le bord postérieur de l'aisselle, et présentait sa sortie au milieu du bras. Cette singulière blessure avait quatre ouvertures, deux d'entrée et deux de sortie. Nous ne nous occuperons pas de celles du bras qui se sont guéries avec rapidité et sans débridement.

Je redressai, à l'aide de mon index, l'appendice xyphoïde qui avait été perforé, mais sans perte de substance appréciable, et je fis une incision sur la fracture de la 5ᵉ côte, afin d'extraire trois esquilles dont j'avais préalablement constaté la présence. La perforation du poumon donna lieu à un écoulement sanguin considérable. Je fermai les ouvertures du thorax pour le laisser s'accumuler dans la cavité des plèvres, et cinq jours plus tard, quand je jugeai que la source de l'hémorrhagie était arrêtée, j'introduisis, à travers la plaie d'entrée du projectile, une sonde de gomme élastique qui donna issue à deux grands verres de sérosité sanguinolente. Plus tard un travail éliminatoire se développa au milieu des parties concrètes de ces épanchements, et du pus en abondance s'en écoula pendant plus de deux mois. A chaque pansement, une ventouse appliquée sur cette ouverture en aspirait quelques onces.

Le poumon qui était devenu imperméable et avait été refoulé contre la colonne vertébrale, reprit graduellement ses fonctions, et après trois mois, la fistule s'étant fermée d'elle-même, ce militaire retourna à sa compagnie.

Il est inutile d'ajouter qu'un traitement anti-phlogistique actif a singulièrement favorisé cette heureuse terminaison.

XIe OBSERVATION.

Épanchement séro-purulent, suite d'une pleuro-pneumonie. — Nouveau mode pour fermer à l'air tout accès dans la cavité des plèvres, et soustraire le liquide épanché par une action douce et continue. — Guérison.

Dans le courant du mois d'août 1830, le nommé P..., artilleur, fut évacué des ambulances de Sidi-Ferruch sur l'hôpital d'Alger. Vingt-huit jours auparavant, il avait été atteint par une balle qui, entrée en arrière, dans le côté droit du thorax, vers l'angle de la dixième côte, avait sa sortie à un demi-pouce au-dessous de la clavicule. La plaie postérieure était cicatrisée, mais l'antérieure donnait issue à une suppuration dont l'abondance allait l'amener à un épuisement mortel. La partie du poumon supérieure à cette ouverture était perméable à l'air ; au-dessous d'elle, le bruit respiratoire ne pouvait plus être entendu, les côtes étaient redressées et les espaces intercostaux agrandis, le téton correspondant était plus élevé et plus écarté de la ligne médiane que celui du côté opposé. Quand la plaie était à découvert pour le pansement, on entendait à chaque inspiration l'air pénétrer dans la poitrine, puis en sortir avec force; pendant l'expiration, mélangé à des flots de pus séreux d'une odeur infecte, et à des débris de concrétions membraniformes noirâtres; il était évident que l'introduction continuelle de l'air dans la cavité des plèvres devait singulièrement aggraver ces accidents.

Je voyais périr tous les malheureux arrivés à ce terme, et je conçus l'espoir de sauver ce dernier, si jamais je parvenais à préserver les plèvres du contact de l'air et à les débarrasser du liquide épanché à mesure qu'il serait sécrété.

A cet effet, une très grosse sonde de gomme élastique, ouverte à ses deux extrémités, fut fixée à l'aide d'emplâtres agglutinatifs et d'un bandage solide, contre la plaie, mais sans y pénétrer, de peur d'irriter les parties. Au pavillon de la sonde fut ajustée une poire de caoutchouc aplatie et vide d'air; cet appareil ne tarda pas à fonctionner, et on vit les parois élastiques de la poire se développer graduellement, reprendre la forme globuleuse, et forcer, par une aspiration continue, le liquide épanché à se rendre dans le récipient actif qu'elles représentaient. Lorsque ce dernier était plein, on comprimait la sonde pour s'opposer au retour de l'air dans la poitrine; la poire était détachée, vidée, aplatie de nouveau et remise en place. Je parvins à extraire du thorax, par une action non interrompue, trois litres environ de sérosité purulente en cinq jours, après lesquels la source de l'épanchement parut tarie, et j'enlevai l'appareil.

Le poumon déplissé et attiré vers les parois du thorax avait contracté des adhérences au pourtour de la plaie, dont les lèvres s'étaient beaucoup rapprochées par la succion qui avait été exercée sur elles; j'achevai de les réunir immédiatement. Quelques jours plus tard, la plaie du dos s'est rouverte pour donner issue à une pièce d'os et s'est de nouveau cicatrisée; depuis cette époque, l'état du blessé s'est amélioré successivement, et sa convalescence a fait de tels progrès que sa guérison put être considérée comme définitive. Deux ans après avoir quitté l'Afrique, j'ai retrouvé ce militaire dans le département du Nord; il jouissait d'une bonne santé.

On m'a objecté que l'aspiration des matières épanchées dans la poitrine n'est pas chose nouvelle en chirurgie; que les auteurs les plus classiques, et entre autres Sabatier, ont longuement discuté les avantages et les inconvénients de ce

procédé, et que la contre-ouverture serait toujours préférable au moyen que j'ai employé.
Voici ce que Sabatier a écrit à ce sujet : « Il y a
long-temps que l'on a pensé à porter dans la poitrine des siphons de métal ou de cuir pour pomper le sang qu'elle contient à l'aide d'une seringue qu'on y adapte ou au moyen de la succion.
Ces siphons doivent être obtus à leur extrémité,
de peur qu'ils ne blessent les poumons, et garnis
d'un stylet proportionné à leur capacité, pour
qu'on puisse leur donner la courbure qui convient sans craindre de les déformer. On voit un
exemple de la réussite de ce procédé dans les observations de Scultet : on ne fut point obligé de
se servir de seringue ni de faire pomper avec la
bouche, il suffit de retirer le stylet après que le
siphon eut été introduit dans la poitrine; sans
doute ce stylet fit l'office de piston de seringue,
et le siphon qu'on avait été obligé de courber,
celui de siphon à doubles branches d'inégales lon-
gueurs. Lamotte ne se servait que d'une simple canule qu'il portait jusqu'au foyer de l'épanchement;
après quoi, faisant mettre le malade dans la situation qui lui paraissait la plus favorable, et lui faisant retenir sa respiration; il tirait le fluide. »

N'est-il point démontré jusqu'à l'évidence que
l'intention de Sabatier diffère essentiellement de la
nôtre? Notre but à nous est d'empêcher, 1° l'en-

trée de l'air dans la cavité des plèvres afin de prévenir les accidents qui résultent de son contact sur la membrane séreuse; 2° de soustraire par une succion douce et continue le pus épanché et à mesure qu'il est sécrété.

L'auteur précité au contraire, sans s'occuper de l'influence fâcheuse de la présence de l'air et des moyens de la prévenir, porte dans la poitrine des corps durs, irritants, des siphons uniquement pour pomper le sang qu'elle contient.

Quant à la contre-ouverture, on a pu voir précédemment que nous en sommes partisan, mais principalement pour ouvrir une issue aux collections sanguines qui ne sauraient être résorbées à cause de leur abondance, et dont le séjour prolongé pourrait nuire. Cette contre-ouverture est surtout indiquée quand des corps étrangers tombés sur le diaphragme entretiennent de l'irritation, et dans ce cas, c'est dans le onzième intervalle costal qu'il la faut pratiquer, afin d'arriver droit dans l'angle costo-diaphragmatique, où nous avons démontré que les corps étrangers viennent toujours se loger, parce que cet angle est le point le plus déclive de la cavité des plèvres. Dans un cas analogue, je n'ai pas craint d'introduire à travers l'ouverture de la balle qui siégeait entre la cinquième et la sixième côte, une sonde à dard que je fis ressortir par le on-

zième intervalle à trois travers de doigt de l'é-
pine dorsale pour arriver dans le point le plus déclive de l'angle costo-diaphragmatique que j'a-
grandis avec mon bistouri, et d'où je retirai une
balle et une longue esquille. J'appliquai immédiatement mon appareil aspirateur à la base du
thorax sur la contre-ouverture; tout le liquide
épanché fut retiré, l'air ne put entrer dans la cavité des plèvres, et la guérison eut lieu au bout
de deux mois.

XIIe OBSERVATION.

Plaie pénétrante du thorax avec fracture de plusieurs côtes, suivie d'é-
panchement purulent. — Nouveau moyen pour aspirer le liquide et
l'air épanchés. — Injections émollientes et chlorurées dans le thorax.
Mort. — Lésions pathologiques.

J..., artilleur, de bonne constitution, âgé de
vingt-deux ans, reçut à Bougie, le 12 octobre
1833, une balle qui lui brisa la troisième vraie
côte droite à un pouce en dehors du sternum, et
ressortit dans le dos à trois travers de doigt de l'a-
pophyse épineuse de la sixième vertèbre dorsale
du même côté. Évacué le 26 du même mois sur Alger, il offrait une pleuro-pneumonie aiguë, l'ouverture d'entrée donnait issue à une suppuration
fétide et abondante, et malgré l'emploi sagement

combiné des révulsifs cutanés, et des antiphlogistiques dont les saignées générales et locales
formaient la base, son état allait en s'aggravant.
Le 1er novembre, du pus, de couleur noirâtre,
s'échappa de la poitrine par flots, en même temps
qu'une colonne d'air qu'on entendait entrer et
sortir avec force. La plaie de sortie s'était cicatrisée, tandis que celle d'entrée était restée ouverte. L'introduction du doigt dans celle-ci
m'ayant fait reconnaître deux esquilles mobiles,
faisant saillie dans le thorax, j'en fis l'extraction,
et je remarquai que le contact prolongé du doigt
sur la plèvre était sans douleur, bien que cette
membrane fût enflammée.

Ce cas était désespéré, et la mort était imminente. Néanmoins je voulus essayer, comme plus
haut, d'aspirer les matières épanchées, et d'empêcher l'entrée de l'air dans la poitrine. Je remplaçai ici la poire de gomme élastique par un
petit appareil muni d'une pompe foulante et
aspirante, et je soutirai au moins deux litres de
suppuration noirâtre. Je pompai jusqu'à la dernière goutte, et avec tant de force, que la pression atmosphérique déprima le thorax si bien que
sa partie latérale droite, au lieu d'être convexe,
était devenue concave, et en même temps que
cette paroi déprimée allait à la rencontre de l'organe pulmonaire, celui-ci se laissant déplisser par

l'air introduit dans les bronches, tendait à se rapprocher des côtes. Cet appareil resta en place pendant cinq jours, après lesquels la suppuration, devenue très rare, était aussi de meilleure nature, et malgré les fausses membranes qui enveloppaient le poumon et le fixaient refoulé contre la colonne vertébrale, son parenchyme se développait et se déplissait graduellement d'une manière sensible. Le malade, allant de mieux en mieux, sentait ses forces renaître. Avec le liquide, j'avais retiré plusieurs morceaux de drap que la balle avait entraînés dans le thorax; j'avais même extrait une mouche qui, probablement, était entrée par la plaie, pendant un des pansements ultérieurs.

Satisfait de ces heureux résultats, j'enlevai mon appareil, avec le soin de fermer la plaie bien hermétiquement; mais, malgré mes efforts, l'air pénétra dans le thorax; la dépression des côtes disparut, le poumon fut refoulé derechef contre la colonne vertébrale, et le pus devint si abondant en deux jours, que je replaçai l'appareil, pour en aspirer deux litres, d'une puanteur excessive.

Afin de combattre les effets de la résorption de ces matières délétères, pour les désinfecter et modifier l'état actuel de la plaie, je fis, dans le thorax, quelques injections chlorurées que je retirai après un court séjour en totalité, et avec des lambeaux gangrenés de pseudo-membranes. J'obtins d'abord quelques bons effets de ce moyen qui me donna quelque espoir de guérison, mais, huit jours plus tard, les accidents allèrent en empirant et mirent fin à l'existence de ce militaire. L'examen de la cavité gauche du thorax fit voir une fracture très étendue de la troisième vraie côte et à sa partie moyenne. La sixième côte était également brisée près de son angle, et ses fragments, qui faisaient une saillie de plusieurs lignes dans la cavité pectorale, retenaient entre eux un morceau de buffleterie. Le poumon, traversé latéralement et à sa partie moyenne, était refoulé en partie contre la colonne vertébrale, et offrait un canal tapissé par une membrane lisse, noirâtre, contenant de la sanie purulente. La plèvre offrait des plaques d'une épaisseur de six lignes, espèces de végétations fongueuses développées sur des pseudo-membranes parsemées de points noirs évidemment gangrenés, et contenait un liquide abondant, ichoreux, d'une odeur horrible.

On peut, ce me semble, conclure de ce fait que l'appareil que j'ai imaginé pour soustraire le liquide épanché et prévenir l'entrée de l'air dans le thorax, offre des avantages non douteux, et que les injections émollientes, et même avec ad-

dition de chlorure de soude, peuvent être avantageuses pour entraîner des matières délétères
dont l'absorption devrait infecter l'économie.

XIIIe OBSERVATION.

**Plaie pénétrante du thorax avec fracture. — Mort. — Lésions patholo-
giques intéressantes.**

Le 22 octobre 1833, je reçus à l'hôpital d'Alger
le nommé A..., caporal au 59ᵉ régiment, qui avait
reçu à Bougie un coup de feu à la poitrine le 11
du même mois. Entrée au milieu de la clavicule
droite après l'avoir brisée, la balle s'était perdue
dans la poitrine et n'en était pas sortie; néanmoins l'état général de ce blessé était satisfaisant,
la respiration était libre; l'épanchement, s'il existait, ne se décelait par aucun signe, et tout per-
mettait de croire à une guérison prochaine,
quand il survint au niveau de la partie moyenne
de la sixième côte un point pleurétique violent
dont ne purent triompher ni les saignées générales et locales, ni les ventouses, ni les vésicatoires. Ce point pleurétique fut bientôt suivi
d'un épanchement purulent qui se fit jour par
la plaie qu'avait faite le projectile.

Une diarrhée colliquative que rien ne put arrêter ne tarda pas à amener un épuisement d'autant plus prompt que la suppuration, devenue

sanieuse et fétide, était très abondante, et le 10 novembre A... avait cessé d'exister.

On reconnut à l'autopsie une fracture simultanée de la clavicule et de la première côte; derrière celle-ci, on voyait un foyer purulent, du volume d'un œuf de poule, circonscrit par des adhérences, et contenant plusieurs esquilles qu'un travail éliminatoire avait chassées hors du poumon. Cet organe, perforé par le plomb, offrait un canal oblique en bas et en dehors, qui aboutissait à la partie moyenne de la sixième côte, où il était de nouveau fixé par des adhérences. Les trois quarts postérieurs de ce canal étaient fermés par une cicatrice tendre, le quart antérieur contenait deux esquilles et de la suppuration. L'une de ces esquilles avait abandonné en partie le parenchyme pulmonaire et était prête à tomber dans le foyer circonscrit situé derrière la première côte et dont nous avons parlé. Ce n'est pas tout : au milieu de la sixième côte, où aboutissait la perforation du poumon, on remarquait une fracture qui n'avait pas été reconnue pendant la vie; entre les fragments était une cavité digitale entourée de fausses membranes, dont les débris anguleux flottaient en liberté à la surface de la plèvre.

Il était évident que cette cellule avait renfermé le projectile jusqu'au moment où, échappé de sa prison, il avait développé la pleurésie purulente dont nous avons parlé.

Autour de cette fracture existaient quelques adhérences des plèvres costale et pulmonaire, entre lesquelles le projectile était passé pour tomber dans l'angle costo-diaphragmatique, où il était libre et surmonté d'un vaste épanchement séro-purulent, dont les parties les plus fluides avaient glissé à travers les adhérences, pour se faire jour par la perforation de la poitrine. Cet épanchement avait refoulé en dedans la base du poumon, qui était devenue imperméable.

Comme on le voit, une lésion très grave est en voie de guérison, grâce aux efforts de la nature qui avait établi autour du corps étranger un travail d'isolement merveilleux.

Le kyste isolateur se rompt accidentellement, le corps étranger tombe dans la poitrine, il survient une pleurésie aiguë dont les complications sont mortelles.

On aurait dû pratiquer de bonne heure l'empyème dans le onzième espace intercostal, pour évacuer le pus et extraire le plomb, et il aurait fallu également agrandir la plaie d'entrée pour retirer les esquilles provenant de la clavicule et de la première côte.

LÉSIONS DU DIAPHRAGME.

Je n'ai jamais eu l'occasion d'observer de perforations du diaphragme par armes à feu, sans qu'elles ne fussent compliquées de celles des organes contenus soit dans le thorax, soit dans l'abdomen, et quelquefois des deux à la fois.

Cette lésion n'est plus alors qu'une simple complication des plaies pénétrantes de l'une de ces cavités splanchniques; aussi ne réclame-t-elle pas pour elle-même de traitement spécial. D'après l'observation, les mouvements continuels de cette cloison charnue tendent sans cesse à écarter ses fibres, du moment qu'elles ont subi une solution de continuité. Sa guérison ne peut guère s'opérer que sur les bords de cette solution, de sorte qu'une ouverture accidentelle persiste calquée sur les dimensions de l'arme vulnérante, dimensions qui tendraient même plutôt à augmenter qu'à diminuer.

La rareté de cette lésion, considérée isolément, fait qu'elle n'a guère pu être observée, et que les signes qui suivent n'en sont pas moins obscurs, quoique bien tranchés en apparence.

Respiration difficile, convulsive entrecoupée de hoquets, toux fréquente, vomituritions, douleurs se propageant à l'épaule correspondante au côté lésé, et surtout rire sardonique que les auteurs regardent comme caractéristique.

Le passage des viscères abdominaux à travers la perforation de ce muscle est très fréquent, et donne lieu à des hernies étranglées presque toujours mortelles. Dans un cas rapporté par le docteur Chevreau, cet anneau n'avait que sept à huit lignes de diamètre; les bords étaient épais et calleux, et néanmoins il avait livré passage à une anse du colon de quinze pouces de longueur chez un soldat qui mourut en 1818, avec tous les symptômes d'une hernie étranglée. Cette perforation du diaphragme était survenue à la suite d'un coup de lance reçu en 1815, et dont il se croyait très bien guéri depuis long-temps. Guillemeau cite un exemple analogue : perforation du diaphragme et du poumon par une balle; guérison apparente, mais avec des coliques plus ou moins permanentes, surtout après les digestions; mort après neuf mois, avec symptômes d'étranglement. On trouva à l'autopsie qu'une anse considérable du colon s'était engagée à travers une ouverture diaphragmatique qui pouvait admettre à peine le bout du petit doigt, et s'y était étranglée.

D'après ces faits, il s'ensuivrait que les déchirures du diaphragme, quand elles ne sont pas trop considérables pour être mortelles en peu d'instants, deviennent beaucoup plus inquiétantes pour l'avenir que pour le moment actuel. Le malheureux qui a éprouvé une perforation de ce plancher mobile, devrait s'attendre à trouver la mort à chaque pas, et trembler de faire le moindre effort de peur de développer une hernie dont l'étranglement serait sans ressource, à moins qu'on ouvrît l'abdomen pour dégager les parties étranglées dans l'anneau, et je ne vois pas pourquoi on ne tenterait pas cette dernière chance de salut. Je n'hésiterais pas, si l'occasion s'en présentait, à remplacer l'intestin hernié par une portion d'épiploon qui ferait bouchon, et s'opposerait aux accidents qui pourraient ultérieurement se reproduire. Mais heureusement que les accidents consécutifs ne sont pas toujours aussi redoutables, et que le plus souvent la guérison de ces blessures est définitive, soit que des adhérences du diaphragme avec la base du poumon, ou avec le foie, ou avec quelque autre viscère aient lieu et fassent l'office d'obturateurs indestructibles, soit par tout autre moyen.

J'ai connu pendant plusieurs années des militaires qui avaient eu le diaphragme traversé par des balles, et jamais je n'ai eu l'occasion d'observer de hernie à travers les déchirures de cette cloison. En serait-il survenu depuis, je l'ignore; mais ce n'est pas très probable. Voici un fait qui nous servira de transition entre les plaies du thorax et de l'abdomen, et dans lequel il s'agit d'une lésion du diaphragme compliquée de celle des viscères contenus dans les cavités auxquelles il sert de limites.

J'ai cité, page 220, une perforation de ce plancher mobile, j'en rapporterai encore d'autres plus bas à l'occasion des lésions des viscères renfermés dans l'abdomen.

Iʳᵉ OBSERVATION.

Coup de feu avec perforation de l'abdomen et du thorax. — Lésion du foie, du diaphragme et de la base du poumon droit. — Fracture de la douzième et dixième côte. — Guérison après trois mois.

Le 1ᵉʳ avril 1836 (expédition de Médéah) A..., fusilier au bataillon des Zoaves, eut le corps traversé par une balle qui avait son entrée un peu en dehors de l'appendice xyphoïde du côté droit, et sa sortie à trois pouces de l'apophyse épineuse de la dixième côte.

L'examen de la blessure à l'aide du doigt indicateur me fit reconnaître une solution de continuité du fibro-cartilage de la douzième côte, qui était déprimée fortement, sans avoir subi de perte, de substance, et que je redressai sur-le-champ.

Pendant cette manœuvre, je sentis distincte-

ment la surface convexe du foie que le projectile
avait labourée, et il s'échappa par cette ouverture quelques onces de sang très noir. Je fis une
incision de deux pouces sur la plaie de sortie
parce que la dixième côte était fracturée, et je
retirai deux fortes esquilles. L'issue de l'air mélangé à du sang, ne me permit pas de douter de
la perforation de la cavité thoracique, et la persistance de la sortie de ce gaz, après plusieurs
expirations forcées, la plaie étant ouverte pour
lui livrer accès au-dehors et fermée pendant
l'inspiration pour s'opposer à sa rentrée, me
prouva que la base du poumon avait été perforée.

Après ces préliminaires indispensables pour
juger de la blessure et la mettre dans de bonnes
conditions, je procédai au pansement : linge
fenestré, enduit de cérat, gâteau de charpie, compresses carrées, bandage de corps serré et arrosé
d'eau froide pendant plusieurs jours consécutifs.
Symptômes : toux avec expuition de sang et hoquets; vomissements bilieux; sueurs froides; pouls
petit, fréquent; frissons. Au bout de quelques
heures ces phénomènes dus à l'hémorrhagie cessèrent pour faire place à ceux de la réaction.
L'oppression était extrême, les douleurs de la région du foie et du diaphragme s'étendaient à tout
le membre thoracique; je fis saigner immédiatement ce blessé, la veine fut rouverte

dans la soirée, le lendemain et le surlendemain.

Ces déplétions sanguines enrayèrent les accidents inflammatoires. La pleuro-pneumonie, la péritonite et l'hépatite n'étant pas entretenues par la présence de corps étrangers, parcoururent leurs phases sans orage.

De la suppuration de bonne nature s'échappa pendant près de trois mois par les plaies, d'un jaune safrané par celle d'entrée, et blanche par celle de sortie de la balle.

Peu à peu l'ictère s'effaça, la matité de la base de la poitrine, due à l'épanchement et au refoulement du poumon, se dissipa, et on put entendre graduellement l'air en distendre le parenchyme.

Après trois mois de séjour à l'hôpital, ce militaire sortit guéri.

Ce fait démontre que la double lésion des cavités abdominale et thoracique peut guérir par des moyens bien simples, la saignée générale et le repos. La perforation des poumons avec fracture de côtes, que l'on sait être moins grave, quand elle atteint la base au lieu du sommet de cet organe, est bien moins fâcheuse encore quand le projectile entre dans la poitrine, à travers les fibro-cartilages des côtes, au lieu de fracturer le corps de celles-ci, parce que dans le deuxième cas, il entraîne avec lui des esquilles au milieu du

parenchyme pulmonaire tandis que dans la première hypothèse, la solution de continuité du
fibro-cartilage s'opère ordinairement sans perte
de substance, de sorte qu'il y a moins de complications, et partant moins d'accidens à redouter.

PLAIES D'ARMES A FEU DE L'ABDOMEN.

GÉNÉRALITÉS.

Les coups de feu qui atteignent l'abdomen
se divisent en trois ordres et ainsi qu'il suit :

1° Coups de feu des parois de l'abdomen sans
pénétration dans cette cavité;

2° Coups de feu des parois de l'abdomen avec
pénétration et sans lésion des viscères ;

3° Coups de feu de l'abdomen avec pénétration
et lésion des organes qu'il contient.

1° COUPS DE FEU DES PAROIS DE L'ABDOMEN SANS PÉNÉTRER DANS CETTE CAVITÉ.

Une simple contusion de la paroi abdominale
par une balle n'offre ordinairement rien de
grave; il faudrait qu'elle fût bien violente pour
rompre quelques fibres musculaires et laisser
dans le lieu qu'elle a frappé une disposition aux
hernies connues sous le nom d'éventrations. Si

la commotion déterminée par ce choc avait retenti profondément sur les viscères, il faudrait en surveiller les effets pour prévenir quelque phlegmasie susceptible de s'aggraver.

Quand, au lieu d'une balle, c'est un boulet qui a porté sur le ventre, les lésions peuvent être immédiatement mortelles, et elles varient depuis la simple commotion jusqu'à la déchirure avec écrasement et désorganisation des parties. Lorsque ces contusions sont partielles et n'atteignent qu'un seul viscère à la fois, le siége de la contusion, joint à quelques signes caractéristiques et propres à chaque organe en particulier, aidera à reconnaître quel est le viscère qui a été lésé. C'est ainsi qu'une douleur profonde dans l'hypocondre droit, avec symptômes d'hépatite, indiquera que le foie a été contus; que des vomissements de sang et que des syncopes provenant de la commotion du plexus solaire ou de celles du cœur par voie de contiguïté, auxquels pourront se joindre même les signes des épanchements, feront reconnaître une lésion de l'estomac; que la contusion des intestins, des reins et de la vessie se traduiront également par des signes particuliers et que nous mentionnerons plus loin.

Nous avons vu la région abdominale sillonnée en tous sens par le plomb, et nous ne mettons pas en doute que plus d'une fois la contraction musculaire aidée par le feuillet aponévrotique de l'abdomen, n'ait opposé au projectile une puissance qu'il n'a pu vaincre, et n'ait favorisé sa réflexion à la surface de cette cavité, alors qu'il tombait obliquement sur elle. La balle, dans ces cas heureux, laissait voir de vrais sétons creusés dans l'épaisseur des téguments, et dont le trajet n'avait parfois pas moins de douze pouces d'étendue.

Il faut ménager autant que possible les parois du ventre et n'y point faire d'incisions, dans la crainte de les affaiblir et de les disposer aux hernies. Je me suis toujours efforcé de suivre rigoureusement ce précepte, et j'ai été assez heureux pour souvent y parvenir. En effet, j'ai extrait des balles chatonnées dans les parties molles de la paroi abdominale sans recourir au bistouri, et il m'a suffi pour réussir de les comprendre dans un pli formé aux dépens des parties qui les recèlent et de les chasser de proche en proche, de dedans en dehors, avec les doigts placés derrière eux.

2° COUPS DE FEU DES PAROIS DE L'ABDOMEN AVEC PÉNÉTRATION ET SANS LÉSION DES VISCÈRES CONTENUS DANS CETTE CAVITÉ.

Si le diagnostic des plaies pénétrantes de l'abdomen est en général chose facile, il n'en est plus de même quand il s'agit d'annoncer *à priori* si les viscères sont restés intacts, ou s'ils ont été blessés, parce que, d'une part, les signes caractéristiques des lésions de ces organes peuvent manquer ou ne se développer que tard, et que, d'une autre part, quelques uns d'entre eux se montrent parfois, alors que la balle n'a produit qu'une simple perforation du ventre.

Nous avons vu que des balles peuvent entrer dans le crâne et dans le thorax, contourner la voussure de ces cavités sans entamer les viscères qui y sont contenus; des faits analogues peuvent se présenter alors que des projectiles pénètrent dans l'abdomen, mais ils sont rares.

Lorsqu'il n'y a pas de lésion viscérale, les plaies pénétrantes de l'abdomen, par des armes à feu, ne présentent rien de spécial dans leur traitement; toutefois, comme les viscères auront dû éprouver une commotion immédiate plus ou moins forte, et probablement même une contusion, il faudra toujours recourir de bonne heure aux déplétions sanguines générales et locales, au repos absolu, à la compression des parois du ventre, aux topiques froids et même glacés pour prévenir le développement d'accidents ultérieurs. Si le projectile était resté coiffé par la chemise du blessé ou par quelque autre partie de son habillement, il faudrait l'extraire en faisant effort sur les parties libres de la coiffe, ainsi que cela nous est arrivé plus d'une fois. Dans tous les cas, il ne faut jamais ici faire usage du bistouri, dans le simple but de prévenir les accidents de l'étranglement et de débrider les plaies. Ces terreurs ne sauraient en imposer qu'aux chirurgiens crédules et dépourvus d'expérience. On n'aura recours à l'instrument tranchant qu'avec la plus grande réserve et uniquement pour faciliter la sortie des corps étrangers, pour réduire une portion d'épiploon ou d'intestin, ou bien encore afin de placer une ligature sur l'artère épigastrique, sur l'une des artères lombaires, ou sur l'artère mammaire interne, si l'une d'elles venait à fournir une hémorrhagie inquiétante et qui aurait résisté à la compression, soit indirecte, soit directe, par le tamponnement de la plaie.

Faut-il ou non aller à la recherche des balles perdues dans la cavité abdominale? Tous les chirurgiens de nos jours répondent par la négative. Il convient, disent MM. Marx et Paillard, de ne s'occuper que de prévenir l'inflammation, parce que, ajoutent-ils, on a beaucoup d'exemples de personnes blessées au ventre par des coups de feu, qui ont porté le reste de leur vie une balle dans cette cavité sans éprouver aucune incommodité. Quelquefois, après un temps plus ou moins long, la balle s'est frayé une route dans le conduit intestinal et a été rendue par l'anus.

D'autres chirurgiens, au contraire, dans l'espoir de rencontrer le projectile ou de lui donner une issue pour l'avenir, quand il lui prendra fantaisie de sortir, ont fait à l'aine une contr'ouverture.

Pour ce qui me concerne, toutes les fois que je puis visiter, un blessé peu d'instants après qu'il a reçu une balle qui lui est entrée dans le ventre sans être sortie, je ne crains pas d'introduire le doigt pour aller à sa recherche, et surtout pour tâcher de reconnaître la nature et le siége de la lésion viscérale. On est généralement trop confiant, et quand il ne survient pas sur-le-champ d'accidents graves; on est disposé à croire que la balle n'a fait que glisser sur les viscères sans les entamer. Parce que Ravaton vit au vingt-unième jour un lingot de plomb sortir par l'anus chez un officier; parce que Schenkius rapporte l'histoire d'un soldat qui rendit par les selles une balle qui était entrée un peu au-dessus de l'estomac; parce que Bilguer et beaucoup d'autres citent des exemples analogues, on a pensé qu'il devait en être souvent ainsi, et qu'il convient d'abandonner les balles perdues aux efforts éliminatoires de la nature. C'est une grave erreur, sur plus de cent cas de cette espèce je n'ai pas vu une seule balle qui ait été expulsée avec les selles, et à l'autopsie j'ai rencontré constamment de graves lésions viscérales, qui parfois étaient restées si obscures qu'elles auraient pu en imposer sur leur existence. Nous reviendrons plus loin sur ce sujet, qu'il nous suffise de dire que dans une circonstance, par l'introduction du doigt à travers un trou de balle entrée dans la région de l'aine, nous avons pu suivre celle-ci jusque dans l'épaisseur du muscle psoas d'où nous l'avons retirée avec de simples pinces. Que, dans un autre cas, la balle étant entrée dans le corps de la cinquième vertèbre lombaire, nous l'avons extraite également à l'aide de notre tire-fond après avoir préalablement agrandi la plaie et détaché le péritoine de la fosse iliaque, absolument comme s'il s'était agi de faire la ligature de l'artère iliaque externe ; et que chez un troisième blessé, après avoir sondé sa plaie à travers une fracture de l'os iliaque et avoir reconnu à une profondeur de six pouces, des esquilles avec la balle qui les avait entraînées dans le muscle psoas, nous nous sommes conduit comme plus haut et avec le même bonheur. Le projectile engagé entre les apophyses transverses de la première vertèbre lombaire, fut retiré à l'aide de mon tire-fond ; toutes les esquilles furent enlevées, et le blessé guérit avec rapidité aussi bien que les deux autres. J'ai eu souvent à me repentir d'avoir été moins hardi dans des circonstances absolument semblables où j'ai vu plusieurs fois périr mes blessés dans le marasme, épuisés par les suppurations, et après plusieurs mois de souffrances. Nous verrons plus loin que je suis parvenu à extraire des balles entrées soit dans la substance du foie et des reins, soit dans la vessie. On sait que Bordenave ayant senti de la fluctuation au périné, opéra la taille sous-pubienne et fit sortir avec la balle et des portions de vêtements, une grande quantité de sang mêlé à de l'urine. Le blessé guérit.

3° COUPS DE FEU A L'ABDOMEN AVEC PÉNÉTRATION ET LÉSION DES ORGANES QU'IL CONTIENT.

Nous avons déjà dit qu'il n'est souvent pas facile de diagnostiquer uniquement d'après leurs signes caractéristiques les lésions des viscères abdominaux, et qu'alors même qu'on a lieu de croire à cette grave complication des plaies pénétrantes, il surgit une autre difficulté; celle de reconnaître quel est l'organe blessé et quel est le siége de la solution de continuité. Or ces notions sont extrêmement importantes pour les indications thérapeutiques. La fixité de certains viscères, la mobilité des autres, la différence de volume et de position de quelques uns selon qu'ils sont en fonction ou au repos, selon qu'ils sont pleins ou vides, jettent de l'obscurité sur les inductions que l'on pourrait tirer de la situation, de la direction et de la profondeur de la blessure.

L'une des complications les plus graves de ces plaies pénétrantes est due à la lésion du péritoine. Cette lésion ne sera ordinairement suivie que de péritonites partielles, quand la perforation des viscères n'aura point donné issue à des matières dont l'épanchément engendrerait au contraire des inflammations sur-aiguës et ordinairement mortelles en moins de quarante-huit heures.

C'est pour prévenir cette grave complication que le chirurgien doit employer toutes les ressources de l'art et de son génie. Soit qu'il se contente de combattre la péritonite par les moyens antiphlogistiques les plus actifs, soit que, pour assurer les effets de ce traitement, il ait préalablement par des opérations hardies soustrait les matières épanchées, tout en s'opposant à leur issue ultérieure par la plaie viscérale, soit enfin que les circonstances étant moins graves il ait compté sur les efforts de la nature pour lui laisser le soin d'obstruer la perforation viscérale à l'aide d'un travail d'adhérences avec les parties voisines.

Une dernière considération générale qu'il importe encore de noter, concernant ces lésions

viscérales, c'est que, si les mouvements continuels de locomotion du diaphragme nuisent au
développement des adhérences et favorisent les
épanchéments, d'une autre part, tous les organes
abdominaux sont si bien en rapport entre eux et
avec la paroi abdominale, qu'il ne peut exister de
vide, et qu'en se prêtant un appui mutuel, ils opposent une résistance souvent fort efficace à l'issue
du sang ou bien aux matières contenues soit dans
des cavités, soit dans des réservoirs. Or si cette
résistance persiste assez long-temps pour que des
adhérences puissent se former, le blessé sera désormais à l'abri de tout épanchement. Examinons
en particulier la blessure des viscères contenus
dans l'abdomen.

PLAIES D'ARMES A FEU AVEC LÉSION DE L'ESTOMAC.

L'état de plénitude ou de vacuité de l'estomac
pouvant lui faire subir une foule de variations de
volume, rend le diagnostic de ses blessures souvent fort difficile, si des signes autres que ceux
tirés de la situation, de la profondeur et de la direction de l'arme vulnérante ne viennent éclairer
le chirurgien. Quand une balle, entrée entre
l'apophyse xyphoïde et l'ombilic, a traversé l'abdomen de part en part, on a lieu de croire à
la lésion de ce viscère. Cette présomption se
convertira en certitude du moment qu'il sur-

viendra des vomissements soit de matières alimentaires mélangées à du sang, soit de sang pur ou uni à des sucs gastriques. Ces aliments et ce sang pourront s'échapper de l'estomac, s'épancher dans le péritoine et sortir à la fois par la plaie des parois abdominales. Des selles sanguinolentes auront lieu, et à ces symptômes s'en joindront d'autres variables, caractéristiques des épanchements en général et des troubles nerveux.

Si le projectile n'a fait qu'échancrer légèrement l'une des parois de l'estomac, et qu'il n'y ait pas d'épanchements dont la présence puisse engendrer une péritonite des plus graves, la guérison pourra se faire par les seules forces de la nature. Des adhérences se formeront de bonne heure entre le point vulnéré et le péritoine, soit avec quelque anse intestinale, soit avec l'épiploon, comme cela a lieu le plus souvent, soit enfin avec le feuillet séreux de la surface interne abdominale. Nous avons déjà cité, à l'article *Plaies du crâne*, p. 99, un exemple de perforation non douteuse de ce viscère qui donna lieu à une fistule avec issue, pendant près d'un mois, des boissons au fur à mesure qu'elles arrivaient dans ce réservoir, et nous avons vu que la syncope prolongée qui avait suivi cette perforation avait probablement été très favorable au travail des adhérences. On conçoit, en effet, qu'un repos

absolu est indispensable. Quant au traitement, il
doit être celui de la péritonite et de la gastrite,
et on prescrira la plus sévère abstinence des aliments et même des boissons pour prévenir les
épanchements que celles-ci pourraient développer par leur passage dans le péritoine. Si la perforation de l'estomac est considérable, si elle a eu
lieu pendant qu'il était distendu par des aliments,
et que ceux-ci se soient épanchés dans le péritoine; je ne vois pas pourquoi on n'agrandirait
pas la plaie des parois abdominales pour retirer
les matières épanchées, pour laver même les intestins et appliquer des points de suture sur la
solution de continuité de ce viscère, puisque la
présence de ces corps étrangers doit faire naître
une péritonite sur-aiguë toujours rapidement mortelle. Je reviendrai sur cette question dans le chapitre suivant.

PLAIES D'ARMES A FEU AVEC LÉSION DES INTESTINS.

Toutes les portions du tube intestinal ne sont
pas également sujettes à l'action vulnérante des
corps mus par la poudre à canon. Voici l'ordre
dans lequel les diverses parties de ce canal y sont
le plus exposées. L'intestin grêle d'abord, puis successivement l'arc du colon, le cœcum, les portions ascendante et descendante du colon, le

duodénum et le rectum. Quelques uns de ces intestins libres , flottants et complétement entourés par le péritoine, sont retenus en place par des replis péritonéaux; parmi ces derniers il en est qui sont privés de péritoine dans leurs surfaces adhérentes aux parois abdominales ce sont les portions ascendante et descendante du colon et le cœcum. Cette disposition est importante à connaître, parce que les blessures qui n'ont lieu que dans ce point de leur circonférence, sont bien moins dangereuses que celles qui ont leur siége dans les parties que tapisse le péritoine; ces dernières lésions étant presque toujours suivies d'épanchements de matières stercorales dans la cavité de cette séreuse, tandis que dans la première hypothèse les fèces s'échappent directement par la plaie tégumentaire, et ne donnent lieu qu'à une fistule susceptible de guérison. Dans un cas où une balle qui avait traversé le muscle carré lombaire du côté gauche, avait perforé le colon descendant, par sa face postérieure, et me permit de l'extraire en faisant effort sur les angles de la chemise du blessé, qu'elle avait entraînée au-dessous d'elle pour s'en faire une coiffe, il survint une fistule stercorale qui se guérit d'elle-même et disparut au bout de deux mois.

Ces cas heureux sont très rares, et il arrive

bien plus souvent que les intestins soient perforés dans l'une des parties de leur circonférence que tapisse le péritoine. Or, dans cette
circonstance encore la gravité de la lésion est
sujette à de nombreuses variations; ainsi tantôt
le projectile n'a produit qu'une échancrure, et si
elle est légère, l'épanchement pourra bien par
un mécanisme curieux et facile à concevoir, ne
pas avoir lieu. En effet, les fibres musculaires
déchirées par le projectile se rétractent, se renversent en dehors et tendent à agrandir les dimensions de la plaie; mais comme elles adhèrent à la
membrane muqueuse, celle-ci suit les mouvements de la couche charnue, et se renverse également en dehors; or, l'interposition de cette
membrane muqueuse entre les lèvres de la blessure fait l'office d'un obturateur tellement exact,
que la plaie, si elle n'est pas trop considérable,
pourra se trouver assez hermétiquement fermée
pour prévenir les épanchements de matières stercorales; mais pour peu qu'il y ait de jour, les gaz
s'échapperont, comme on le conçoit aisément.

Lorsque la solution de continuité de l'intestin est trop étendue pour être totalement
close, par le renversement de la membrane muqueuse, il peut se faire qu'une partie d'épiploon
vienne à s'engager dans cette ouverture et la
ferme en faisant bouchon. Chez un militaire,

mort après trois mois des suites d'une hépatite chronique, le foie et le colon transverse ayant été simultanément atteints par une balle, j'ai pu observer que ce bouchon était parfaitement soudé avec le contour de la plaie intestinale et faisait à l'intérieur une saillie de plusieurs lignes.

Ces phénomènes ne sont pas les seuls qu'on puisse remarquer à la suite des plaies d'intestin, le plus souvent encore la partie blessée se met en rapport avec la membrane séreuse, soit pariétale, soit viscérale, soit épiploïque; or si le blessé peut garder un repos absolu, ne faire aucun mouvement pour ne point déranger les surfaces qui sont en contact, un travail d'adhérences commence immédiatement; il est déjà très avancé au bout de douze heures, et lorsque l'épanchement n'a pas eu lieu après les deux premiers jours, il ne se produira pas, à moins de circonstances extraordinaires, parce que l'exsudation albumineuse à cette époque a déjà eu le temps de s'organiser en fausses membranes. J'ai maintes fois vérifié ce fait, et voici ce qui m'a le plus frappé : la présence de la membrane muqueuse placée entre les lèvres de la plaie, si favorable pour en diminuer les dimensions, a aussi le grand inconvénient de s'opposer à la réunion immédiate, car la muqueuse ne peut s'unir à la muqueuse, et alors on voit une lymphe plastique coagulable, épanchée au pourtour de la blessure de manière à la souder avec toutes les parties voisines. Le travail d'adhérences se forme toujours immédiatement en dehors des tissus frappés par le projectile; ces tissus privés de vie doivent se détacher sous forme d'escarre, et comme ils sont circonscrits par une ligne d'adhérences, ils ne trouvent d'autre voie que la plaie de l'intestin pour s'échapper.

Lorsque la nature fait, comme ici, tous les frais de la guérison, le rôle du chirurgien se borne à la seconder et à combattre par un traitement convenable et énergique les symptômes d'entéropéritonite. Mais malheureusement ces espèces de guérison sont très rares, et combien de mécomptes n'ont pas eu lieu pour avoir laissé se former des épanchements mortels sans leur avoir opposé le secours d'une chirurgie dont la hardiesse aurait dû quelquefois au moins être couronnée de succès.

On a bien érigé en principe la suture des intestins, ou bien la formation d'un anus accidentel quand la plaie des parois abdominales est assez considérable, soit pour donner issue aux parties lésées, soit pour laisser découvrir aisément le siége de leur solution de continuité sans recourir à de grandes recherches; mais je ne sache pas qu'on ait donné le conseil d'agrandir les plaies

des parois du ventre déterminées par une balle,
pour aller à la recherche d'une lésion d'intestin
qui serait restée profondément cachée. Loin de
là, je vois partout défendre de sonder ce genre de
blessure et de faire aucune recherche, de peur de
détruire, soit un caillot dont la présence sur la
lumière d'une artériole suspend une hémorrhagie, et dont la séparation pourrait la rappeler,
soit pour ne pas détruire le travail des adhérences, soit enfin dans la crainte bien puérile de
former une crevasse à l'intestin dont les tuniques
auraient déjà été préalablement contuses et altérées par le choc d'une balle. Eh bien! je le dis
hautement, et ma conviction ne s'appuie que sur
l'expérience, quand une balle traverse l'abdomen dans les régions occupées par le tube digestif, ce dernier est presque toujours profondément
altéré, et neuf fois sur dix au moins, il survient
des accidents mortels, développés sous l'empire
d'une péritonite sur-aiguë dont la durée ne dépasse presque jamais vingt-quatre heures.

Dans ces circonstances graves les parois du
ventre sont perforées, et comme dans les premiers moments le blessé ne présente ordinairement rien de fort alarmant, on est disposé à
croire que la balle a glissé à la surface des intestins sans les entamer, ou bien qu'elle a subi des
déviations et des réflexions telles, que ces viscères

n'ont pas été touchés. On panse la plaie simplement, on abandonne à la nature l'honneur de
la guérison des déchirures viscérales, s'il en
existe, et on se contente de surveiller la phlegmasie traumatique. Mais la mort survient bientôt; à l'autopsie, on voit qu'une ou plusieurs
anses d'intestin ont été traversées de part en
part; que des matières se sont épanchées; qu'une
inflammation intense a envahi le péritoine, et on
se console en disant que le mal était au-dessus
des ressources de l'art. C'est une erreur; le domaine chirurgical ne doit pas être resserré dans
un cercle si étroit, et c'est pour en reculer les
limites que je ne crains pas de porter le bistouri
sur la perforation que le projectile a faite à la
paroi abdominale, afin d'en agrandir les dimensions, de poursuivre jusque dans cette cavité
l'examen du trajet qu'il a parcouru, et de porter aux lésions intestinales un remède prompt
et efficace. C'est ainsi que si j'avais été appelé
auprès de ce publiciste célèbre dont on déplore
la perte récente, je n'aurais pas craint d'a-
grandir, dans une étendue de quelques pouces,
l'ouverture d'entrée de la balle, pour la retirer
en même temps que les matières épanchées, et
pour opérer une suture sur l'intestin qui était
déchiré. Après ces soins préliminaires, n'ayant
plus à redouter d'épanchement, je n'aurais eu

désormais à combattre que l'entéro-péritonite, qui peut-être n'eût pas été mortelle.

Je sais qu'une foule de considérations étrangères à l'art intimident le chirurgien qui traite son client à domicile, et que la crainte de passer pour inhumain ou pour trop hardi, si l'opération n'est pas couronnée de succès, arrête souvent la main qui seule cependant peut encore sauver les jours du blessé. Ce n'est pas là de l'humanité; et toujours je prendrai pour règle de conduite cet aphorisme si connu : *Melius anceps remedium quam nullum.*

« Mais, me dira-t-on, je suis avec vous de l'avis qu'une division des parois abdominales, même de plusieurs pouces, n'est pas une blessure excessivement dangereuse, pourvu qu'elle ne soit pas compliquée de la lésion des viscères; je conçois qu'il est de la plus haute importance de remédier à cette lésion pour placer le blessé dans les mêmes circonstances que s'il avait reçu un coup de sabre avec simple division des parois du ventre. Je conviens qu'en effet presque tous les coups de feu qui traversent les régions abdominales occupées par les intestins sont au moins neuf fois sur dix compliqués de la perforation de ces derniers, perforation qui, dix-neuf fois sur vingt, est suivie d'épanchements mortels; mais à quels signes reconnaîtrez-vous s'il y a perforation ou non ? »

Ces signes sont généraux et locaux; au rang des premiers se trouvent les grands troubles nerveux et les symptômes des épanchements dont nous parlerons plus loin, symptômes qui sont quelquefois caractéristiques et qui peuvent seuls suffire pour indiquer l'opération. Les signes locaux sont tirés de la situation, de la direction, de la profondeur du trajet parcouru par le projectile; on introduit aisément l'index dans le ventre à travers la perforation de sa paroi, et avec la pulpe de ce doigt on étudie la forme de l'ouverture péritonéale, on juge si elle est directe ou oblique pour savoir dans quelle direction il faut poursuivre la recherche des parties lésées. On sait que les blessures intestinales sont presque toujours situées immédiatement derrière l'ouverture péritonéale; or ceci est si vrai, que c'est ordinairement là qu'ont lieu les adhérences entre l'intestin vulnéré et la paroi de l'abdomen, et que si une anse intestinale vient à sortir par la plaie, c'est presque constamment celle qui a subi une solution de continuité.

Ayant remarqué que les bouts de l'intestin qui vient d'être déchiré par une arme vulnérante se contractent d'une manière spasmodique, qu'ils deviennent très durs et comme cartilagineux de mous qu'ils étaient, j'ai maintes fois reconnu cet état en plongeant le doigt dans l'abdomen, et il est inutile alors de prolonger les recherches et de vouloir mettre le doigt dans la plaie, car on doit être assuré que celle-ci existe. A ce signe caractéristique s'en joignent d'autres non moins positifs, tels que l'issue des matières contenues dans les canaux qui ont été perforés, matières dont le doigt est toujours plus ou moins imprégné, et dont l'odeur pourra souvent faire connaître la portion d'intestin lésée, matières enfin qui s'échappent souvent par la plaie avec une certaine quantité de sang.

M. Jobert a fait remarquer avec raison que la contraction spontanée de l'intestin dans le siége de la solution de continuité, s'opposait, pendant les premiers moments, à l'issue des matières solides; mais que les gaz pouvant néanmoins se faire jour, leur épanchement déterminait de très bonne heure une tympanite qu'il donne comme signe caractéristique de la crevasse intestinale. Il faut tenir compte de cet indice, et comprimer la paroi abdominale afin de forcer les gaz à sortir par la plaie, sortie de gaz qui détermineraient, par leur passage à travers le sang obstruant l'ouverture faite par le plomb, des bulles qui en feraient nécessairement constater la présence.

Si cet examen ne fait reconnaître aucun des signes que nous venons de donner comme devant indiquer une perforation intestinale, il y a tout lieu de croire qu'il n'en existe pas, ou que, si l'intestin a été vulnéré, la blessure est assez légère pour guérir par les seules ressources de la nature; on n'a plus à s'occuper que du traitement de la péritonite, et, sans attendre pour la combattre qu'elle soit développée, il faut l'attaquer avant son apparition, s'il est possible, afin de la faire avorter.

La perforation de l'intestin ayant été reconnue et amenée au-dehors du ventre, quel moyen conviendra-t-il de mettre en usage pour la fermer?

S'il n'existe qu'une échancrure assez peu profonde pour que la guérison puisse se faire sans déterminer un rétrécissement trop considérable de l'intestin, le meilleur moyen selon moi consiste à renverser en dedans les lèvres de la plaie, puis à traverser simultanément, avec une seule aiguille armée d'un fil de soie, le dos de chaque repli appliqué l'un à l'autre, en formant une espèce de spirale comme dans la suture du pelletier; on met ainsi en contact les tuniques séreuses intestinales, une couche albumineuse se dépose rapidement à la surface de la suture, comme l'a fait observer M. Lembert, pour former une virole qu'on ne peut mieux comparer qu'au cal provisoire des fractures; le fil finit par couper les parois de l'intestin et par tomber dans ce dernier.

Quand la lésion est trop étendue pour qu'elle puisse se guérir par le moyen précité sans occasionner un retrécissement dont la présence serait fort nuisible au cours des matières stercorales, ou bien encore quand la solution de continuité intestinale est complète, il faut opter entre les procédés qui suivent.

Procédé des quatre maîtres. — Il consiste à fixer les bouts de l'intestin, à les affronter et à les soutenir par un morceau de trachée-artère destiné à leur servir de moule; quelques points de suture maintiennent les parties en rapport; on coupe les fils après avoir fait un nœud, et on réduit. Duverger a obtenu par ce moyen un succès dans un cas de hernie avec gangrène. Une couche albumineuse dépose une virole à la surface externe des plaies, les fils coupent les parties interposées entre eux, et tombent dans l'intestin pour être expulsés ainsi que le morceau de trachée-artère devenu libre. Ignorant ce travail naturel et redoutant la chute des fils dans l'abdomen, Sabatier avait proposé de remplacer la trachée-artère par un tuyau de carte vernissée, percée transversalement par un fil, dont les deux chefs armés d'une aiguille devaient fixer les intestins en les traversant de dedans en dehors; ces fils pouvaient être ainsi retirés à volonté, mais ils formaient un diaphragme dont la présence pouvait nuire au cours des matières ; c'est pourquoi Chopart et Desault ont proposé de placer le fil différemment et de percer le cylindre près de l'une de ses extrémités de dehors en dedans avec l'une des aiguilles, puis de replonger celle-ci de dedans en dehors près de l'autre extrémité.

Procédé de Lapeyronie. — Dans un cas de hernie avec gangrène, ce chirurgien n'ayant en vue que la formation d'un anus contre nature pour prévenir l'épanchement, retrancha l'anse d'intestin gangrené, fit un pli au mésentère pour affronter les deux bouts de l'intestin, et traversa ce pli avec une anse de fil qu'il fixa au-dehors. Les matières, qui d'abord s'écoulaient par la plaie, finirent par se partager, par s'engager en partie, puis en totalité, par le bout inférieur ; la fistule stercorale se ferma, mais le blessé resta sujet à des coliques ; ce qui n'a plus lieu aujourd'hui, parce qu'à l'aide de l'entérotome de Dupuytren on a soin, en pareille occurrence, de couper préalablement le repli mésentérique connu sous le nom d'éperon, et dont la présence nuit singulièrement à la circulation des fèces.

Procédé de Ramdor. — Dans un cas semblable à celui qui s'était offert à Lapeyronie, Ramdor se contenta d'engager le bout supérieur de l'intestin dans le bout inférieur, de le fixer par un point de suture médiocrement serré, de réduire les parties, et il obtint un plein succès.

Procédé de Littre. — Ce chirurgien a proposé de laisser le bout supérieur au-dehors pour faire un anus contre nature, et de réduire le bout inférieur après l'avoir lié. Ce moyen n'a heureusement jamais été employé sur l'homme, et mérite à peine d'être signalé.

Procédé de M. Jobert. — « Pour exécuter mon » procédé, dit ce chirurgien, on lave les bords » de la plaie avec de l'eau tiède, on les renverse » en dedans avec l'aiguille, et on passe des fils » transversalement dans les bords, en ayant soin » qu'il soient rapprochés pour que les parties qui » se trouvent dans l'intervalle ne fassent point » hernie, et que les séreuses restent en contact » immédiat. Les fils sont ensuite ramenés au-de- » hors et maintenus suivant le procédé de Le- » dran. »

M. Jobert maintient au-dehors toutes les extrémités des fils réunis en deux chefs, et retire ces fils du quatrième au cinquième jour, en coupant l'un des chefs au niveau de la peau et en faisant de légères tractions sur le chef opposé. Lorsque l'intestin est complétement divisé, M. Jobert a proposé un procédé différent de celui-ci et beaucoup plus compliqué. Ainsi, le *premier temps* se compose de la dissection du mésentère dans l'étendue de quelques lignes ; le *deuxième temps*, de l'introduction sur deux points diamétralement opposés de l'intestin et à trois lignes de sa division, d'une anse de fil dont les deux extrémités sont armées d'aiguilles droites; dans le *troisième temps*, après avoir opéré le renversement du bout inférieur de manière que la séreuse se trouve à la face interne, il traverse cette duplicature avec les fils du bout supérieur, et par de légères tractions, opère l'invagination et réduit l'intestin en conservant comme plus haut les fils au dehors.

Procédé de M. Lembert. — Que la lésion de l'intestin soit peu étendue, ou qu'elle atteigne toute sa circonférence, le procédé de M. Lembert reste le même. Il suffit d'opérer le renversement en dedans des lèvres de la plaie, de traverser le dos de chaque repli avec autant de fils séparés, et placés à distance de deux ou trois lignes l'un de l'autre, de couper les fils après les avoir fixés par des nœuds, et de réduire les parties. MM. Marx et Paillard ont proposé une modification qui me semble avantageuse, et qui consiste à n'avoir qu'une seule aiguille armée d'un fil pour faire la suture du pelletier. « Dans cette suture, disent-ils avec raison, les lèvres de la plaie sont rapprochées et maintenues rapprochées, non seulement dans les points où elles sont traversées par le fil, mais aussi dans les intervalles de ces points, à l'aide de la spirale que forme le fil qui presse également toute la longueur de la plaie. »

Le procédé de M. Lembert, d'une facile exécution, me paraît plus avantageux que les autres, et j'ai eu occasion de l'employer, comme le prouvent les faits qui suivent.

Iʳᵉ OBSERVATION.

Coup de feu à travers l'abdomen. — Examen du trajet parcouru par la balle. — Incision pour donner issue à une portion d'intestin grêle longue de huit pouces et perforée dans deux endroits. — Extraction de toute cette anse intestinale. — Suture d'après le procédé de M. Lembert. — Mort le troisième jour. — L'autopsie fait voir une troisième perforation qui avait échappé à nos recherches.

Un soldat du 13ᵉ régiment de ligne, blessé, dans l'Atlas, d'un coup de feu qui, entré un peu à droite de la région ombilicale, avait sa sortie en arrière dans le point occupé par le muscle carré lombaire, fut porté à l'ambulance peu d'instants après sa blessure.

Son facies est pâle, profondément altéré ; son pouls est concentré ; il y a des sueurs froides, de l'anxiété, et il accuse principalement une douleur profonde dans l'abdomen. En introduisant l'index dans la plaie d'entrée, qui était un peu

plus large qu'on ne la voit ordinairement, je
sentis à un pouce de distance un corps dur, métallique; j'agrandis cette ouverture, et je retirai
un tire-balle, puis un deuxième que ce militaire
avait dans son gousset de montre au moment où
le projectile était venu les chasser devant lui.
En promenant le doigt à la surface des intestins,
je distinguai aisément ceux qui étaient lésés d'a-
vec les parties demeurées intactes; en effet,
celles-ci étaient molles, et celles-là dures comme
des morceaux de trachée-artère, à cause de la
contraction spasmodique de leur couche musculaire. Je sentis ensuite des déchirures que j'accrochai pour attirer au-dehors une anse d'intestin grêle. N'ayant d'abord aperçu qu'une
simple échancrure, je m'étais contenté de la
fermer par trois points de suture, et j'allais réduire, quand, par suite d'un effort, il sortit une
nouvelle portion d'intestin qui laissa voir une
déchirure presque complète, c'est-à-dire que la
balle ayant porté au milieu de la circonférence
de ce tube, y avait déterminé deux ouvertures,
l'une d'entrée, l'autre de sortie. Cette lésion était
séparée de l'autre par un intervalle de huit pouces, et pensant qu'il convenait de les confondre
en une seule, je compris dans une anse de fil
tout le mésentère qui les séparait, je fis un nœud
bien serré, et n'ayant plus à redouter d'hémor-

rhagie, j'enlevai les huit pouces d'intestin sans qu'il s'écoulât une demi-once de sang. Je fis la suture d'après le procédé de M. Lembert, et je réduisis les parties en ne laissant au-dehors que le fil engagé dans le mésentère, pour prévenir l'écoulement du sang. Il est à remarquer que le blessé n'a pas poussé un seul cri pendant cette opération, qui paraît n'être pas très douloureuse. Il fut transporté sous une tente, n'ayant que la terre pour matelas. J'avais quelque espoir de le sauver; mais il mourut le troisième jour.

L'autopsie me fit voir un épanchement assez considérable d'une lymphe plastique, déjà organisée et répandue autour des sutures; des adhérences assez fortes fixaient l'intestin lésé avec le paquet des intestins grêles; l'épiploon perforé adhérait à la fois à la paroi abdominale et à l'intestin vulnéré; entre les circonvolutions, on voyait quelques traces de sang coagulé, mais pas d'épanchement sanguin. En poursuivant mes recherches, je reconnus dans le flanc droit une perforation du cœcum avec épanchement des fèces, déjà circonscrit lui-même par un travail d'adhérences; le péritoine, dans cette région, était rouge et très enflammé. C'était évidemment là la cause de la mort; et tout me porte à croire que si cette complication n'avait pas existé, ce militaire aurait pu être sauvé.

IIe OBSERVATION.

Coup de feu à travers l'abdomen. — Incision de cette paroi pour faciliter
la sortie d'une anse intestinale vulnérée. — Suture. — Guérison.

Un soldat appartenant au bataillon des volontaires parisiens, blessé, en 1831, sous les murs de la ferme-modèle, par une balle qui, entrée trois pouces en dehors de l'ombilic du côté gauche, était sortie dans le dos en dehors de la colonne vertébrale, fut plus heureux que le soldat du 13e régiment dont nous venons de parler.

L'introduction du doigt à travers la plaie m'ayant fait distinguer d'abord une portion d'intestin durcie par la contraction de sa couche musculaire, me permit de découvrir bientôt après la solution de continuité dont elle était affectée; et en retirant le doigt, comme il était imprégné de matières stercorales, il me fut aisé de comprendre que le colon transverse avait été lésé. J'agrandis l'ouverture abdominale pour attirer cet intestin vers la plaie, je fis tousser le blessé, et il sortit à l'instant, ainsi que des gaz épanchés dans l'abdomen. L'arc du colon présentait une large échancrure sur l'un de ses bords; je renversai les lèvres de la plaie en dedans, traversai la duplicature de l'intestin de manière à fermer la plaie par trois points de suture et à adosser entre elles les séreuses, selon le précepte de M. Lembert; et comme lui encore, je coupai les fils fixés par des nœuds avant que de réduire les parties. Quelques saignées générales furent faites de bonne heure; plus tard, à notre arrivée à Alger, le ventre fut couvert de sangsues, et la guérison s'opéra sans autre complication que s'il n'y avait eu qu'une simple division des parois de l'abdomen.

Procédé de M. Denans. — Voici comment il est décrit par MM. Marx et Paillard. « Dans cette suture ce n'est plus sur une carte ni sur une trachée que se fixent les bouts de l'intestin divisé, mais sur des anneaux d'argent. Il n'est besoin, dans cette suture, ni d'aiguilles, ni de fils, mais seulement d'anneaux ou viroles qui adossent les surfaces péritonéales des intestins. Deux viroles d'argent, longues de trois lignes chacune, et d'un diamètre à peu près égal à celui de l'intestin divisé dans toute sa circonférence, sont placées, l'une dans le bout supérieur, l'autre dans le bout inférieur. On renverse de chaque côté l'intestin sur elle; une troisième virole de six lignes de longueur, et d'un diamètre plus petit, est introduite alors dans l'une et l'autre des premières viroles, de manière à ce qu'elles soient parfaitement emboîtées, et les deux bouts de l'intestin rapprochés des ressorts placés sur chaque côté de la virole interne, et reçus dans le rebord pratiqué sur chacune des premières viroles, servent à fixer l'appareil. La réunion des bouts d'intestin faite, les viroles deviennent libres dans le canal intestinal, et sortent par l'anus. Il est probable que dans ce procédé les deux bouts renversés de l'intestin sont frappés de mortification, et que ce n'est qu'après la chute des escarres que les viroles deviennent libres dans le canal intestinal pour être ensuite rejetées au-dehors. Cette suture n'a jamais été employée sur l'homme.»

. *Procédé de l'auteur.* — Je n'avais pas connaissance du moyen proposé par M. Denans quand j'en ai imaginé un à peu près semblable, seulement il est infiniment moins compliqué, et me semble plus avantageux, en ce qu'au lieu d'avoir trois viroles de métal, je n'en ai besoin que d'une seule et d'un anneau en gomme élastique. La virole que j'emploie diffère de celle de M. Denans en ce qu'elle est concave sur son dos, qui est creusé d'un sillon destiné à recevoir l'anneau élastique. Voici comment je procède à la réunion de la division complète d'une anse intestinale.

L'anneau élastique est engagé à trois lignes de profondeur dans le bout supérieur, dont on renverse immédiatement les lèvres en dedans, de manière que cet anneau soit placé dans l'angle qui résulte de cette duplicature. La virole est engagée dans le bout inférieur, à deux lignes de profondeur; on fait avancer l'anneau élastique sur la virole qui lui sert de soutien et dont la rainure l'empêche de s'échapper; on réduit les parties, et la guérison a lieu par le même mécanisme que par le procédé de M. Denans. J'ai opéré sur des chiens, et j'ai parfaitement réussi; si l'occasion se présentait, je ne craindrais pas d'employer sur l'homme ce procédé dont l'exécution est facile et dont les résultats me semblent devoir être avantageux.

Je terminerai ce chapitre concernant les plaies d'intestin, par les faits suivants.

IIIe OBSERVATION.

Lésion du cœcum par une balle, compliquée d'une perforation de la cinquième vertèbre lombaire. — Abcès par congestion dans l'aine suivi de mort.

F..., soldat au 4e régiment de ligne, reçut à Bougie, en 1834, un peu en dedans de l'épine iliaque antérieure et supérieure du côté droit, une balle perdue dans l'abdomen. Évacué sur l'hôpital Caratine d'Alger, je le soignai quinze jours après son accident. La plaie, considérablement rétrécie, fournit une suppuration peu abondante et louable; mais la région de l'aine est chaude, tuméfiée, tendue et douloureuse. — Application de soixante sangsues, renouvelée trois jours plus tard et suivie d'un mieux sensible. Le vingt-cinquième jour après la blessure, une fluctuation étant devenue manifeste dans la fosse iliaque, et en dehors du paquet des vaisseaux et nerfs cruraux, j'incisai immédiatement au-dessus du ligament de Poupart, et couche par couche, tous les tissus, jusqu'au péritoine, que je décollai de la fosse iliaque dans l'étendue d'un pouce, pour le reporter en haut; la fluctuation devint plus évidente encore, et je reconnus un vaste abcès par congestion situé au-dessous du fascia-iliaca, dans lequel je plongeai mon bistouri. Un demi-litre de pus s'échappa, je portai le doigt dans le foyer, et j'y trouvai la balle, dont je fis aisément l'extraction. Ces heureux résultats me firent espérer de sauver ce militaire, qui alla mieux pendant un mois; mais rien ne put tarir la suppuration, ni les injections toniques, ni les moxas appliqués dans la région lombaire. Il succomba dans l'épuisement, trois mois plus tard.

Autopsie. — Adhérences intimes d'une portion de circonvolution de l'intestin grêle avec le cœcum que la balle avait échancré à n'en pas douter; perforation de la partie latérale du corps de la cinquième vertèbre lombaire, où il existe, creusée évidemment par la balle qui plus tard l'avait abandonnée, une loge à surfaces cariées et susceptible d'admettre l'extrémité du pouce; muscles psoas et iliaque réduits à quelques faisceaux de fibres charnues altérées et rares, nageant dans le pus; aponévrose d'enveloppe de ces muscles très épaissie leur formant une coque et s'opposant à l'épanchement du pus dans l'abdomen; fusées purulentes se poursuivant jusqu'au petit trochanter, où s'attachent les muscles psoas et iliaque, le long desquels elles se sont dirigées.

IV⁰ OBSERVATION.

Perforation du colon descendant et de l'os des îles du même côté. — Anus contre nature. — Guérison.

B....., soldat au 30⁰ régiment de ligne, reçut dans la région iliaque du côté gauche, à deux pouces en dedans de l'épine iliaque antérieure et inférieure, une balle qui, dirigée obliquement en dehors, était ressortie au milieu de la fosse de l'os des îles qu'elle avait perforée. Le colon descendant a été ouvert, et l'os iliaque a été traversé si régulièrement qu'il n'y eut à extraire que trois petites esquilles détachées. Les plaies furent pansées simplement et recouvertes de compresses imbibées d'eau froide.

Des saignées générales, locales et révulsives, pour combattre la réaction inflammatoire des parties lésées, prévinrent les accidents, et des adhérences, rapidement développées entre l'intestin vulnéré et le pourtour de la plaie de l'abdomen qui bientôt donna issue à des matières stercorales mélangées à du pus, empêchèrent l'épanchement d'avoir lieu. Au bout de deux mois, cette fistule s'était totalement fermée ainsi que la perforation de l'os iliaque, qui dans les premiers temps fournissait une suppuration abondante. Les fèces avaient repris leur cours naturel malgré le rétrécissement dont l'intestin colon devait être le siége. Il est à remarquer que ce militaire est resté sujet à des coliques avec constipation opiniâtre ne cédant que sous l'influence des saignées locales et des émollients appliqués sur l'abdomen.

Ve OBSERVATION.

Perforation du rein droit et du colon ascendant. — Anus anormal.
— Épanchement. — Mort.

Le 19 juin 1830, le nommé S..., caporal au 20e régiment de ligne, eut le ventre traversé par une balle dirigée, d'avant en arrière, et du flanc droit à l'apophyse transverse de la deuxième vertèbre lombaire. Transporté à l'ambulance de Sidi-Ferruck, voici les symptômes qu'il présente : altération profonde du visage couvert d'une sueur froide; pouls petit, irrégulier; hoquets, et vomissements d'aliments à moitié digérés et même de

matières stercorales sanguinolentes; urines teintes
de sang, testicule droit rétracté et appliqué avec
force contre l'anneau inguinal; ouvertures d'entrée et de sortie du projectile cylindriques, régulières, ne donnant issue ni à l'intestin, ni à
l'épiploon. Pansement simple; dès le lendemain,
le colon ascendant traversé à sa naissance avait
contracté des adhérences au pourtour de la plaie,
et un anus anormal, établi dans le flanc droit,
donnait issue à la totalité des fèces; mais la péritonite, à laquelle on a déjà opposé une saignée
générale à défaut de saignées capillaires, augmente
sensiblement. Paroi abdominale rénitente
et douloureuse; flexion forcée du tronc et des
extrémités sur celui-ci pour en opérer le plus
grand relâchement possible. Face grippée, etc.;
continuation des vomissements; la veine est rouverte; dans la journée et les deux jours suivants,
issue d'abondants caillots de sang par l'anus,
suivie d'un mieux-être qui se continue plusieurs
jours, et donne quelques chances de guérison;
mais la péritonite reprend le dessus, détermine un
épanchement, et la mort du sujet au quinzième
jour de sa blessure.

Autopsie. — Le colon ascendant présente une
échancrure dans un point de sa circonférence;
les adhérences qu'il a contractées à la face interne
de la paroi abdominale sont très solides. L'in-

testin, pour ainsi dire suspendu, forme en se repliant sur lui-même un angle sortant, espèce de valvule ou d'éperon qui s'opposait au cours des matières, et aurait dû être coupé par l'entérotome de Dupuytren, si le blessé avait survécu. Un épanchement séro-purulent considérable siége dans le péritoine recouvert de pseudo-membranes. Les intestins adhérents entre eux sont pelotonnés et refoulés contre la colonne vertébrale; leur surface grisâtre est granuleuse. La membrane muqueuse intestinale, dans le voisinage de la blessure, est injectée, rouge, très enflammée. C'est sans doute dans ce point qu'aura eu lieu l'hémorrhagie qui a provoqué les selles sanguinolentes. Le bout inférieur du gros intestin est vide, contracté, ayant au plus la grosseur du doigt. Le rein droit et son enveloppe capsulaire sont blessés à leur extrémité inférieure. Nous regrettons de n'avoir pu employer ici notre médication : saignées générales, glace et compression sur le ventre pendant les premiers jours, boissons glacées, puis saignées locales permanentes à l'aide de nuées de sangsues pour enrayer la péritonite.

Nous avons cité ce fait pour prouver combien les efforts de la nature sont puissants; toutefois il ne faut pas se confier à elle aveuglément, car nous pourrions opposer cinquante revers à ce demi succès. Si ce blessé avait résisté à la péritonite,

il se serait vu condamné à vivre avec une infirmité dégoûtante ou à subir les chances de guérison de son anus anormal. Eh bien! je le demande,
n'eût-il pas mieux valu, immédiatement après
la lésion de l'intestin, affronter les lèvres de la
plaie pour tenter une guérison rapide et radicale ?

LÉSION DE L'ÉPIPLOON.

La blessure de l'épiploon est toujours fort
grave, moins toutefois par elle-même que par les
complications qui l'accompagnent presque constamment; quand il fait hernie, on doit toujours
le réduire, à moins qu'il ne soit très altéré, et alors
je préfère l'embrasser dans une anse de fil fortement serré à sa base pour prévenir l'hémorrhagie et le retrancher avec le bistouri, plutôt que
de le laisser se flétrir et d'abandonner à la gangrène le travail éliminatoire. Par cette conduite
timide, on entretient une inflammation qui peut
s'étendre et exiger un temps très long pour amener la guérison.

VIᵉ OBSERVATION.

Coup de feu avec issue de l'épiploon par les ouvertures d'entrée et de
sortie du projectile. — Réduction et guérison.

Un soldat du 28ᵉ régiment de ligne reçut dans
l'abdomen une balle qui pénétra au niveau de

l'épine iliaque antéro-supérieure du côté droit, et ressortit à un pouce en avant et au-dessus de l'épine correspondante du côté gauche. Les deux ouvertures, et surtout celle d'entrée, donnaient issue à une portion assez considérable de l'épiploon; il y avait nausées, hoquets, vomissements, etc.

Après avoir placé le malade de telle sorte que la paroi abdominale antérieure fût dans un état de relâchement aussi complet que possible, les parties couvertes de sang caillé et de poussière furent lavées. La portion d'épiploon qui faisait saillie par l'ouverture de sortie étant saine, la réduction en fut immédiatement opérée. Celle qui sortait par l'ouverture d'entrée recouvrait une portion d'intestin que je réduisis après m'être assuré qu'elle n'était pas lésée. Cette hernie épiploïque étant contuse et dilacérée, j'en compris la base dans une anse de fil bien serrée, pour l'enlever ensuite avec mon bistouri. Il en résulta un bouchon graisseux qui, laissé dans la perforation de la paroi abdominale, l'obtura solidement; le fil tomba au bout de dix jours, et la guérison ne tarda pas à se terminer.

VIIe OBSERVATION.

Plaie pénétrante de l'abdomen, déterminée par trois balles. — Issue et ablation d'une masse considérable d'épiploon. — Perforation du diaphragme, du rein gauche et du colon descendant, dont la solutio de continuité laisse échapper trois lombrics. — Guérison.

Ben-Gil-Ali, Arabe de la tribu de Beni-kelil

remarquable par sa forte constitution, âgé de quarante-cinq ans, était du nombre des cinq cents cavaliers de la plaine de Metiggah qui, le 14 mai 1834, se réunirent à nous pour aller de concert châtier la tribu des Adjoutes, notre en-nemie commune.

Dans cette journée mémorable où, pour la pre-mière fois, l'on vit les Kabayls de l'Est de la plaine et des montagnes, dociles aux ordres d'un géné-ral français, arriver à une heure fixée au lieu du rendez-vous, aussi régulièrement que des troupes disciplinées, et rivaliser avec nos sol-dats d'ardeur et de bravoure pour combattre les tribus de l'Ouest, Ben-Ali reçut presque à bout portant un coup de feu qui lui traversa l'ab-domen.

L'arme était chargée de trois balles, qui entrè-rent par le centre épigastrique, en ne formant qu'une seule ouverture, et ressortirent dans la région dorso-lombaire gauche, où elles laissaient voir deux plaies. L'une, située entre la onzième et la douzième côte, à deux pouces de la colonne vertébrale; l'autre au-dessous de celle-ci et au milieu du muscle carré des lombes.

Emporté par les siens, cet Arabe resta dix jours sans être soigné, après lesquels il fut admis à l'hô-pital Caratine d'Alger, par les ordres du général Bro.

Il raconte qu'après avoir été blessé, il est tombé sans connaissance, qu'il a vomi du sang; que pendant quatre jours il n'a bu ni mangé, et n'a cessé de rendre des urines sanguinolentes.

Voici dans quel état il s'offre à notre examen :

Une masse d'épiploon du volume de la moitié du poing, répandant une odeur infecte, et dont une portion est gangrenée, fait hernie par la plaie de l'épigastre. Cette tumeur toute compacte ne permet pas de voir si elle contient quelque anse intestinale. Son col est pédiculé, de la grosseur du pouce, adhérent aux parties voisines qui le compriment.

La région dorso-lombaire gauche présente les deux ouvertures de sortie dont nous avons déjà précisé le siége. Ces deux plaies indiquaient assez qu'elles avaient livré passage à deux balles, et je fus très étonné de trouver encore dans l'une d'elles, la supérieure, et à un pouce de profondeur, une balle de plomb entière, dont je fis immédiatement l'extraction.

Je pensai alors que trois balles étant entrées ensemble par l'épigastre, avaient subi une déviation telle, que l'une était sortie au milieu de la région lombaire, et que les deux autres s'étant présentées à l'intervalle qui sépare la onzième de la douzième côte, la première s'était échappée, tandis que la deuxième, après avoir épuisé toute sa force d'impulsion, était restée dans les parties.

Le ventre est légèrement ballonné, chaud et douloureux à la moindre pression. Le pouls est dur, fréquent, déprimé; la peau sèche; la face exprime la souffrance; la langue est rouge. Il y a céphalalgie sus-orbitaire; soif, douleurs intolérables dans les lombes, se transmettant au testicule gauche, qui est rétracté, et se continuant dans toute la cuisse et le genou, où elles retentissent avec plus de force.

Les urines sont sanguinolentes, les vomissements ont complétement cessé, et les selles se font tous les deux à trois jours, fermes et mêlées à des stries de sang.

Comme il était évident que la tumeur était toute épiploïque et adhérente par son col, je n'hésitai pas à couper ce dernier au niveau des téguments. J'obtins une saignée de seize onces environ, par trois petites artérioles, dont je fis cesser l'hémorrhagie à l'aide d'une ligature circulaire sur le pédicule de la masse herniée, la compression et même le cautère actuel étant demeurés insuffisants.

Cette perte de sang fut suivie d'un mieux sensible, et l'application de soixante sangsues faite le lendemain sur le genou; dont les douleurs étaient aiguës, amenèrent un calme parfait.

D'après le désir impérieux du malade, raisins secs, quart de pain, deux œufs durs, eau pure pour boisson, deux oranges, lait sucré. Pansement simple, recouvert d'un grand cataplasme mince étendu sur l'abdomen.

Après huit jours, l'amélioration était si grande que je doutai de la perforation du tube digestif, quand trois lombrics longs de six à huit pouces, sortis par l'une des plaies situées dans la région des lombes, ne laissèrent plus de doute sur l'existence de cette lésion, que je rapporte à la naissance du colon lombaire gauche.

Attirés par la suppuration, ces vers ont présenté la tête à l'extérieur de la plaie, et M. Bailly, l'un de mes sous-aides les plus distingués, auquel j'avais confié le blessé, les attira au-dehors avec les pinces à anneaux.

Il est du reste à remarquer qu'il n'est pas à ma connaissance que les matières contenues dans l'intestin se soient jamais échappées par l'une ou par l'autre plaie.

Aujourd'hui, quarante-cinq jours après l'accident, ce blessé ne conserve de ses blessures qu'une grande difficulté de ployer les reins; l'appétit est bon, et, bien qu'il le satisfasse en entier, il n'a pas encore eu d'indigestion.

Cette observation ne laisse aucun doute sur la perte de substance d'une portion considérable d'épiploon. On recommande de débrider la plaie pour réduire la hernie épiploïque, qui aurait atteint le volume d'une noix. Ce précepte paraîtrait n'être pas rigoureux. L'issue d'une balle à travers le onzième intervalle des côtes, le pissement de sang long-temps prolongé, et agissant comme antiphlogistique dans l'intérêt du malade, la sortie des lombrics, démontrent assez la triple lésion du diaphragme, du rein et de l'intestin colon. Les vomissements de sang qui ont suivi immédiatement l'accident permettent-ils de croire à la lésion de l'estomac? Oui ; mais celle-ci n'est pas évidente comme les autres.

Ben-Gil-Ali, pendant les premiers jours qu'il a été avec nous, était impassible; lui demandait-on comment il se portait, il répondait :—Cela ne me regarde pas; c'est ton affaire; n'es-tu pas médecin?

La confiance des Arabes envers les médecins est extrême, bien qu'associée à des idées de fatalisme; leur moral est calme; chez eux pas de réactions sympathiques; leur existence, d'ailleurs si active, devient en quelque sorte toute végétative du moment qu'ils sont malades. On dirait d'un arbre dont le tronc se renouvelle tant que les racines restent vivaces. Cette impassibilité permet d'obtenir sur les Kabayls des succès inouïs.

Ali se montra plein de reconnaissance, et s'en alla dans sa tribu, après deux mois de séjour à l'hôpital.

BLESSURES DU FOIE PAR ARMES A FEU.

La perforation du foie par une balle constitue toujours une lésion fort grave, mais non essentiellement mortelle comme on l'a dit. Le pronostic des blessures de cette glande est bien moins grave que celui des solutions de continuité un peu étendues de l'estomac ou des intestins, et je suis même porté à croire que les coups de feu qui la traversent sont moins souvent mortels que dans les cas où son tissu aurait été largement divisé par la lame d'un sabre, par exemple, parce que l'action d'une arme blanche détermine presque toujours une hémorrhagie mortelle en peu d'instants, tandis que le trajet parcouru par le projectile se trouve couvert d'escarres qui font bouchon sur les bouches artérielles, et qu'à leur chute ces bouchons sont remplacés dans leurs fonctions obturatrices par le développement des bourgeons qui ont surgi pour les chasser.

La face externe du foie étant protégée par les

fausses côtes, n'est guère accessible qu'à travers
le diaphragme et les espaces intercostaux; de
sorte qu'assez souvent la blessure de cette glande
est compliquée de celle du diaphragme et du
poumon; nous en avons cité un exemple, suivi
de guérison, page 220. Quand le grillage costal
a été fracturé par une balle, des esquilles peuvent pénétrer dans le foie, comme nous les avons
vues perforer le parenchyme pulmonaire, et il
convient d'appliquer ici le traitement que nous
avons conseillé pour les blessures du poumon.
C'est ainsi que chez un militaire qui avait reçu
une balle perdue, et dont l'ouverture d'entrée
siégeait au milieu de la douzième côte qui était
brisée, je n'ai pas craint d'agrandir la plaie
avec mon bistouri pour retirer les esquilles qui
étaient forgetées en dedans, et pour aller à la recherche de la balle que je rencontrai entourée
de pièces d'os à plus d'un pouce de profondeur
dans la substance du foie. Le projectile et les
corps étrangers qu'il avait entraînés furent retirés à l'aide de pinces. Il survint une hépatite aiguë,
avec irradiation de douleurs vers l'épaule, et
dont triompha un traitement antiphlogistique
très actif, sept saignées du bras et quatre cents
sangsues. Il se forma des adhérences entre la partie du foie vulnérée et la douzième côte; un trajet fistuleux donna issue, au bout d'un mois, à

quelques parcelles osseuses, ainsi qu'à un morceau de drap, et après deux mois, la guérison fut radicale. Quelques auteurs recommandent de ne pas retirer la balle entrée dans le foie, de crainte de voir survenir une hémorrhagie foudroyante, en mettant à découvert quelques gros vaisseaux obstrués par le projectile. On conçoit que ce conseil est erroné, et qu'il ne mérite pas la peine d'être réfuté.

Dans l'état naturel, le foie ne dépasse guère le rebord des côtes ; mais quand il est engorgé ou déprimé par un épanchement dans la cavité pleurale du côté droit, il descend souvent beaucoup au-dessous de ce rebord. Quand sa face concave a été vulnérée, les douleurs aiguës retentissent principalement vers l'appendice xyphoïde, tandis qu'elles irradient ordinairement vers l'épaule et vers le larynx, lorsque l'arme vulnérante a atteint la face convexe. Nous parlerons plus bas des épanchements sanguins et bilieux auxquels la solution de continuité du parenchyme de cette glande et du réservoir des produits de sa sécrétion peut donner lieu.

Les symptômes de l'hépatite se déclarent après la lésion du foie ; il survient un ictère plus ou moins prononcé, et souvent une gastro-duodénite, principalement si c'est la face concave du foie qui est le siége de la blessure. La suppuration, quand il se forme un trajet fistuleux extérieur, est ordinairement homogène, bien liée et de couleur safranée. Le traitement èst celui de l'hépatite aiguë; il faut surtout insister de bonne heure sur les saignées générales, pour enlever une partie de leurs éléments à la fonction de cette glande et à l'inflammation traumatique. On sait que des abcès du foie n'ayant pu se faire jour au-dehors, se sont vidés à travers un éraillement du diaphragme, soit dans la cavité des plèvres ou même directement dans le poumon, qui alors se charge de chasser le pus par l'expectoration; soit dans l'estomac ou dans une anse intestinale, et principalement dans l'arc du colon.

Ire OBSERVATION.

Perforation complète du foie par une balle. — Hépatite dont les accidents sont conjurés par douze saignées du bras et par un grand nombre de ventouses. — Guérison après deux mois.

Un grenadier du 15e régiment de ligne, remarquable par sa forte constitution, reçut à l'hypocondre droit, et vers le milieu du fibrocartilage de la douzième côte, une balle qui était sortie à quatre travers de doigt de la colonne vertébrale. Cette blessure fut suivie de nausées, vomissements de bile, sueurs froides avec anxiété, concentration du pouls et douleurs vives à l'hy-pocondre. L'exploration d'une partie du trajet du projectile, à l'aide du doigt, me fit aisément re-connaître une perforation de la surface convexe du foie. M'étant assuré qu'il n'était demeuré aucun corps étranger dans les plaies, je redressai une portion du fibro-cartilage de la côte, et je me contentai d'un pansement simple et recouvert de compresses trempées dans de l'eau froide, afin de modérer les phénomènes de la réaction in-flammatoire. A peine le pouls eut-il repris un peu de développement, que je me hâtai de faire une saignée générale dont le nombre fut porté jusqu'à douze dans l'espace de six jours. Un grand nom-bre de ventouses scarifiées, appliquées ultérieu-rement sur l'hypocondre et sur l'épigastre, aidèrent merveilleusement à cette médication active et antiphlogistique. Au bout de vingt jours, l'abondance de la suppuration des plaies com-mença à diminuer; l'ictère s'effaça, l'urine, d'a-bord safranée, devint plus claire et plus limpide, et l'hépatite marcha rapidement vers la guérison, qui fut complète deux mois plus tard.

BLESSURES DES REINS ET DES URETÈRES PAR ARMES A FEU.

Il importe de distinguer les blessures qui ne sont situées qu'à la partie postérieure des reins, d'avec celles qui siégent à leur face antérieure, ou qui occupent toute leur épaisseur, parce que, dans le premier cas, le péritoine n'ayant pas été intéressé, la lésion sera d'autant moins grave, que l'épanchement d'urine, qui souvent accompagne la solution de continuité du rein, ne pourra pas se faire dans cette séreuse et s'écoulera au-dehors par le trajet fistuleux, ouvert dans la région des lombes. On sait que l'urine épanchée dans la cavité du péritoine provoque une inflammation sur-aiguë, toujours très rapidement mortelle; mais cet accident sera bien moins à redouter quand la perforation de l'organe sécréteur de l'urine aura été faite par une balle, au lieu d'une arme blanche, parce que, dans le premier cas, on observe des phénomènes analogues à ceux que déjà nous avons signalés en parlant des solutions de continuité du tissu glandulaire par coups de feu, savoir : que les parties qui se trouvent sur le passage du projectile se flétrissent spontanément pour former des escarres à la surface des granulations, escarres s'opposant à l'écoulement des liquides sécrétés, et qui, plus tard, sont remplacés par des bourgeons charnus.

J'ai eu lieu d'observer plusieurs fois des blessures de ce viscère par des projectiles, et jamais je n'ai vu d'épanchement d'urine à l'intérieur ni de fistule urinaire extérieure; cependant, dans une circonstance, j'ai pu introduire le doigt jusque dans la substance corticale, de sorte qu'il ne pouvait y avoir de doute dans mon esprit sur la nature de la lésion. Les signes sont tirés de la situation, de la direction, de la profondeur du trajet parcouru par le plomb. A ces symptômes, se joignent ceux de la néphrite : rétraction du testicule; hématurie; douleurs qui se propagent dans l'étendue des voies urinaires, et souvent retentissent jusque dans la cuisse et la région de l'aine, etc. Le traitement doit être antiphlogistique et très actif. Si on redoutait un épanchement d'urine, on pourrait, dans certains cas, tâcher d'ouvrir, à l'écoulement de ce liquide, une issue directe au-dehors, plutôt que de le laisser s'épancher dans le péritoine; mais, je le répète, cet accident n'est guère à craindre quand la blessure provient d'une balle, et comme la perforation du rein ne devient mortelle que dans les cas où cet accident a lieu, il s'ensuit qu'on parvient souvent à guérir les solutions de continuité de cet organe, surtout quand elles ne sont pas compliquées de la division de quelque autre viscère, et principalement de celle des intestins. Pour ce qui concerne la déchirure de l'uretère par suite de coups de feu, je n'ai pas eu occasion de l'observer; on conçoit du reste combien elle doit être dangereuse, et combien alors il faut s'efforcer d'établir une fistule urinaire à l'extérieur. Parmi les blessures des reins, que j'ai observées, je me contenterai de rapporter les deux faits qui suivent.

Ire OBSERVATION.

Double lésion de l'abdomen et du thorax avec perforation du poumon droit et du rein du même côté. — Hématurie sans rétraction du testicule. — Guérison après trois mois, sans fistule urinaire.

Tandis que l'armée refoulait l'ennemi d'une crête à l'autre dans l'Atlas, le nommé C..., sergent des Zouaves, reçut, le 1er avril 1836, de bas en haut et d'avant en arrière, une balle qui, entrée au milieu du flanc droit, avait sa sortie trois pouces en dehors de l'épine dorsale, au niveau de la dixième côte qui était brisée. L'extraction des esquilles me permit de reconnaître avec le doigt la lésion du poumon. J'ignorais quels organes avaient été lésés dans l'abdomen.

La réaction succéda au bout de deux heures à la commotion, et s'annonça par des crachats sanguinolents, par des douleurs profondes dans l'hypocondre, dans le flanc droit et dans toute l'étendue des voies urinaires; par l'hématurie et par tous les symptômes de la néphrite. Ces lé-

sions furent combattues à l'aide de saignées générales et d'eau froide, avec laquelle on avait
soin d'arroser de temps en temps l'appareil bien
simple qui recouvrait l'entrée et la sortie du
projectile. La perforation du rein droit me parut
dès lors évidente, et cependant le testicule n'était
ni douloureux ni rétracté contre l'anneau. Dès le
troisième jour, C... cessa d'uriner du sang en
aussi grande abondance, et au bout d'une semaine, le liquide sécrété n'en offrit plus de
traces. Quant à la perforation du diaphragme et
à la lésion présumable du foie, elles n'ont offert
rien de particulier.

La pleuro-pneumonie a exigé un traitement
assez long; plus d'une fois j'ai désespéré de ce
militaire, qui était tombé dans le marasme,
épuisé par l'abondante suppuration que fournissait la sortie du projectile; plus d'une fois aussi
je me suis bien trouvé d'appliquer des ventouses
sur cette blessure pour soutirer le pus épanché.
Cette plaie agissait du reste à la manière d'un large
exutoire, dont les effets ne purent qu'être favorables à la guérison de la pleuro-pneumonie; les
crachats restèrent long-temps purulents et abondants; enfin la toux cessa graduellement, la matité de la base de la poitrine disparut, l'embonpoint revint, et ce militaire ne voulant pas être
réformé s'en alla dans ses foyers pour y passer

un congé de convalescence. Quand il nous quitta, trois mois environ après avoir été blessé, il paraissait parfaitement guéri.

Il est probable que si le projectile avait parcouru un trajet en sens inverse à celui qu'il a offert, ce sergent n'aurait pas survécu, parce que les esquilles provenant de la côte brisée, au lieu d'avoir été chassées en dehors, seraient entrées dans le canal creusé par la balle, et auraient vraisemblablement occasionné des accidents mortels.

IIe OBSERVATION.

Coup de feu dans le flanc gauche. — Perforation du rein.—Hémorrhagie abondante. — Rétraction du testicule contre l'anneau. — Émission douloureuse de l'urine. — Pas d'hématurie. — Guérison après deux mois, sans fistule.

Le 15 avril 1836, le nommé S..., caporal au 17e léger, reçut dans le flanc gauche une balle qui vint ressortir au milieu du muscle carré des lombes, près de l'apophyse transverse de la deuxième vertèbre lombaire. La plaie de sortie saigna très abondamment et laissa le blessé dans un grand état de faiblesse; une douleur vive et s'étendant dans toute la cuisse correspondante, retentit plus vivement encore dans le testicule gauche, qui depuis est resté appliqué contre l'anneau, beaucoup plus haut placé que le testicule droit, tandis que, dans l'état habituel, on voit très généralement le contraire. L'émission de l'urine est restée pendant un mois douloureuse; la plaie d'entrée fut fermée de bonne heure, et celle de sortie suppura fort long-temps. Quand je vis pour la première fois ce militaire, quarante jours après qu'il avait été blessé, je sondai sa plaie pour en étudier le trajet fistuleux et rechercher la cause qui l'entretenait; une sonde de femme pénétra par son propre poids et sans nul effort à six pouces de profondeur, évidemment dans l'abdomen, et donna issue à une collection de pus amassé probablement entre le rein et les parois de cette cavité. Je vidai à chaque pansement ce foyer à l'aide d'une ventouse, et au bout de quinze jours la source en fut tarie, la plaie se ferma, et, soixante-dix jours après avoir été blessé, ce militaire s'en alla guéri, ne conservant qu'un peu de rétraction du testicule et quelques douleurs dans la cuisse. Le rein a-t-il été seul lésé? la rate ne l'aurait-elle pas été aussi? d'où provenait l'hémorrhagie qui eut lieu au moment de l'accident ?

Il est à remarquer que, dans ce cas, bien que la lésion paraisse avoir atteint le même organe que dans celui qui précède, les symptômes n'ont pas été analogues. D'une part, hématurie sans rétraction du testicule; de l'autre, rétraction du testicule sans traces de sang dans l'urine. Il est digne de remarque aussi qu'il n'est survenu de fistules urinaires dans l'une ni l'autre observation ; c'est qu'à la suite d'un coup de feu, il se forme une escarre qui s'oppose, dans les premiers temps, à l'issue des liquides sécrétés, comme elle s'oppose aux hémorrhagies des artères lésées quand celles-ci ne sont pas d'un trop gros calibre. Plus tard, les bourgeons chassent l'escarre et la remplacent dans ses effets en faisant bouchon : il n'y a rien d'analogue dans les blessures par armes blanches. Celles-ci donnent lieu à des fistules, et quand le rein a été intéressé par sa face antérieure, l'urine s'épanche dans le péritoine, et il survient une péritonite mortelle.

BLESSURES DE LA RATE PAR ARMES A FEU.

L'obscurité qui règne encore sur les fonctions de la rate fait qu'il est impossible d'en reconnaître les lésions d'après le trouble qui pourrait en résulter ; les signes sont ici négatifs. Ainsi ce sera d'après la direction, la situation et la profondeur du trajet parcouru par le plomb qu'on tirera des inductions plus ou moins vraies. La gravité de solution de continuité de ce viscère provient des épanchements sanguins auxquels celles-ci donnent lieu, épanchements souvent mortels quand la blessure est large et qu'elle a été faite par une arme blanche. Les escarres déterminées par le passage du projectile sont encore ici souvent très salutaires pour prévenir les hémorrhagies; mais quand l'une des grosses artères qui entrent dans cet organe vient à être lésée, il est fort douteux que ce bouchon puisse fermer la lumière du tube artériel avec assez de force pour empêcher une hémorrhagie foudroyante. Lorsque la plaie n'occupe que la région dorsale et n'a entamé que la face postérieure de la rate, les accidents sont bien moins redoutables que si la perforation siégeait à la face antérieure, parce que, dans le premier cas, l'épanchement sanguin se fait directement au-dehors et peut être arrêté par le tamponnement, tandis que, dans la deuxième hypothèse, le sang s'épanche dans l'abdomen et épuise le blessé.

Nous avons vu plus d'un militaire guérir après avoir reçu des blessures dans la région occupée par la rate; mais nous n'oserions pas affirmer que ce viscère ait été réellement blessé dans tous les cas. C'est ainsi que, dans l'observation VII, p. 346, nous pensons que la rate a dû être endommagée par le projectile.

Quant au traitement, il doit être antiphlogistique.

BLESSURES DE LA VESSIE PAR ARMES A FEU.

Les variations de volume et de position de la vessie, selon qu'elle est vide ou pleine, peuvent jeter de l'obscurité sur les signes tirés de la direction du trajet parcouru par le projectile. La perforation du réservoir donne constamment lieu à des épanchements dont la gravité varie selon le siége qu'ils occupent. Ainsi, quand la vessie a été perforée dans un point recouvert par le péritoine, l'urine s'échappe dans cette séreuse et développe une péritonite sur-aiguë, rapidement mortelle. Lorsque le plomb l'a atteint dans une région que le péritoine ne tapisse pas; dans sa face antérieure, par exemple, ce liquide s'infiltre dans le tissu cellulaire, et si l'art n'intervient, des abcès gangréneux et mortels ne tardent pas à se développer. Dans quelques circonstances, on a pu observer une communication entre la poche urinaire et une anse intestinale qui, ayant été simultanément lésées, s'étaient soudées par des adhérences. Cette communication s'observe surtout entre le bas-fond de la vessie et le rectum, et dans un cas analogue, j'ai pu m'assurer que les matières stercorales et les gaz pénétraient dans l'intérieur de ce réservoir pour s'échapper par le canal de l'urètre, de même que l'urine filtrait

à travers la fistule pour s'écouler dans le rectum.

On reconnaît une perforation vésicale à l'existence d'une plaie à l'hypogastre ou au périnée,
à la direction du projectile, à des douleurs vives,
étendues dans le trajet des voies urinaires se
propageant jusqu'au gland avec émission d'urine
rare et sanguinolente, à l'issue de l'urine par la
plaie, etc., etc. Le traitement doit être antiphlogistique ; on laisse une sonde à demeure dans la
vessie pour empêcher l'épanchement urinaire.

Chez un militaire blessé à Oran et évacué sur
Alger, j'ai observé un cas de blessure de vessie
fort remarquable.

Une balle dirigée obliquement de haut en bas,
après être entrée dans l'abdomen, au défaut de
la partie moyenne de la dernière côte du côté
gauche, présentait sa sortie à droite et au niveau
de l'échancrure sciatique ; par cette plaie de sortie, l'urine s'échappait en abondance. Une sonde
fut laissée à demeure dans la vessie ; la plaie fistuleuse se ferma au bout d'un mois, et le blessé ne
conserva, d'une lésion si grave, qu'un peu de
paralysie dans le membre pelvien droit, due
probablement à la contusion des nerfs qui passent par l'échancrure sciatique. Il est probable
que dans ce cas la balle aura glissé au-devant des
intestins, qu'elle aura contourné le petit bassin

et qu'elle sera sortie par l'échancrure sciatique, après avoir perforé la poche urinaire.

Il peut arriver que le projectile s'arrête dans la vessie pour y séjourner ; il faut l'extraire, soit en dilatant la plaie s'il est possible d'y atteindre par cette voie, sinon en pratiquant la cystotomie. Dans un cas semblable, j'ai retiré une balle à l'aide de mon procédé opératoire par le haut appareil, comme on le verra à la suite de l'observation que je vais rapporter.

Ire OBSERVATION.

Perforation de la vessie et des os iliaques par une balle. — Fistule urinaire située dans la région de la fesse droite. — Guérison.

Le 12 octobre 1833, lors de la prise d'un marabout couronnant les hauteurs qui dominent Bougie, le nommé A...., fusilier au 59e régiment, âgé de vingt-quatre ans, et de bonne constitution, fut atteint par une balle dont l'entrée siégeait dans la région fessière du côté droit, un demi-pouce environ au-dessus de la cavité cotyloïde, et dont l'ouverture de sortie était dans la fesse gauche, au point presque diamétralement opposé. Les régions latérales de la vessie, fortement distendues par l'urine, furent perforées de part en part, et donnèrent lieu à une fistule urinaire par l'ouverture d'entrée du projectile. Il existait également une double perforation des os iliaques.

Largement ouvert, le trajet fistuleux me permit, douze jours plus tard, quand ce militaire arriva à Alger par évacuation, de l'explorer avec facilité, et d'extraire quelques petites esquilles détachées de la fracture circulaire de l'iléon. La plaie de sortie, couverte de bourgeons, fournissait de la suppuration, sans jamais avoir donné issue à l'urine, bien qu'elle fût située sur un plan plus déclive que celle du côté opposé. L'introduction d'une sonde dans le canal de l'urètre, pour rétablir le cours naturel du liquide sécrété, ayant occasionné un mouvement fébrile avec irritation gastro-intestinale, qu'il fallut combattre par des saignées locales, je la retirai après vingt-quatre heures pour ne plus la replacer, d'autant mieux qu'elle ne s'opposait nullement à la sortie de ce liquide par la plaie. Peu à peu le trajet fistuleux se rétrécit, et donna issue à deux petites esquilles, entraînées par l'urine qui s'échappa par la plaie et par l'urètre pendant un mois, après lequel elle reprit en totalité sa voie naturelle.

Cette fistule, comme on le voit, s'est établie et guérie par les seules forces de la nature, dont les efforts salutaires ont été un instant arrêtés par l'introduction de la sonde. Ce qui prouve qu'il est des cas où il faut savoir s'abstenir de l'introduction de la sonde dans la vessie, et que la présence de celle-ci n'est pas indispensable pour la guérison des fistules urinaires.

J'ai pensé que la description de mon procédé opératoire pour le haut appareil, à l'aide duquel j'ai retiré heureusement une balle restée dans la vessie, pouvait trouver ici sa place; je le rapporte tel que je l'ai extrait de ma thèse, soutenue en 1828, pour le publier en 1833 dans le journal intitulé *la Lancette Française*.

CYSTOTOMIE SUS-PUBIENNE D'APRÈS LE PROCÉDÉ DE L'AUTEUR.

Voici comment je m'exprimai :

MONSIEUR LE RÉDACTEUR,

Une foule d'erreurs relatives au procédé que j'ai imaginé pour l'opération de la taille par le haut appareil s'étant glissées dans les écrits que plusieurs chirurgiens d'un mérite reconnu viennent de publier, permettez-moi de les redresser par votre organe.

Pour plus de concision, j'ai formulé d'après les corollaires suivants ma manière d'opérer.

1° *Position du malade.* Raser la région hypogastrique et vider la vessie par l'expulsion volontaire de l'urine ; faire coucher le malade sur le bord du lit ; lui glisser au préalable un oreiller sous le siége, pour éloigner du bassin la masse des intestins grêles ; amener le relâchement de la paroi abdominale par la flexion de la tête, du thorax et des membres pelviens.

2° *Division des téguments.* Fixer avec l'ongle les limites de l'incision de la peau, tendre celle-ci avec le bord cubital, le pouce et l'indicateur de la main gauche ; porter un scalpel convexe sur la ligne médiane ; diviser de bas en haut, d'un seul temps, et jusqu'à la ligne blanche, le tissu cutané et le fascia superficialis, en se rappelant que les lames fibreuses de ce dernier sont d'autant plus écartées par la graisse qu'on se rapproche davantage du pubis, et que cette section doit toujours dépasser la symphyse pubienne de quelques lignes, pour éviter une espèce de valvule, sous laquelle on a vu l'urine s'infiltrer dans les bourses.

3° *Division du tissu aponévrotique en dehors de la ligne blanche.* Reconnaître avec la pulpe du doigt, porté dans le fond de la plaie, la présence du raphé aponévrotique ou ligne blanche ; porter le tranchant du scalpel, non sur celui-ci, à l'exemple de tous les chirurgiens, mais immédiatement en dehors, sur l'un de ses côtés, de

manière à inciser l'aponévrose des muscles abdominaux dans toute l'étendue de la section tégumentaire, afin de se faire du jour, et parce que
ce tissu fibreux, privé d'élasticité, oppose presque toujours *seul* un obstacle à l'issue des calculs.

4° *Décollement des brides cellulaires destinées
à fixer le bord interne du muscle sterno-pubien
au raphé aponévrotique.* Porter l'extrémité du
manche du scalpel entre la ligne blanche et le
bord interne du muscle sterno-pubien qui vient
d'être mis à découvert; les écarter l'un de l'autre
par la destruction du tissu cellulaire, en agissant
comme pour ouvrir un espace intermédiaire; pénétrer ainsi dans le bassin sans le secours d'instruments tranchants et sans avoir pu blesser le péritoine.

5° *Incision de la vessie.* Insinuer le dos du
doigt index gauche derrière la symphyse du pubis; contourner celle-ci avec douceur, afin d'af-
faisser, sans déchirer, les liens celluleux qui la
lient à la vessie. Arrivé près du col vésical, opérer avec le doigt une flexion graduée, porter en
même temps la main gauche en totalité vers l'ombilic, et par cette manœuvre accrocher le repli
péritonéal, désormais protégé par la face palmaire du doigt indicateur, et hors des atteintes
du scalpel.

La paroi antérieure de la vessie se trouvant tendue et inclinée en bas et en arrière par le fait de l'ascension du péritoine, plonger obliquement en bas, et à égale distance du péritoine et du col de la vessie, la pointe du bistouri sur la paroi antérieure de cet organe.

Que si l'opérateur est peu habile et désire simplifier ce dernier temps opératoire, il lui suffira de fixer sur une sonde élastique, introduite dans le réservoir de l'urine, une vessie de porc pleine d'air, qu'il comprimera, pour forcer ce gaz à passer de celle-ci dans celle-là. A l'aide de ces préliminaires, il sentira se développer sous son doigt la poche urinaire, dont la paroi antérieure pourra faire hernie à travers l'ouverture abdominale, et s'offrir d'elle-même à l'action de l'instrument.

6° *Extraction de la pierre.* Introduire à l'instant dans la vessie le doigt qui a servi d'égide au péritoine et de guide à l'instrument tranchant ; étudier le nombre et la grosseur des calculs, l'état pathologique de l'organe qui les renferme, accrocher les corps étrangers et les chasser au dehors avec le doigt, sinon se servir de ce dernier pour diriger les tenettes et saisir la pierre par son diamètre le plus favorable à l'extraction.

7° *Pansement.* Laisser à demeure dans la vessie la canule vésico-abdominale de Heuermann, modifiée par M. Amussat, la fixer dans l'angle inférieur de l'incision des téguments, réunis immédiatement au-dessus d'elles par quelques points de suture; appliquer sur l'hypogastre de larges compresses fortement serrées et maintenues par un bandage de corps, afin de rapprocher cette paroi de la poche urinaire; introduire une sonde ordinaire dans la canule et pousser à travers cette sonde à double courant une injection émolliente pour débarrasser la vessie du sang qu'elle peut contenir; fixer sur le pavillon de la canule une vessie de porc destinée à recevoir l'urine et à soustraire l'organe au contact de l'air; maintenir les cuisses du malade légèrement fléchies. Craint-on un épanchement, remplacer la vessie du porc par une poire de caoutchouc, dont les parois affaissées tendront à reprendre leur forme première et aspireront le liquide en le forçant à se rendre dans ce récipient actif : au besoin, une seringue, ou mieux encore une ventouse à pompe remplirait le même but. Après deux ou trois jours, l'induration du tissu cellulaire formant un trajet fistuleux autour de la canule et ne laissant plus de craintes sur l'épanchement, retirer la canule qui, d'abord comprimée par un état spasmodique des lèvres de la vessie, ne tarde pas à s'y trouver au large et à permettre au liquide de filtrer sur la face externe. Peu à peu la fistule de l'hypogastre se ferme, et l'urine reprend son cours naturel par le canal de l'urètre.

Le fait qui suit indiquera comment et pourquoi j'ai imaginé ce nouveau mode opératoire.

Première observation. — L..., âgé de vingt-deux ans, de bonne constitution, lymphatico-sanguin, tisserand avant son entrée au 11ᵉ régiment de dragons, ressentait depuis l'enfance de vives douleurs vésicales, avec difficulté d'uriner. Je le sondai, et le choc éclatant que fit entendre l'instrument décela la présence d'un calcul d'une grande dureté. Je poursuivis mes recherches, et j'annonçai qu'il devait être d'un petit volume.

Je fis choix de la méthode sus-pubienne et des instruments de frère Côme modifiés par le docteur Belmas. Tout étant disposé comme je viens de l'indiquer, le 10 septembre 1828, je procédai à l'opération ainsi qu'il suit.

Ayant incisé d'abord les téguments de l'hypogastre dans une étendue de deux pouces et demi environ, puis l'aponévrose des muscles abdominaux immédiatement en dehors de la ligne blanche, j'insinuai alors l'extrémité de mon index entre le bord interne du muscle droit et la ligne blanche, afin de déchirer les liens cellulaires qui les unissent, et de pénétrer dans le bassin sans le secours de l'instrument tranchant.

Prenant ici la symphyse pubienne pour point de départ, je portai le doigt à la recherche de la sonde à dard dont je saisis le pavillon des mains de l'aide, afin d'avoir plus d'harmonie dans mes mouvements; néanmoins il me fut impossible de la rencontrer. On avait à mon insu rendu mobile un anneau destiné à indiquer la direction de la courbure de l'instrument, qui dès lors ne pouvait plus gagner la région hypogastrique. J'ôtai la sonde et tentai d'inciser la vessie sur le calcul soulevé par deux doigts introduits dans le rectum; mais le corps étranger peu volumineux se déroba à mes recherches.

Dans cette alternative, j'appelai à mon secours l'anatomie des régions; je sentis distinctement un corps mollasse formé par la vessie vidée par le cathétérisme, et je n'hésitai pas à accrocher avec la face palmaire de mon doigt indicateur, que je ramenai vers l'angle supérieur de la plaie, le repli du péritoine qu'on sait s'avancer vers le pubis, quand le réservoir de l'urine ne contient pas du liquide. La paroi antérieure de la vessie suivit le retrait du péritoine et offrit un plan tendu, oblique en bas et en arrière, sur lequel je plongeai la pointe d'un bistouri convexe, et je remplaçai ce dernier à l'instant même par mon index qui venait de servir de guide à l'instrument. Je fixai ensuite le calcul entre la première et la deuxième phalange, et j'en fis ainsi l'extraction très aisément.

Le malade avait supporté l'opération avec beaucoup de courage et de résignation, bien que ces incidents eussent dû la rendre laborieuse. Je fis le pansement comme je l'ai indiqué plus haut, et l'opéré se trouva dans les mêmes conditions que s'il eût subi une simple ponction de vessie au-dessus du pubis.

Pendant les quarante-huit heures qui suivirent l'opération, rien de remarquable qu'un écoulement régulier d'urine sanguinolente se faisant goutte à goutte à travers la canule, et tombant dans le récipient que je renouvelai à trois heures d'intervalle. A peine s'échappait-il quelques gouttes de liquide sur les côtés de la sonde, parce que les lèvres de la plaie vésicale, contractées avec force sur le corps étranger, l'embrassaient exactement. Le sommeil est assez bon et l'appétit assez prononcé; mais une diète sévère est prescrite, et le malade ne prend que des boissons mucilagineuses.

Le troisième jour, il y a un peu de soif, de l'élévation dans le pouls; l'appétit est diminué. Même prescription, et de plus un litre de limonade. Pour la première fois, il s'engage un peu d'urine dans le canal de l'urètre, et quelques caillots de sang sont expulsés par cette voie.

Le quatrième jour, nuit moins bonne; du reste, état satisfaisant. Tisane d'orge gommée édulcorée, pomme cuite, raisin. Un lavement émollient est suivi d'une selle copieuse. Le malade sent l'urine s'engager dans le canal, et s'il fait des efforts, elle s'échappe en totalité par l'hypogastre.

Les cinquième, sixième et septième jours, même état. (Bouillon de veau, tisane mucilagineuse, biscuits et confitures.)

Le huitième jour, levée de l'appareil, une cicatrice linéaire réunit les tissus qui ont été divisés, et il ne reste plus qu'un trajet fistuleux à l'angle inférieur de la plaie, par lequel l'urine sort en totalité.

Le neuvième jour, l'urine s'écoule à trois reprises par l'urètre, qui est le siége de légères douleurs; les jours suivants le liquide sécrété passe de plus en plus par la voie naturelle, et la fistule hypogastrique disparaît; le malade se lève de temps en temps, et à mesure que ses forces renaissent la dose d'aliments est augmentée et rendue plus substantielle.

Le dixième jour, la plaie de l'hypogastre est solidement fermée, et l'opéré se dispose à se rendre dans sa famille.

Le calcul extrait, d'une dureté remarquable, d'un brun foncé et hérissé d'aspérités à sa surface, pesait un gros. L'analyse a offert des sels de phosphate magnésien, et principalement d'oxalate de chaux.

Deuxième observation. — Appelé à Estaires (département du Nord), le 10 avril 1829, on me présente un jeune garçon, âgé de six ans, d'un tempérament lymphatique et d'une assez bonne constitution. Deux années après sa naissance, ce petit infortuné avait commencé à éprouver les symptômes de sa cruelle maladie, et depuis lors la difficulté d'uriner n'avait cessé de faire des progrès. Il a de fréquentes exacerbations de douleurs; la verge entre en érection, et, au milieu des efforts les plus pénibles, il n'est pas rare qu'il survienne des convulsions, avec issue involontaire des matières fécales et chute du rectum. Tiraillé sans cesse, le prépuce a acquis beaucoup de développement; les plaintes arrachées par la douleur sont continuelles et provoquent une insomnie presque permanente.

Le cathétérisme me fit reconnaître une pierre rugueuse, d'un volume assez considérable; et rien ne contre-indiquant l'opération, je résolus de la pratiquer le lendemain matin à dix heures.

Le 11 avril, avant mon arrivée, le malade a pris un lavement, afin d'entretenir la liberté du ventre, et dans la crainte que l'appareil ne vînt à se déranger si jamais un besoin d'aller à la selle survenait pendant les premières heures qui doivent suivre l'opération; il a uriné en totalité comme je l'avais prescrit, et la région pubienne a été rasée. Je le fis coucher dans son lit, la tête et la poitrine fléchies sur l'abdomen, et le bassin soulevé par un oreiller placé sous le siége, afin que le pubis, étant situé plus haut que l'ombilic, le sang, lors de l'incision des téguments, se portant vers le point le plus déclive, ne pût masquer les parties à diviser, et, à la fois, pour éloigner la masse des intestins grêles de la poche urinaire.

Tout étant ainsi disposé, mes aides placés près du malade le maintinrent, tandis que, situé à son côté droit, j'explorai le pubis, que la contraction violente des muscles droits rendait ici assez difficile à reconnaître. Je fis avec l'ongle une impression sur la peau, quelques lignes au-dessous de la symphyse pubienne; j'en déterminai une semblable à trois travers de doigt au-dessus de ce point, et de la sorte se trouvèrent tracées les limites de l'incision, dans une étendue relative au volume du calcul et à l'embonpoint du sujet. Les téguments de l'hypogastre furent tendus en haut, à l'aide du bord cubital de la main dont le dos regardait l'ombilic, et sur les côtés avec le pouce et l'index de la même main. Armé d'un scalpel convexe, j'incisai la peau sur la ligne médiane, ainsi que le fascia superficialis, en ayant soin de diviser exactement ce feuillet cellulo-graisseux un peu au-delà de la symphyse pubienne, afin de ne pas lais-

ser là une espèce de valvule sous laquelle l'urine
venant à s'engager pût s'infiltrer dans les bourses. La division du plan aponévrotique immédiatement en dehors de la ligne blanche mit à
découvert le bord interne du muscle droit. Je
glissai l'extrémité du manche de mon scalpel
dans le sillon qui sépare cette ligne blanche du
muscle sterno-pubien pour détruire les liens
celluleux, et j'arrivai de la sorte dans le bassin.

Ici apparut, par anomalie, un feuillet aponévrotique émané du *fascia transversalis*, je le coupai sur mon doigt faisant l'office de sonde cannelée; il me fut alors facile de contourner, avec
ce dernier, la face postérieure de la symphyse
pubienne, d'accrocher, comme je l'ai dit plus
haut, le repli du péritoine, et de tendre à la fois,
avec cette membrane, la paroi antérieure de la
vessie, sur laquelle je fis obliquement, en bas,
une ponction qui suffit à l'introduction du doigt.
L'examen de cet organe me fit reconnaître que sa
capacité diminuait graduellement par l'effet de la
contraction des fibres musculaires titillées par
mon indicateur. Ici, comme dans le cas précédent,
ce dernier suffit pour entraîner au-dehors une
pierre qui avait le volume et la forme d'un œuf
de pigeon, et que je soulevai par le rectum. J'avais
reconnu la présence de ce corps étranger à travers la paroi antérieure de la vessie avant de l'inciser.

Je dirigeai le long du doigt laissé dans la poche urinaire, considérablement contractée et revenue sur elle-même, la canule vésico-abdominale indiquée plus haut. J'obtins, à l'aide d'une sonde élastique introduite dans la canule hypogastrique, une sonde à double courant qui me permit d'injecter un liquide émollient destiné à laver la vessie et à la purger de quelques gros caillots sanguins. Les lèvres de la plaie vésicale tenaient la canule si étroitement embrassée que l'eau injectée ressortit en totalité.

Désirant savoir quelle pouvait être actuellement la capacité de la vessie, j'aspirai tout le liquide qu'elle contenait, et j'en obtins à peine une demi-once. Prescription : diète, tisane de graine de lin.

Les 11, 12 et 13, état très satisfaisant, sommeil bon, un peu de soif, appétit nul; même prescription.

Le 14, l'urine commençait à sortir à la circonférence externe de la canule. Je fis la levée du premier appareil et l'extraction de la canule; j'éprouvai quelque résistance pour sortir celle-ci de la vessie, ce que j'attribue à la forme olivaire de son extrémité. Une cicatrice tendre réunit les lèvres de la plaie hypogastrique; il reste seulement au-dessus de la symphyse pubienne une ouverture fistuleuse qu'occupait la canule. Des bandelettes agglutinatives, des compresses graduées, un bandage de corps fortement serré, composent le second pansement, qu'il faut souvent renouveler parce que l'urine vient baigner les linges qui le composent. C'était peut-être ici le moment d'introduire une sonde dans l'urètre; mais le sujet était dans un état si satisfaisant que j'aurais craint de l'irriter par ce moyen et de lui occasionner la fièvre.

Les jours suivants n'offrent rien de particulier; l'urine commence à s'écouler par le canal, qui d'abord est le siége de légères douleurs; la fistule de l'hypogastre se ferme par degrés; le liquide sécrété passe bientôt en entier par sa voie naturelle, et le quinzième jour la guérison est parfaite.

Troisième observation. — Ce sujet avait à peine franchi l'époque des accidents primitifs de la taille sus-pubienne, que j'eus à pratiquer la même opération à Aire (département du Pas-de-Calais), sur un garçon âgé de cinq ans, d'un tempérament lymphatique et d'une chétive constitution. Depuis plus d'une année, cet enfant éprouvait de la difficulté à uriner, et le jet de liquide était souvent interrompu par suite des efforts violents auxquels il se livrait; il y avait un prolapsus du rectum, étendu d'un pouce environ; les douleurs épuisaient chaque jour ce petit malheureux, qu'on voyait sans cesse tirailler son prépuce.

L'opération, pratiquée le 16 avril, d'après les préceptes que j'ai posés plus haut, n'a offert rien de particulier, si ce n'est la hernie que fit le péritoine à travers la plaie de l'hypogastre, au moment où je pénétrai dans le bassin. A raison de la grande maigreur du sujet, cette membrane apparut sous forme d'une toile rouge fortement injectée. La vessie fut ouverte avec la plus grande facilité, et j'en retirai, à l'aide du doigt, un petit calcul friable, dont quelques débris, du volume de grains de sable, ne pouvant être extraits, sortirent par la canule hypogastrique, entraînés par le liquide de l'injection, ou charriés par l'urine. Il est également digne de remarque que la canule, enfoncée trop avant dans la poche urinaire, exerça une compression sur le rectum, qui fut suivie d'une selle copieuse et d'un peu de ténesme. Je devinai la cause de ces phénomènes, et il me suffit, pour les faire cesser, de soulever légèrement la canule avec un doigt introduit dans cet intestin. La guérison fut retardée par une toux qui provoquait sans cesse l'issue de l'urine par la plaie. Celle-ci ne fut fermée entièrement que le 3 juin, dix-sept jours après l'opération.

J'ai avancé dans l'observation qui précède, que j'attribue la difficulté de retirer le calcul vésicoabdominal, non à la contraction de la vessie sur le tube qu'elle représente, mais bien à la forme olivaire de son extrémité. Chez l'opéré dont je parle, j'eus beaucoup plus de peine encore à l'ôter, par la raison que je viens de dire, et de plus, parce que la paroi postérieure de la vessie, poussée par la masse intestinale, étant venue presser contre elle, sa membrane muqueuse était entrée dans les yeux de l'olive, et la retenait tellement fixée, que ce n'est qu'après de grands efforts, en imprimant à l'instrument des demi-arcs de rotation sur son axe, et en le poussant en dehors avec un doigt introduit dans le rectum, que je parvins à la retirer. Ces inconvénients m'ont porté à en modifier l'extrémité, que j'ai rendue moins olivaire et percée d'yeux moins ouverts et plus multiples.

IVe OBSERVATION.

Extraction d'une esquille et d'une balle demeurée libre dans la vessie. — Épanchement d'urine. — Guérison.

Le 15 juillet 1831, un Parisien, enrôlé volontaire au 67e régiment de ligne, fut frappé, sur le bord supérieur de l'arcade pubienne, d'une balle qui, après en avoir détaché une petite esquille, perfora la paroi antérieure de la vessie, distendue par l'urine. Il n'y avait pas d'ouverture de sortie du projectile, et le liquide épanché par la lésion de son réservoir s'échappait à travers la plaie hypogastrique. L'exploration à l'aide du doigt, introduit profondément dans l'anus, ne me faisant rien découvrir, je me décidai à passer une sonde dans la vessie du malade, qui se plaignait d'un besoin impérieux d'uriner; mais il sortit à peine quelques gouttes de liquide. L'état spasmodique de la vessie avait seul déterminé cette sensation; elle contenait un corps étranger qui, par la percussion avec le bec de la sonde, rendait un son mat. C'était la balle qui, arrivée à la fin de sa course, était demeurée dans l'intérieur de cet organe. Il fallait en faire l'extraction : j'eus recours à la cystotomie sus-pubienne, que je pratiquai d'après mon procédé opératoire. J'agrandis l'ouverture hypogastrique en incisant au-dessus d'elle la peau et le fascia superficialis, jusqu'à l'aponévrose profonde qui recouvre le muscle droit; je divisai ensuite le tissu aponévrotique à côté de la ligne blanche, de manière à mettre à nu le bord interne de ce muscle, et à l'isoler de la gouttière qu'elle lui forme, avec l'extrémité du doigt, absolument comme s'il s'était agi d'écarter un espace musculaire pour découvrir une artère. De la sorte, je parvins dans le bassin sans crainte de blesser le péritoine.

Ce dernier, replié sur lui-même par l'affaissement des parois de la vessie, s'avançait vers le pubis. Je l'accrochai avec l'indicateur de la main gauche, et le tirai fortement vers l'ombilic, afin de soulever la paroi antérieure de la poche urinaire, sur laquelle je portai l'index de la main droite à la recherche de la balle; mais la contraction de la vessie avait tellement rétréci cette ouverture, qu'il me fallut l'agrandir en bas avec le bistouri, dirigé sur la face dorsale du doigt laissé dans l'angle supérieur de la plaie, tandis que sa face palmaire abritait le péritoine contre toute lésion. A l'aide de ces préliminaires il me fut permis de porter l'index dans la cavité de l'organe pour en extraire une esquille et une balle que je trouvai libres.

Un épanchement d'urine s'était opéré derrière le pubis; je fis dans le foyer quelques injections émollientes pour entraîner l'urine et prévenir l'irritation qu'aurait déterminée son contact prolongé, au moyen d'une sonde ouverte à son extrémité et fixée sur une poire de caoutchouc privée d'air par l'affaissement de ses parois, dont le retour à leur forme première opérait une succion douce et continue. J'aspirai tout le liquide injecté, et je laissai ensuite dans la cavité de la vessie cette sonde introduite par la plaie de l'hypogastre, qui fut réunie au-dessus d'elle. La contraction de la vessie sur la sonde força l'urine

à s'écouler par cette voie, sans pouvoir s'épancher, et au bout de trois jours, le trajet fistuleux
auquel la sonde avait servi de moule étant solidement établi, je retirai celle-ci, et l'urine s'écoula
par la plaie hypogastrique, sans accidents. Peu
à peu la fistule se ferma, et l'urine finit par reprendre en totalité son cours naturel.

D'après les faits que je viens d'exposer, il est
évident, pour quiconque les aura médités de
bonne foi, que tous les temps opératoires sont
puissamment modifiés par mon procédé; de plus,
on a pu se convaincre que je suis parvenu à unir
à la précision la plus parfaite une simplicité plus
grande encore qu'on ne l'avait obtenue jusqu'à
ce jour. En effet, en laissant le malade dans son
lit, comme pour l'opération d'une hernie étranglée, je le soustrais au spectacle effrayant de l'appareil journellement employé. En fixant préalablement les limites de l'incision des téguments,
d'après le volume présumé du calcul, l'embonpoint du malade, et la profondeur de la vessie,
je renferme cette incision dans de justes bornes.
En isolant du raphé aponévrotique le bord interne du muscle droit, par la destruction des liens
cellulaires qui les fixent entre eux, non avec l'instrument tranchant, mais à l'aide de l'extrémité
mousse de mon scalpel, dirigé à la manière d'un
coin, je pénètre ainsi dans le bassin sans crain-

dre la lésion du péritoine. En faisant uriner le malade avant de l'opérer, j'ouvre la vessie pendant qu'elle est vide, et je n'ai point à redouter l'épanchement qui a toujours lieu au moment où l'on plonge l'instrument dans cet organe dilaté, soit par l'urine, soit par un liquide injecté. Ce liquide épanché doit évidemment nuire au succès de l'opération et favoriser plus tard la formation d'abcès profonds ou d'épanchements urinaires : il est encore impossible de léser le péritoine en ouvrant le réservoir de l'urine, si, à mon exemple, on s'assure, au préalable, de la présence de cette membrane qu'on refoule en arrière et en haut avec la face palmaire du doigt index, tandis que sa face dorsale dirige le tranchant du bistouri sur le plan incliné que représente la paroi antérieure de la vessie. La colonne d'air que je propose de pousser dans ce viscère, en cas d'incertitude, lui donne une forme conique, tend, par conséquent, à le rapprocher de l'ouverture hypogastrique, tandis que l'injection liquide, en outre des inconvénients signalés, lui donne une forme globuleuse. Enfin, par l'extraction du calcul à l'aide du doigt, je crains peu de l'écraser s'il est friable; si, au contraire, il est dur et trop volumineux, le doigt explorateur devient conducteur des ténettes.

La canule hypogastrique présente l'immense

avantage de simplifier cette opération, au point de la réduire à une simple ponction hypogastrique; sa présence est sans douleur; elle prévient les épanchements urinaires, permet, au besoin, d'appliquer sur elle un piston pour aspirer l'urine, sert de moule à la fistule urinaire, favorise la réunion, par première intention, des portions de la plaie qu'elle n'occupe pas, et empêche l'inflammation du péritoine par le contact de l'air. On objecte qu'il est arrivé à Kirby, à M. Amussat, et j'ajouterai à moi-même, de voir au bout de quatre jours l'urine passer entre la canule et les lèvres de la plaie; mais cette objection tombe d'elle-même, quand on songe qu'à la rigueur on pourrait retirer la sonde après trente-six ou quarante-huit heures, parce qu'alors le trajet fistuleux formé au pourtour de la canule par l'induration du tissu cellulaire, est déjà assez solidement établi pour charrier l'urine au dehors, et prévenir les épanchements que les détracteurs de la cystotomie sus-pubienne ont tant exagérés.

D'ailleurs, soyons de bonne foi, et confessons que le prétendu siphon du Dr Souberbielle n'empêche pas l'urine de s'échapper, partiellement au moins, par l'ouverture hypogastrique; que l'art ne possède pas encore de moyens pour s'opposer à l'issue de l'urine que des causes physiologiques aisées à comprendre dirigent par cette voie, et qu'ainsi il convient, ce me semble, de seconder les efforts de la nature, pendant les premiers temps, afin de prévenir tout accident.

N'ayant recours qu'à un seul instrument (un scalpel convexe), et opérant sans être sous la dépendance d'aucun aide, on cessera de s'étonner si j'ai pratiqué ces opérations avec une rapidité telle que les corps étrangers ont été extraits en moins de deux minutes; les malades n'ont perdu que très peu de sang; de sorte que la force sanguine comme la force nerveuse ont été autant ménagées que possible.

Je n'ai encore opéré que quatre sujets par le procédé que je viens de décrire; tous ont guéri. Je me ferai un scrupule de faire connaître les revers que je pourrais éprouver plus tard, sachant que cette conduite est la seule profitable à la science et à l'humanité.

ÉPANCHEMENTS ABDOMINAUX PAR SUITE DE COUPS DE FEU.

Les épanchements abdominaux sont solides, liquides ou gazeux; c'est ainsi que la perforation du tube digestif donnera lieu à l'issue de matières alimentaires, chyleuses ou stercorales, et à des gaz de composition différente, selon que l'estomac, l'intestin grêle ou le gros intestin en seront le siége; que la solution de continuité des gros troncs artériels ou veineux, des reins, des uretères ou de la vessie, de la vésicule biliaire ou de ses canaux excréteurs, fournira des épanchements de sang, d'urine ou de bile.

Nous avons déjà démontré qu'à la suite des coups de feu la déchirure d'artère d'un calibre médiocre donne rarement lieu à l'issue du sang, et que ce phénomène ne se produit que dans le cas où un gros vaisseau a été déchiré; ce qui nous permet de conclure que les hémorrhagies à la suite de coups de feu doivent toujours être fort considérables.

Au chapitre des plaies de tête, nous avons vu que le cerveau remplissant exactement la cavité crânienne, l'épanchement sanguin ne peut se produire qu'en très petite quantité, rare et disséminé entre les circonvolutions cérébrales, tandis que le refoulement du poumon contre la colonne vertébrale permet au sang de s'épancher abondamment entre les feuillets de la plèvre, et nous avons dit que le meilleur moyen d'en tarir la source est de le laisser s'accumuler jusqu'à ce que, déposé en assez grande quantité sur la lumière des artères déchirées, il puisse opposer à la colonne sanguine hémorrhagique une résistance supérieure à sa force d'impulsion.

La cavité de l'abdomen se trouve disposée

presque aussi favorablement que celle du crâne,
pour s'opposer à la formation des épanchements
quand des artères d'un gros calibre n'ont pas
été ouvertes. En effet, comme Petit l'a démontré, les viscères abdominaux se prêtant un appui
mutuel et se trouvant soutenus en tous sens par
des puissances musculaires, le diaphragme et la
ceinture contractile des parois abdominales ne
laissent point de vide propice à la formation des
épanchements, et opposent une résistance susceptible de les arrêter si elle est supérieure à la
force qui les fournit. Cette résistance ne porte
pas seulement son action sur la déchirure des
vaisseaux sanguins, elle se comporte absolument
de même à l'égard des solutions de continuité
des organes creux pour s'opposer à l'issue des
matières qu'ils contiennent, et, lorsqu'elle n'a pu
empêcher leur épanchement, elle a encore pour
effet secondaire de le suspendre et de le circonscrire. Ces matières épanchées et circonscrites
au pourtour de la blessure qui leur a livré passage, sont bientôt cernées par des pseudo-membranes qui leur forment une coiffe isolatrice, et
dont le travail commence immédiatement après
l'épanchement; il est déjà fort avancé après cinquante heures. Toutefois ces phénomènes se rapportent presque exclusivement à l'épanchement
sanguin, car celui de la bile des matières ster-

corales, de l'urine quand celles-ci s'écoulent dans la séreuse, détermine presque toujours des péritonites sur-aiguës rapidement mortelles.

L'écoulement sanguin cesse de se réunir en un foyer circonscrit au pourtour de la blessure quand il a lieu avec violence et s'il est fourni par un gros vaisseau; dans ce cas, le sang se porte dans le lieu le plus déclive pour s'amasser souvent dans le petit bassin et dans le côté sur lequel le blessé se couche. J'ai remarqué, et ce signe ne m'a jamais trompé, que toutes les fois qu'une certaine quantité de sang tombé dans le petit bassin comprime la vessie, il survient des envies d'uriner incessantes, insupportables; le blessé s'épuise en vains efforts pour expulser de l'urine; et si, cédant à ses désirs, on lui passe une sonde dans la vessie, on reconnaît qu'elle est vide; c'est qu'en effet la présence du liquide situé en dehors des parois de cet organe fait naître la sensation que développe sa plénitude, et le cerveau recevant des impressions analogues dans ce cas, commande les actes nécessaires pour l'expulsion de l'urine.

Aux symptômes généraux des hémorrhagies s'en joignent d'autres qui sont locaux : ainsi il survient une tuméfaction subite et molle dont le siége varie selon la lésion et selon que le foyer s'est formé autour du vaisseau blessé, ou qu'il s'est amassé dans le lieu le plus déclive. Le sang ainsi épanché n'étant pas nuisible par lui-même pendant les premiers jours et jusqu'à ce qu'il ait subi un travail de décomposition, ne détermine d'abord d'autres phénomènes que ceux auxquels sa présence peut donner lieu en comprimant les organes voisins et en nuisant à leur fonction, surtout quand viennent à se développer les adhérences que le liquide épanché contracte avec les viscères qui l'entourent. A cette époque, la tumeur forme un relief plus ou moins considérable et dont la mollesse contraste singulièrement avec la tension du reste de la paroi du ventre; il y a douleur, constipation et quelquefois vomissements. A ces symptômes particuliers, il faut ajouter ceux qui tiennent à la péritonite et à la lésion des organes qui ont pu être blessés.

Nous avons dit que le sang s'accumule en foyer circonscrit au lieu de se répandre en nappe entre les intestins; néanmoins on peut observer le contraire, et plus d'une fois j'ai rencontré des caillots de sang adhérents aux circonvolutions intestinales; j'ai observé aussi que le grand épiploon joue un rôle remarquable dans les épanchements; qu'il se roule autour des matières pour les circonscrire, et comme s'il voulait préserver de leur contact les organes contenus dans l'abdomen. La manière dont se comporte cette grande toile séreuse a encore un autre effet, celui de multiplier les points de contact du sang épanché avec les feuillets du péritoine, afin d'activer l'absorption des parties les plus fluides. Cette absorption était complète dans un grand nombre de cas que l'autopsie m'a permis de constater, et il ne restait plus que la fibrine qui, affectant une disposition vermiculaire, s'était logée entre les circonvolutions intestinales. Quand l'épanchement est considérable, cette résorption ne peut avoir lieu, et si, dans quelques circonstances heureuses, mais très rares, le sang a pu se faire jour secondairement par la plaie abdominale qu'il a r'ouverte, ou bien à travers une anse d'intestin qu'il a fini par perforer, presque toujours il agit comme corps étranger irritant, du moment qu'il s'est décomposé ; et les parois du foyer s'enflammant ainsi que les organes voisins, la mort ne tarde pas à survenir. Il importe de renouveler ici le conseil donné relativement aux épanchements de sang qui se sont faits dans le thorax : dans l'une et l'autre occurrences, il est essentiel de donner issue au sang épanché du moment qu'on n'aura plus à redouter le retour de l'hémorrhagie, ce qui a lieu ordinairement du quatrième au huitième jour après la blessure. On y procède en faisant sur le lieu de l'épanchement une incision suffisante pour lui donner issue. Si on tombe sur les adhérences, on les respecte, afin d'empêcher le sang actuellement circonscrit par elles de se répandre dans un autre point de l'abdomen, et on agrandit un peu la plaie du côté du foyer pour y atteindre et le vider. Si le sang décomposé est épais et ne s'écoule pas aisément, on peut en faciliter la sortie à l'aide d'injections émollientes.

Quant à l'épanchement de la bile, attendu qu'il est essentiellement mortel, je ne vois pas pourquoi, lorsqu'il aura été reconnu en introduisant le doigt dans la plaie, on ne ferait pas arriver jusque dans le petit bassin une sonde œsophagienne pour injecter de l'eau tiède en grande quantité, dont le retour effectué ainsi de bas en haut la ferait ressortir par la plaie abdominale, et aurait pour effet d'entraîner avec elle la bile épanchée. On continuerait jusqu'à ce que le liquide injecté ne présentât plus la couleur verdâtre. La vésicule biliaire étant vidée, pourrait contracter des adhérences avec les organes voisins, et la bile qui arriverait dans ce réservoir ne saurait plus s'en écouler que par ses canaux excréteurs.

Quant à l'épanchement des matières contenues dans les diverses parties du tube digestif,

en même temps qu'on portera des sutures sur
leur solution de continuité, on aura soin de
les enlever.

L'épanchement d'urine dans le péritoine n'est
pas essentiellement mortel lorsqu'il n'est pas
trop considérable. Dans plusieurs cas où la vessie avait été perforée, je me suis bien trouvé
d'avoir agrandi la plaie des parois du ventre
pour aspirer, à l'aide d'une sonde fixée sur une
seringue, l'urine épanchée, et injecter immédiatement après de l'eau tiède, qui était reprise par
le même moyen.

PLAIES D'ARMES A FEU DES OS DU BASSIN.

Tantôt les balles sont réfléchies à la surface de
la ceinture osseuse que forme le bassin, et dé-
crivent des trajets plus ou moins étendus et sinueux ; d'autres fois, elles se coupent en morceaux
ou bien s'aplatissent contre les parois osseuses,
en déprimant la lame externe, et y restent enclavées ; ailleurs, elles perforent le bassin, soit de
dedans en dehors, soit de dehors en dedans, ce
qui est bien plus fréquent, tandis que, dans
d'autres cas, elles en détachent des portions,
telles que l'épine iliaque antéro-supérieure, l'épiphyse marginale de l'iléon, la symphyse pubienne, l'ischion et le coccix. Or, on conçoit que

le degré de gravité de la lésion sera variable selon le lieu de la blessure; que celle de la partie moyenne du sacrum où se trouve la terminaison de la moelle épinière, par exemple, sera plus fâcheuse que ne le serait une simple perforation de l'os iliaque non compliquée de déchirure des viscères contenus dans le bassin. Ainsi que déjà nous l'avons fait remarquer pour le crâne et pour le sternum, les balles enchatonnées dans l'épaisseur des os du bassin offrent parfois si peu de résistance, qu'elles tomberaient inévitablement dans la cavité pelvienne, pour peu que les tentatives d'évulsion nécessitassent d'efforts. Il faudrait alors faire agir le tire-fond obliquement à leur surface, et peut-être même le rejeter, pour recourir au trépan. Ce moyen est également conseillé pour retirer les balles profondément engagées, et dont la présence ferait redouter la formation d'abcès et de fusées purulentes funestes. Cette perte de substance osseuse aurait le double avantage d'ouvrir une facile issue à la suppuration et de préparer ainsi les voies à la guérison. Dans une circonstance où à l'aide d'une sonde j'avais pu suivre, à travers une perforation de l'os iliaque du côté droit, le trajet d'une balle jusque dans la substance du muscle psoas où elle s'était arrêtée, j'ai rejeté le trépan, et j'ai préféré arriver directement et bien plus sûrement au projectile en ouvrant l'abdomen par une incision courbe, faite dans le pli de l'aine, comme pour la ligature de l'artère hypogastrique. Le péritoine fut décollé et refoulé en dedans, le muscle psoas fut incisé dans la direction de ses fibres, la balle fut extraite avec plusieurs esquilles, et au bout de trois mois ce blessé s'en alla parfaitement guéri.

Ire OBSERVATION.

Perforation de l'os des iles — Abcès sous-péritonéal. — Guérison.

La perforation de l'os des iles non compliquée ne constitue pas une affection bien inquiétante, ainsi que plusieurs fois je l'ai constaté. Un artilleur entre autres reçut dans l'Atlas, en 1830, une balle qui, entrée à deux pouces en dedans et un pouce au-dessous de l'épine iliaque antéro-supérieure du côté droit, était ressortie en fracturant l'iléum de dedans en dehors, vers l'union du tiers antérieur avec les deux tiers postérieurs de la crête iliaque et à un pouce au-dessous d'elle. L'ouverture était nette et circulaire; à peine rencontra-t-on quelques petites esquilles; le bord marginal de cet os était mobile et vacillant, et les muscles abdominaux qui y prennent insertion tendaient à l'entraîner en haut pendant les efforts, c'est pourquoi je pris soin de les placer dans le relâchement le plus complet pendant tout le traitement. Un abcès sous-péritonéal se vida par la perforation de l'os, dont l'occlusion fut complète au bout de deux mois, et il se forma autour d'elle des cicatrices adhérentes qui dans les premiers temps nuisirent à l'action des muscles fessiers; mais cette infirmité finit par disparaître.

IIe OBSERVATION.

Fracture de l'épine iliaque antéro-supérieure terminée par carie.
— Guérison.

M..., lieutenant des Zoaves, reçut à Bougie, presque à bout portant, une balle qui lui brisa complétement l'épine iliaque antéro-supérieure. Quatre mois plus tard je retirai cette épiphyse en vingt ou trente morceaux, provenant d'une carie; les muscles tenseur, aponévrotique et couturier, privés de leur attache sur cet os, s'étaient fixés solidement au-dessous de lui, et il n'en est résulté qu'un peu de gêne dans la marche pendant les premiers temps.

Cette apophyse, aussi bien que l'ischion, quand elle a été détachée du corps de l'os, peut, pendant un temps très long, demeurer mobile, et ne plus tenir que par l'intermédiaire d'une substance fibro-cartilagineuse : elle redevient véritable épiphyse; ce qui doit nuire à la marche, surtout pour l'ischion, où des muscles nombreux et puissants vont s'insérer. On conçoit qu'alors il convient de maintenir la coaptation des surfaces fracturées par des bandages convenables.

PLAIES D'ARMES A FEU DE LA COLONNE VERTÉBRALE.

Le simple examen de la colonne vertébrale, la configuration de cette tige osseuse où la nature a tout mis en œuvre pour faire un appareil parfait de mobilité et de solidité, attestent assez l'importance des organes renfermés dans son axe, et combien sont redoutables les lésions de la moelle épinière.

Naturellement défendue par ses épiphyses, l'épine se trouve de plus protégée contre l'action des agents extérieurs par le thorax et le bassin, par de larges et fortes toiles aponévrotiques, par de nombreux muscles dont les tendons multipliés offrent autant de barrières et de puissances.

Ces nombreux moyens réflectibles et de défense font comprendre pourquoi les lésions du prolongement cérébro-spinal sont si rares, et en même temps pourquoi on rencontre tant de difficultés pour l'évulsion des projectiles qui, triomphant des obstacles, sont allés s'enclaver dans cette enveloppe osseuse. C'est ici, surtout, que les effets

des coups de feu provenant de balles présentent
les plus grandes variétés. Tantôt dirigée de haut
en bas, comme je l'ai vu sur plusieurs militaires
blessés dans l'Atlas au moment où ils gravissaient
un rocher taillé à pic dont l'ennemi défendait les
hauteurs, la balle s'engage le long des gouttières
vertébrales, et s'y creuse de grands trajets dans
la masse des muscles sacro-lombaires, en étant
réfléchie à la surface des lames vertébrales et des
ligaments jaunes.

J'ai vu un canal qui s'étendait depuis la première vertèbre dorsale jusqu'au sacrum; la plaie
fut pansée simplement sans incision ni débridement des tissus aponévrotiques, et la guérison eut lieu en peu de temps et sans accidents.
Quand une balle atteint une apophyse épineuse
elle la brise ordinairement; mais quelquefois aussi
cette apophyse résiste, et le projectile peut se
séparer en plusieurs morceaux. Dans un cas
analogue, et qui devint mortel au bout de cinq
jours, la balle, après avoir heurté contre l'apophyse épineuse de la deuxième vertèbre lombaire,
s'était séparée en deux portions, dont une fut
trouvée dans l'épaisseur du muscle carré des lombes, et l'autre au milieu de la moelle épinière,
qu'elle avait déchirée latéralement après avoir
détruit le ligament jaune, pour passer entre les
lames des vertèbres. Des phénomènes de paraplégie, avec paralysi e de la vessie et du rectum,

survinrent spontanément ; au bout de trois jours l'inflammation de la moelle épinière donna lieu à une vive sensibilité des membres abdominaux qu'on voyait agités par des soubresauts, et le cinquième jour la mort survint. A l'autopsie, je trouvai un épanchement sanguin autour du plomb et la déchirure de la moelle.

Cet épanchement s'étendait à deux pouces au-dessous du projectile et exerçait une compression notable. Le liquide cérébro-spinal offrait une teinte rosée jusque dans les ventricules du cerveau; ce fait dépose en faveur de l'opinion de M. Magendie et du rôle qu'assigne ce savant physiologiste à ce liquide.

Quelquefois la balle reste enclavée entre deux apophyses épineuses, ou bien entre les lames des vertèbres, ou bien encore entre les apophyses transverses; enfin elle peut atteindre le corps de la vertèbre, comme déjà nous en avons cité des exemples.

La moelle et ses enveloppes peuvent offrir une foule de lésions, depuis la simple contusion jusqu'à la déchirure et sa séparation complète déterminée soit par le projectile lui-même, soit par la présence de quelque esquille. Percy conseille, selon les circonstances, les moyens variés suivants, pour retirer les projectiles enclavés dans la colonne vertébrale:

« 1° D'insister sur les incisions, et surtout de ne

pas ménager les petits tendons et les prolon-
gements aponévrotiques, qui, se croisant en
tout sens, les retiennent comme dans un réseau.

2° De retirer avec les pincettes la balle qui
n'a pas changé de forme, et qui, à la fin de
sa course, s'est simplement arrêtée contre les
vertèbres.

3° De dégager avec un levier pour l'emporter
ensuite, celle qui a eu assez de force pour s'enca-
ver entre les apophyses.

4° De recourir au tire-fond si elle tient trop,
en ayant soin de ne pas faire une méprise, et de
ne pas épuiser ses efforts vainement contre la
tubérosité de certaines apophyses épineuses.

5° De commencer par détruire les attaches ré-
ciproques des apophyses épineuses si une balle
se trouvait prise entre elles, de les forcer à s'é-
carter l'une de l'autre et à lâcher le corps étranger en faisant courber en avant le blessé.

6° De tout mettre en œuvre pour l'extraire
immédiatement, si même elle est incrustée dans
le corps d'une vertèbre, parce qu'alors le blessé
devient ordinairement paralytique des parties qui
sont au-dessous de la blessure, ainsi que Géraud
l'a vu à Fontenay. Une balle brise l'apophyse épineuse de la troisième vertèbre lombaire et reste
dans le corps de cet os, la paraplégie se dissipe
peu à peu et le malade guérit. En pareil cas,

ajoute Percy, je mettrais tout en œuvre pour retirer la balle immédiatement, excavation, trépan perforatif, soustraction des esquilles, implantation oblique d'un poinçon, d'une vrille, si le tire-fond avait manqué son coup. Vigarous, ajoute-t-il, avait proposé d'appliquer une couronne de trépan sur le corps d'une vertèbre fracturée pour relever des esquilles qui piqueraient la moelle épinière, et vider un épanchement qui se serait formé autour de cette substance; mais ce projet un peu gratuit, ne saurait avoir lieu que dans un coup de feu avec fracas et commotion de la colonne vertébrale, et alors l'art n'a plus rien à faire; la mort a été instantanée. »

Tous ces moyens généraux proposés par le célèbre Percy, peuvent certainement recevoir leur application d'une manière spéciale et heureuse; mais je pense qu'on peut lui faire le reproche d'avoir été trop absolu quand il conseille de retirer, sur-le-champ et à tout prix, les balles enclavées dans le corps des vertèbres, en signalant comme constants des phénomènes de paralysie qui peuvent bien ne pas avoir toujours lieu, quand surtout le projectile n'est pas en contact immédiat avec la moelle épinière ou avec ses enveloppes. Dans des cas analogues, j'ai vu des phénomènes de paralysie qui ne provenait évidemment que de la commotion des centres nerveux, se dissiper progressivement avant l'évulsion des balles qui, devenues mobiles par le fait de la suppuration et de la carie des os qui les emprisonnaient, ont fini par être extraites avec facilité.

PLAIES D'ARMES A FEU DES PARTIES GÉNITALES.

Nous allons passer en revue dans ce chapitre ce que nous avons observé de plus intéressant relativement aux plaies de la verge et à celles des bourses, avec ou sans lésion du testicule ou du périnée.

1° PLAIES D'ARMES A FEU DE LA VERGE.

Quelques coups de feu méritent d'être signalés, à cause de la déviation des projectiles, dans les trajets qu'ils ont parcourus, bien que les téguments aient été seuls lésés.

C'est ainsi que des balles entrées au milieu de la fesse, ont été retrouvées près du gland, cachées sous la peau après avoir côtoyé préalablement la branche ascendante du pubis, tandis que d'autres fois, tout en décrivant le même trajet, le projectile entré sous les téguments du pénis, près de sa jonction au pubis, avait sa sortie dans la région fessière. Ces particularités sont bonnes à connaître pour aller à la recherche du plomb,

quand il est demeuré dans les tissus. Le traitement de ces plaies n'offre rien de spécial à observer; mais il n'en est pas de même lorsque le
gland a été vulnéré, et quand surtout il y a
perte de substance.

Il faut, dans ces cas, observer le travail réparateur et en diriger la marche avec une scrupuleuse attention, pour qu'il n'entraîne pas un
rétrécissement du méat urinaire, ou un hypo-
spadias, ou toute autre infirmité.

Que si le projectile a déchiré l'un des corps
caverneux, il en résulte un fait de physiologie
pathologique non moins curieux que constant.
Le membre viril, lors des érections, décrit une
courbe latérale, graduée sur la perte de substance
et sur la dépression de la cicatrice, parce que le
défaut de parallélisme et d'harmonie entre les deux
corps caverneux, entraîne la verge du côté qui,
par le fait de la lésion, se trouve privé d'une partie de son élasticité. Cette infirmité peut rendre
le coït très difficile, très douloureux, et même
impossible, comme nous allons le démontrer.

Ire OBSERVATION.

Lésion de l'un des corps caverneux de la verge. — Courbure de celle-ci rendant le coït impossible. — Nouveau traitement curatif.

M..., reçut à l'expédition de Médéah une balle qui lui échancra le corps caverneux du pénis du côté droit et vers sa partie moyenne. La peau déchirée laissait voir le canal de l'urètre dénudé, mais sans entamure, et en dehors de ce conduit excréteur, un sillon creusé dans le tissu caverneux. La texture réticulaire serrée et spéciale de ce dernier, le peu de tissu cellulaire qui entre dans sa composition, développèrent des phénomènes d'inflammation non ordinaires et que nous allons faire observer.

Sous l'empire des réfrigérants employés sur la verge, sa tuméfaction et son ecchymose se dissipèrent rapidement, mais une escarre prononcée masqua pendant plusieurs jours encore le fond de la plaie. A sa chute on vit poindre des bourgeons charnus, et, chose remarquable, pendant tout le travail éliminatoire, le corps caverneux conserva à peu près son volume naturel, parce que l'inflammation affectait une marche lente chronique en quelque sorte, et contrastait singulièrement avec le développement rapide et phlegmoneux qu'elle prend là où le tissu cellulaire est riche et abondant. Ce phénomène paraît d'autant plus surprenant qu'on sait avec quelle spontanéité les corps caverneux entrent en turgescence sous l'influence des désirs vénériens.

Au bout d'un mois, ce militaire étant sorti guéri, ne conservant qu'une cicatrice dure, déprimée et adhérente, ne tarda pas à rentrer à l'hôpital, voulant à tout prix être guéri de la courbe considérable que son pénis décrivait pendant l'érection. Cette infirmité devenait alors très douloureuse et rendait le coït impossible. Il était aisé de comprendre que la perte de substance éprouvée par le corps caverneux, ainsi que la cicatrice dont il portait les stigmates profonds, ne lui permettaient plus de subir comme auparavant tout son développement naturel, et que désormais le défaut de symétrie et d'élongation entre les corps caverneux devait attirer du côté de la résistance celui qui avait été le siége de la lésion; mais ce n'était pas assez de reconnaître la cause du mal, il fallait encore trouver le moyen d'y remédier.

Rouvrir la cicatrice pour s'opposer à la guérison par froncement ne me paraissant pas rationnel, j'imaginai d'opérer sur le corps caverneux qui était sain une lésion analogue à celle qu'avait éprouvée celui du côté opposé, afin de les mettre en harmonie d'action. Deux moyens s'of-fraient à moi : 1° faire subir une perte de substance au corps caverneux, dans le lieu diamétralement opposé à la cicatrice dont l'autre était porteur; mais j'aurais craint par ce moyen de trop affaiblir la verge et de nuire à la turgescence de la portion de cet organe située au-dessus de l'étranglement circulaire qui serait résulté des deux lésions réunies ; 2° faire deux incisions profondes dans la substance du corps caverneux, l'une au-dessus, l'autre au-dessous de sa cicatrice et à son côté opposé; c'est le parti que je pris : je déterminai à l'aide d'un bistouri deux incisions profondes au fond desquelles fut mise une mèche de charpie, afin de faire suppurer les plaies et d'obtenir deux cicatrices déprimées et adhérentes; et en effet, la partie sur laquelle j'avais opéré fut privée d'une portion de son élasticité, si bien que la courbe que décrivait le pénis pendant l'érection fut presque complètement effacée.

Le fait qui suit, bien qu'envisagé sous un autre point de vue thérapeutique, ne m'en a pas paru moins intéressant et moins digne d'être rapporté.

IIe OBSERVATION.

Séparation presque complète de la verge à la suite d'un coup de feu.
— Rétraction du canal de l'urètre complètement divisé. — Rétention
d'urine. — Guérison obtenue par un mode opératoire nouveau.

R..., soldat au 20e régiment de ligne, reçut à
deux pouces du gland une balle qui lui sépara le
pénis presque en entier; les corps caverneux et
l'urètre, entièrement divisés, n'étaient plus retenus que par quelques portions de téguments;
il survint une rétention complète d'urine, et
quand, douze heures après l'accident, je fus appelé près de ce blessé, il souffrait cruellement.

Mon premier soin fut d'aller à la recherche
de l'urètre, je lavai la plaie et j'en détachai les
caillots sanguins qui adhéraient avec force,
néanmoins il me fut impossible de découvrir le
canal; ma sonde s'engageait dans un cul-de-sac
de six lignes de profondeur sans pouvoir aller
au-delà. Fallait-il pratiquer sur le conduit excréteur une boutonnière afin d'y introduire une
sonde d'arrière en avant? Non, et je préférai
recourir au moyen suivant que j'imaginai et
pratiquai à l'instant même : je détachai des corps
caverneux, et dans l'étendue d'un demi-pouce,
l'urètre que je trouvai rétracté de quatre lignes,
rétraction qui s'explique par l'élasticité de ce ca-

nal, plus grande que celle des corps caverneux. Une cicatrice tendre tenait dejà réunies entre elles et aux parties voisines les lèvres du méat urinaire accidentel, de là l'impossibilité d'introduire la sonde lors des tentatives ci-dessus énoncées. Je disséquai les corps caverneux d'avec la peau qui les recouvre, et, tout en ménageant celle-ci, j'enlevai une portion de ceux-là, étendue de quatre lignes, de manière à ce qu'ils devinssent un peu moins longs que le canal de l'urètre qui venait d'être isolé comme nous l'avons dit.

J'opérai de même sur l'autre portion du pénis, et quand j'eus converti les plaies contuses et couvertes d'escarres en des surfaces simples et saignantes, j'introduisis dans la vessie pour faire cesser la rétention d'urine, et afin qu'elle servît de moule à l'urètre, une sonde que je laissai à demeure.

Les lèvres de la plaie des corps caverneux et de l'urètre furent rapprochées et maintenues en contact à l'aide de quelques points de suture, et les fils furent ôtés successivement du troisième au huitième jour, époque à laquelle la sonde fut renouvelée avec facilité et sans déchirer la cicatrice qui marchait avec rapidité. Un mois plus tard, celle-ci était terminée, et il ne restait qu'un pertuis fistuleux que les sondes et la cautérisation firent disparaître.

J'ai revu ce militaire au bout d'un an; il m'a assuré que sa verge avait, il est vrai, perdu de sa longueur, mais qu'elle était encore susceptible d'érection; ce fait physiologique est d'autant plus curieux qu'il est opposé à ceux qui sont rappor-tés par quelques auteurs.

PLAIES DES BOURSES AVEC OU SANS LÉSION DU TESTICULE OU DU PÉRINÉE.

Le scrotum a-t-il été atteint par une balle morte? la lésion peut se borner à une simple con-tusion souvent accompagnée d'ecchymose; mais si la contusion est forte, le point touché peut se détacher des parties voisines sous forme d'escarre, et laisser voir une plaie tout-à-fait analogue à celle qui serait produite par la potasse caustique pour faire un cautère. Le scrotum peut être tra-versé en tout sens; quand les ouvertures d'entrée et de sortie sont très rapprochées, on fera bien de les confondre en une seule plaie, surtout si la peau est amincie et désorganisée; mais lorsqu'elles sont distantes l'une de l'autre de plusieurs pou-ces, ce qui arrive quand le trajet s'étend vers le périnée, alors il faut se contenter de sonder ce dernier avec le doigt pour extraire les corps étran-gers qu'il pourrait recéler.

Le cordon testiculaire peut être complètement

divisé, et dans ce cas, l'atrophie du testicule est inévitable, ainsi que je l'ai observé. Cette atrophie, presque constante quand l'organe séminifère a été entamé, survient même quelquefois, alors qu'ayant reçu une simple contusion, le scrotum est resté intact; mais ce qui paraît bien plus surprenant, c'est que cette atrophie puisse avoir lieu sous l'empire d'une simple lésion des tissus voisins des organes génitaux, comme M. Larrey en cite des exemples.

Quoi qu'il en soit, j'ai vu souvent le contraire, et la lésion de cette glande n'entraîne pas essentiellement la perte de ses fonctions, comme je m'en suis convaincu.

Ire OBSERVATION.

Tuméfaction des bourses par suite de coups de feu. — Guérison.

Le 1er juillet 1831, P..., soldat au bataillon des volontaires parisiens, reçut une balle qui lui traversa la cloison des dartos de haut en bas, après avoir effleuré les téguments de la verge à sa base. Le lendemain, les bourses, fortement ecchymosées, offrent le volume d'un petit melon, dans lequel se perd le pénis malgré son gonflement.

Prescriptions : saignée générale, diète absolue, compresses trempées dans de l'eau froide végéto-minérale, et placées sur les parties lésées, bandage contentif.

La tuméfaction ne tarda pas à se dissiper; la suppuration, d'abord très abondante, finit par disparaître; et au bout de vingt jours, les cicatrices d'entrée et de sortie du projectile étaient les seules traces que cette lésion eût laissées.

IIe OBSERVATION.

Lésion des bourses, compliquée de celle d'un testicule. — Guérison.

Chez un soldat de l'ambulance, j'ai observé une perforation des bourses avec déchirement de la substance du testicule qui faisait hernie en arrière, par l'ouverture de sortie du projectile. Malgré le repos absolu, le bandage contentif, les réfrigérants, les saignées générales, etc., le testicule acquit, en moins de vingt-quatre heures, le volume du poing, et les bourses une tuméfaction énorme. J'employai activement les antiphlogistiques; le gonflement diminua graduellement; et, deux mois après cette blessure, la guérison était complète, avec adhérences des cicatrices aux tissus sous-jacents. Il n'est survenu ni abcès, ni fistule séminale; seulement le testicule ayant subi une grande perte de substance, était moins gros que dans l'état normal, et semblait un peu atrophié.

IIIe OBSERVATION.

Coup de feu dans la région périnéale. — Lésion du coccix. — Fistule
recto-vésicale. — Guérison.

D..., soldat au 3e régiment de ligne, reçut à
Staoli une balle qui lui enleva, d'arrière en avant,
une partie du coccix, déchira l'anus et laboura
la moitié postérieure du périnée, d'où elle fut extraite par une contre-ouverture.

La chute des escarres laissa voir une plaie
bien plus considérable qu'on ne l'avait pensé d'a-
bord. On reconnut alors une fistule recto-vésicale à l'issue des gaz et des fèces qui s'échap-
paient par l'urètre.

Deux indications principales se présentaient
ici :

1° Guérir la fistule; 2° prévenir le rétrécissement de l'anus et l'incontinence des matières fécales par suite de la destruction partielle du
sphincter. Pour prévenir ces infirmités, je laissai dans la vessie une sonde à demeure, après
avoir préalablement coupé un pont de tissu cutané qui séparait les ouvertures du rectum et du
col de la vessie, afin de les confondre en une
seule.

Une très grosse mèche fut laissée dans le rectum, comme après l'opération ordinaire des fis-

tules recto-vésicales, une portion des brins de charpie qui la composaient furent ramenés vers l'angle antérieur de la plaie afin de la faire cicatriser du fond vers la circonférence.

Le blessé fut soumis au même traitement que s'il eût subi une opération de fistule anale; quelques saignées générales combattirent efficacement la fièvre traumatique, et deux mois plus tard il fut radicalement guéri.

PLAIES DES MEMBRES SANS FRACTURE.

Bien que nous ayons combattu victorieusement, je le pense, la théorie du débridement préventif des blessures par armes à feu, comme il se pourrait que ce précepte, qui compte encore en sa faveur l'opinion des premiers chirurgiens de notre époque, prévalût dans l'esprit du lecteur, nonobstant notre polémique, nous allons mettre sous ses yeux quelques-uns des faits les plus curieux qui se sont offerts à notre observation, et que nous avons traités avec succès par les moyens les plus doux comme les plus simples, sans jamais avoir eu recours au débridement.

Iʳᵉ OBSERVATION.

Coup de feu traversant les deux cuisses à la hauteur des trochanters.
— Point de débridement. — Guérison sans accidents.

Le 29 juillet 1831, le premier blessé apporté à l'ambulance fut un voltigeur, caporal au 30ᵉ régiment de ligne. Il avait eu les deux cuisses traversées par une balle qui, entrée à la hauteur du grand trochanter du côté droit, avait sa sortie dans le lieu diamétralement opposé du membre gauche, de sorte qu'elle avait déterminé quatre ouvertures et deux trajets qui avaient au moins douze pouces d'étendue.

L'examen de cette blessure me fit rencontrer une esquille détachée du grand trochanter dont je fis l'extraction, et je pris soin de me convaincre qu'il ne restait plus de corps étranger.

A cette époque, je doutais déjà de la nécessité de débrider les plaies, et je ne pus me décider à opérer sur les quatre ouvertures de la balle autant d'incisions, qui eussent dû être portées à une grande profondeur pour ne pas être illusoires; je procédai de suite au pansement.

Un morceau de toile fenestrée enduit de cérat, de la charpie, de larges compresses, un bandage roulé et contentif, appliqué depuis les orteils jusqu'au pli de l'aine, et fréquemment arrosé d'eau froide, tel fut l'appareil que j'employai. J'eus soin de donner au membre une position dé-

clive, pour faciliter le retour du sang et prévenir
l'engorgement. Deux saignées du bras furent
pratiquées dans les premières quarante-huit
heures, et dix jours plus tard, à la levée du premier appareil, on vit que les plaies étaient presque totalement cicatrisées. Il ne restait de cette
blessure qu'un peu de difficulté dans la marche,
par suite de la rigidité et du raccourcissement
survenus dans les fibres musculairesqui avaient
été déchirées, mais cette infirmité disparut en
peu de temps.

IIe OBSERVATION.

Perforation des deux cuisses par une balle qui s'est perdue dans l'une
d'elles, et n'a été retirée qu'au bout d'un mois.—Guérison sans débridement.

M. B...., lieutenant au 1er régiment de chasseurs
d'Afrique, reçut à bout portant, le 7 octobre 1835,
une balle qui, après avoir traversé la cuisse droite
dans son tiers supérieur ainsi que le corps du cheval qu'il montait, vint se perdre dans la cuisse du
côté opposé. Le cheval tomba roide mort, et cet
officier, malgré une si grave blessure, conserva assez de force physique et morale pour lutter corps
à corps avec des Arabes dont il était entouré et
que mit en fuite l'arrivée soudaine du colonel
Lamoricière. Il fut pansé simplement sans débridement, et au bout d'un mois la cuisse qui avait
été complétement traversée était guérie; l'autre

présentant un trajet fistuleux fut sondée : je reconnus la présence du plomb, et j'en fis l'extraction par une contre-ouverture pratiquée à plus
de deux pouces de profondeur. Une claudication
prononcée a survécu à cette blessure, mais je ne
doute pas que cette infirmité ne disparaisse avec
le temps.

IIIᵉ ET IVᵉ OBSERVATIONS.

Longs trajets creusés par des balles dans les régions fessières ; pas de
débridement. — Guérison sans accidents.

Le 1ᵉʳ juillet 1831, un soldat du 15ᵉ régiment
eut toute l'épaisseur de la fesse droite traversée
par une balle qui avait suivi la courbure de
la fosse iliaque externe dans une étendue de
neuf pouces. L'examen de ce canal, à l'aide
d'une sonde de femme, me fit reconnaître un
morceau de buffleterie que je retirai avec des
pinces. On fit un pansement simple qu'on arrosa
d'eau froide plusieurs jours sans discontinuer.
La diète, deux saignées du bras, un repos absolu,
furent prescrits ; bientôt des bourgeons charnus
surgirent du fond des plaies et devinrent la base
de cicatrices adhérentes qui étaient complètes un
mois plus tard.

Chez un autre militaire, une balle entrée au
niveau du grand trochanter à droite, était sortie
à la hauteur du grand trochanter gauche ; ce
trajet, long d'environ seize pouces, était inter-

rompu à sa partie moyenne, vers la pointe du coccix, où il était sorti et rentré immédiatement. Il y avait par conséquent quatre ouvertures, deux d'entrée, deux de sortie. Pas de débridement; pansement simple, eau froide, saignée générale; repos, diète; guérison en vingt-six jours.

V^e ET VIe OBSERVATIONS.

Longs trajets parcourus par une balle dans la partie la plus élevée de la cuisse. — Pas de débridement. — Guérison sans accidents.

Le 19 juin 1830, à Staoli, un voltigeur du 37e régiment de ligne, détaché en tirailleur, fut atteint par une balle qui le frappa au milieu de la fesse du côté droit. Entré à la hauteur du col du fémur, le plomb avait cheminé le long de la branche ascendante de l'ischion, et je le trouvai au milieu de la portion libre de la verge, placé sous la peau, d'où je les retirai par une incision. En explorant ce long trajet, je rencontrai un morceau de drap qui fut chassé au-dehors avec une grosse sonde de gomme élastique. La balle n'était point déformée, et paraissait n'avoir pas heurté contre les parties dures.

Le même jour, un grenadier du 14e régiment de ligne m'offrit absolument la même blessure, si ce n'est que le projectile, entré au niveau de la symphyse pubienne, présentait sa sortie au côté externe du grand trochanter.

Ces deux militaires furent soumis au traitement que nous avons indiqué. Pansement simple sans débridement, et arrosé d'eau froide; diète, repos, saignée du bras; et au bout de vingt jours leur guérison était radicale.

VIIe OBSERVATION.

Passage d'une balle à travers l'épaisseur des muscles gastro-cnémiens.— Hémorrhagie consécutive arrêtée par la compression. — Pas de débridement. — Guérison.

J'ai vu maintes fois la masse des muscles gastro-cnémiens traversée en tous sens par des balles, et guérir sans débridement. Je rapporterai le fait suivant, parce qu'il est survenu une hémorrhagie consécutive qui ajoute à son intérêt.

Le 3 juillet 1831, un caporal du 20e régiment de ligne eut le mollet traversé par une balle qui avait rasé la face postérieure des deux os de la jambe droite, vers son tiers supérieur. Les artères péronière et tibiale postérieures, placées entre les deux plans musculaires superficiel et profond, protégées par le tibia et le péroné, n'ayant pu être lésées, je me contentai de faire un pansement simple, sans débrider les plaies. Le huitième jour, il survint un hémorrhagie assez inquiétante, et entretenue probablement par l'une des artères jumelles; mais je m'étais convaincu qu'il n'était resté dans le trajet de la plaie, ni corps étranger, ni esquilles, dont le contact sur un vaisseau aurait pu en déterminer l'érosion, comme je l'ai observé plusieurs fois, et je me contentai de renforcer par quelques jets de bandes le bandage contentif, de faire continuer les ablutions d'eau froide, d'insister sur le repos absolu et sur les antiphlogistiques.

Si l'hémorrhagie s'était montrée opiniâtre, il aurait fallu lier l'artère crurale, mais elle ne reparut plus; et au bout de trente jours, ce militaire retourna à sa compagnie.

VIIIᵉ OBSERVATION.

Trajet de cinq pouces d'étendue, parcouru par une balle dans le muscle
deltoïde. — Guérison sans accidents et sans débridement.

Le 1ᵉʳ juillet 1831, un Arabe de la compagnie des Zoaves reçut au-dessous de l'articulation scapulo-humérale une balle qui avait traversé toute l'épaisseur du muscle deltoïde, de manière à faire craindre une fracture du col de l'humérus; mais il n'en était rien : les parties molles avaient seules été intéressées dans une étendue de cinq pouces.

Pas de débridement. — Appareil simple; bandage roulé et contentif étendu depuis les doigts jusqu'au-dessus de l'épaule, arrosé fréquemment d'eau froide; position déclive, repos absolu, alimentation très légère, boissons rafraîchissantes; saignée générale avant le développement entier de la réaction inflammatoire, et réitérée selon les indications ; pas d'accidents ; guérison dix-huit jours plus tard ; mais pendant quelques mois encore les mouvements d'élévation de l'extrémité thoracique furent douloureux et presque impossibles.

IXe et X^e observations.

Canal de douze pouces d'étendue dans les régions du bras et de l'avant-bras, déterminé par un coup de feu. — Pas de débridement ni d'accidents. — Guérison rapide.

Le 17 juillet 1831, au moment où il couchait son ennemi en joue, un sergent du 67e de ligne fut atteint par une balle qui, entrée dans la masse des muscles fléchisseurs de l'avant-bras gauche, à quatre travers de doigt du poignet, était restée sous la peau vers le milieu de la face interne de l'humérus où j'en fis l'extraction après avoir incisé les téguments. Le canal que le projectile s'est creusé a environ douze pouces de longueur, et offre tous les caractères d'une plaie contuse au dernier degré. Quelques tendons déchirés font issue à travers la plaie d'entrée, mais l'articulation huméro-cubitale paraît n'avoir point été intéressée. De l'air introduit dans le trajet déterminait par la pression une crépitation qui conduisit jusqu'au point où la balle s'était arrêtée ; même pansement, même traitement que plus haut,

même guérison en dix-huit jours et sans accidents.

Dans la dernière expédition de Médéah, en
1836, un soldat eut l'avant-bras et le bras la-
bourés par une balle qui, ayant atteint le membre thoracique au moment où il était fléchi,
avait déterminé quatre plaies. Ce militaire fut
traité comme l'autre sans débridément, et guérit
avec la même rapidité.

Nous pourrions multiplier les faits à l'infini,
faire voir toutes les régions du corps sillonnées
par des projectiles avec déchirure de tendons,
de celui d'Achille, par exemple ; mais ces redites
seraient sans intérêt, et nous terminerons ici ce
chapitre.

PLAIES DES NERFS PAR ARMES A FEU.

On sait que la déchirure des gros troncs nerveux amène la paralysie des organes auxquels ils
vont porter l'innervation. Toutefois, d'après l'o-
pinion et les expériences de plusieurs physiologistes distingués, tant allemands, italiens, que
français, il paraît que la réunion peut s'opérer
entre la solution de continuité des branches nerveuses pour rendre aux organes les fonctions

dont ils ont été privés momentanément; mais ces cas, rares quand les nerfs ont été divisés par un instrument tranchant, le deviennent bien plus encore quand c'est une balle qui les a déchirés, et on fera bien de ne pas trop compter sur ce moyen curatif.

Les douleurs sont ordinairement âcres et brûlantes lorsqu'un gros tronc nerveux a subi une solution de continuité incomplète; elles augmentent graduellement au point de devenir intolérables, et d'amener quelquefois des spasmes, des convulsions, le tétanos. Il faut alors recourir aux narcotiques à l'extérieur et à l'intérieur, et si ces ressources sont impuissantes, achever avec le bistouri la section du nerf, ou bien le cautériser avec le muriate d'antimoine, sinon avec le fer incandescent.

Nous avons signalé au chapitre des plaies de tête plusieurs lésions du système nerveux, ainsi que les phénomènes physiologiques auxquels celles-ci ont donné lieu; à l'occasion des plaies du thorax, nous avons parlé de la division du nerf de la huitième paire, de celle du nerf diaphragmatique et de la commotion du plexus brachial; il nous reste à parler des blessures des gros troncs nerveux qui animent les appendices abdominaux et thoraciques. C'est pour remplir cette lacune que nous publions les deux faits qu'on va lire.

Ire OBSERVATION.

Asphyxie du membre pelvien droit par la destruction des principaux nerfs qui l'animent. — Nécroscopie.

B..., fusilier au 1er bataillon léger d'Afrique, reçut, le 20 juillet 1833, un coup de feu à bout portant. Entré au milieu du pli de la fesse droite, le plomb parcourut un trajet de dix-huit pouces, et vint sortir à travers le muscle couturier, au bas de la cuisse.

D'après le siége des plaies d'entrée et de sortie, on pouvait craindre d'une part la lésion du nerf grand sciatique, et de l'autre une destruction partielle du nerf saphène interne. Le fémur était intact, et les pulsations de l'artère poplitée démontraient l'intégrité du tronc artériel principal. Examiné trois heures après sa blessure, ce militaire se trouve encore sous l'influence d'une forte commotion générale; sa face est pâle, altérée, son moral abattu, son pouls est profond, à peine développé, son corps est couvert d'une sueur froide.

L'écoulement sanguin, ordinairement peu considérable dans les plaies de cette nature, est néanmoins abondant. Malgré les nombreux caillots contenus dans l'appareil, l'on aperçoit encore du sang veineux sourdre par l'une et l'autre blessures. L'exploration du trajet parcouru par le projectile provoque d'atroces douleurs, et nous oblige d'y renoncer. Toute la face interne du membre, mais principalement le pied et la jambe, sont le siége des souffrances aiguës qui sans cesse arrachent des cris plaintifs.

Ces phénomènes si rares à la suite des coups de feu signalaient une grave lésion du système sensitif. Je redoutais l'invasion du tétanos; mais comment le prévenir? Fallait-il achever la section du nerf grand sciatique, faire l'amputation, ou bien attendre et chercher à combattre les accidents actuels? Je m'arrêtai à ce dernier moyen.

Les plaies furent pansées simplement, et masquées par d'amples compresses que fixait un bandage roulé, contentif, étendu des orteils à la hanche, pour suspendre l'hémorrhagie veineuse. Le membre fut ensuite convenablement placé dans un repos absolu, recouvert de fomentations chaudes et opiacées; on conçoit pourquoi j'ai ici renoncé à l'eau glacée; la réaction apparut, mais peu prononcée, et la chaleur ne revint pas dans le membre pelvien vulnéré. Après trente-six heures, les douleurs cessèrent, la cuisse acquit un volume prodigieux, la décomposition s'en empara, et des gaz s'échappèrent en abondance par les plaies au milieu d'un liquide noir, fétide, ichoreux.

L'asphyxie du membre était complète, la contractilité et la sensibilité étaient anéanties; bientôt les ecchymoses et les marbrures qui régnaient sur la cuisse gagnèrent l'abdomen, et quarante-huit heures après l'accident ce militaire n'existait plus.

Nécroscopie.—Le pied et la jambe n'offrent rien de particulier; toute la scène des phénomènes morbides ayant eu lieu dans les régions crurale et fessière, ce sont elles qu'il faut interroger. Le volume de ces parties est triplé; les téguments offrent des marbrures violacées, disposées en zones circulaires; ils sont crépitants, et laissent échapper par la plaie du projectile du sang altéré et des gaz infects.

L'injection de l'artère iliaque externe me fit reconnaître la déchirure de plusieurs grosses branches de l'artère fémorale, sans que le tronc principal eût été lésé. La balle avait rasé le côté externe de ce tronc et déchiré l'une des deux racines du nerf saphène interne que fournit le nerf crural. Le grand nerf sciatique, à son émersion du bassin, se partageait immédiatement, et sa branche externe, destinée à constituer le nerf poplité externe, offrait une solution de continuité complète, avec une perte de substance d'un pouce environ. Le bout supérieur aussi bien que l'inférieur étaient en putrilage; tous deux offraient un renflement olivaire long de quinze lignes et quatre fois plus gros que le reste du cordon nerveux.

Le névrilème, rouge, enflammé, présentait cette altération jusqu'au plexus lombaire, et en bas jusqu'à la jambe, où toute rougeur cessait. Le nerf poplité interne était intact; mais au niveau de la plaie supérieure, et dans une étendue de quatre pouces, son tissu était ramolli, friable, et à l'état de putrilage; son névrilème offrait la même rougeur et la même injection jusqu'au plexus et jusqu'à la jambe. Le canal creusé dans les chairs par le projectile était tapissé d'une escarre épaisse et noirâtre.

La couche musculaire crurale et fessière dans l'étendue de ce canal, était noire, décomposée, semblable à une éponge dont les pores auraient été distendus par des fluides et par des gaz.

Ce fait nous a paru digne d'être mentionné comme devant fixer davantage l'attention des praticiens sur les lésions des gros troncs nerveux, et les signes qui leur sont propres. Alors que le fémur et l'artère crurale sont demeurés intacts, la solution de continuité du nerf sciatique à la sortie du bassin, compliquée de celles du nerf saphène interne, doit-elle être rangée parmi les cas qui nécessitent l'amputation? Ce fait dépose en faveur de l'affirmative. Toutefois nous allons voir dans l'observation qui suit que le fluide nerveux peut se répandre par anastomose, comme le sang, pourvu que quelque branche de nerfs soit demeurée intacte.

IIe OBSERVATION.

Coup de sabre dans le creux axillaire. — Division de l'artère de ce nom et des nerfs médian, cubital, cutané, interne et externe. — Torsion des bouts supérieur et inférieur de l'artère. — Phénomènes remarquables de physiologie pathologique. — Mort survenue le huitième jour.

E..., soldat au bataillon des Zoaves, trente ans, forte constitution, très irascible, reçut en duel, le 25 avril 1836, un coup de sabre qui, entré d'avant en arrière dans le creux de l'aisselle, avait divisé une portion des muscles biceps, coracobrachial, grand pectoral et grand dorsal, l'artère axillaire, les quatre nerfs médian, cubital, cutané interne et cutané externe, ou musculo-cutané; le nerf radial avait été seul conservé intact.

Le combat ayant eu lieu près de l'hôpital du Dey, des secours purent être administrés assez vite pour arrêter l'hémorrhagie à l'aide de la compression, secondée elle-même par un état de syncope prononcée qui dura plus d'une heure.

Un pont composé de tissu cutané, large d'un pouce environ, séparait l'entrée d'avec la sortie de l'arme; je le coupai pour réunir les deux plaies

en une seule. Il en résulta une large solution de
continuité qui me permit de reconnaître les lésions indiquées plus haut. Les bouts supérieur
et inférieur de l'artère furent tordus, et j'eus
grand soin de comprendre dans la torsion une
collatérale, qui, naissant très près de la solution
de continuité du vaisseau, aurait pu ramener l'hémorrhagie en empêchant la formation d'un caillot protecteur.

Les quatre nerfs précités furent comptés et
fixés dans une anse de fil non serré, et rapprochés des quatre extrémités nerveuses supérieures,
avec la précaution de ne pas placer le fil immédiatement sur elles, mais bien dans le tissu cellulaire voisin, afin de ne provoquer ni spasmes ni
tétanos.

La plaie fut réunie à ses deux angles, par deux
points de suture; la partie moyenne laissée béante
contenait la ligature des nerfs.

Au bout de quarante-huit heures, ce lien fut
coupé, et la plaie fut totalement réunie. La chaleur n'avait pas cessé un seul instant dans toute
l'étendue du membre thoracique, et après vingt-
quatre heures la sensibilité s'était exaltée à tel
point que la moindre pression exercée sur la
main et sur les doigts était douloureuse. Après
quarante heures, on reconnaît l'artère radiale
qui donne la sensation de mouvements ondula-

toires. Les jours suivants, la sensibilité est un peu obtuse; mais la chaleur persiste jusqu'au dernier moment.

Le cinquième jour, le malade se plaignant de la compression du bandage, les bandes sont relâchées, et le pansement permet de reconnaître que la plaie est en bonne voie de guérison.

Dans la soirée, des camarades viennent visiter le blessé, lui donner de fâcheuses nouvelles qui l'agitent toute la nuit, au point qu'il tombe hors de son lit. Il survient une hémorrhagie assez forte, qui est arrêtée par la compression médiate. A la levée de l'appareil, ayant reconnu, à la couleur du sang et à son écoulement en nappe, que j'avais affaire à une petite artère, je fis dans le creux axillaire une compression convenable, et le sang ne coula plus. Néanmoins, le malade mourut huit jours après son entrée à l'hôpital.

Autopsie. — Le membre thoracique offre un peu de tuméfaction dans toute sa longueur; la plaie est noirâtre, contient du pus sanieux; la peau n'offre point de phlyctènes; il n'y a aucune apparence de gangrène.

Une injection ayant été poussée par l'artère sous-clavière, voici ce que nous avons remarqué : transmis par l'artère humérale profonde, naissant très haut dans le creux axillaire, le liquide injecté a gagné les artères cubitale et radiale; ramené par les collatérales vers le bout inférieur du tube tordu, il laisse voir d'une manière bien évidente que ce dernier a résisté et n'a pas fourni l'hémorrhagie dont il a été question, non plus que le bout supérieur, dans lequel un caillot long de huit lignes était déposé jusqu'à la hauteur de l'humérale profonde.

La portion supérieure de l'artère comprise entre la torsion et la naissance de cette branche collatérale est d'un volume moindre que dans l'état naturel; en retirant le caillot qu'il contenait, je reconnus un peu de lymphe plastique déposée entre la base du caillot et les lèvres des membranes interne et externe. Le liquide de l'injection s'échappa en partie par la plaie à travers l'artère thoracique supérieure; c'était probablement elle qui avait fourni l'hémorrhagie. Nous avons de nouveau constaté que le nerf radial seul avait été conservé intact.

Ce fait milite en faveur de la torsion des artères; il est intéressant d'abord sous le point de vue pratique, en ce qu'il atteste, contrairement aux opinions reçues, que non seulement la lésion du nerf médian, compliquée de celle de l'artère axillaire, ne doit pas entraîner nécessairement l'amputation; mais encore qu'on peut l'éviter, pourvu que l'un des cinq gros rameaux nerveux qui vont animer l'extrémité thoracique soit resté intact.

Ensuite par rapport à la physiologie pathologique, comme il est évident que, malgré mes efforts pour affronter les nerfs divisés l'innervation ne s'est pas faite par ces derniers, il faut bien reconnaître que l'influx nerveux s'est transmis par le seul nerf radial et par les anastomoses de cette branche avec les quatre autres nerfs, à la manière du fluide sanguin.

TRAITEMENT DE L'ÉRYSIPÈLE PAR LE FEU.

En parcourant quelques mémoires publiés dans ces derniers temps sur la cautérisation en général et sur les maladies qui en réclament l'emploi, j'ai remarqué avec surprise que l'érysipèle n'était pas classé parmi ces dernières.

Témoin des heureux effets du cautère actuel employé par les Arabes (1) contre la maladie que je signale, je n'ai pas eu peur d'y recourir dans certains cas.

L'horreur du feu, les préjugés et la crainte de passer pour inhumain, semblent des obstacles qui s'opposeront toujours peut-être à ce que

(1) L'emploi du feu pour combattre l'érysipèle, la faiblesse ou l'hydropisie des articulations est tellement vulgaire en Afrique, que jamais je n'oublierai le spectacle intéressant que m'offrit une bonne vieille mauresque assise devant un réchaud au foyer duquel elle faisait rougir la lame d'un couteau qu'elle s'appliquait sur le genou avec beaucoup de calme et d'impassibilité.

cette médication soit mise à profit dans la pratique civile. Ces considérations m'ont arrêté, et d'abord je n'ai eu recours au feu que dans des cas extrêmes, alors que tous les moyens conseillés avaient échoué. Mais aujourd'hui que je me suis convaincu que la peur est pire que le mal, je suis devenu moins timide, et j'ai la conviction d'avoir guéri par le feu des érysipèles qui auraient entraîné infailliblement la mort si je m'étais obstiné à rejeter cette ancre de salut.

J'ai souvent eu recours pour combattre cette affection aux divers traitements tour à tour préconisés, tels que les saignées capillaires, soit locales, soit à quelque distance du cercle érysipélateux, au nitrate d'argent en solution, aux vésicatoires, aux frictions mercurielles, à la compression, et si souvent ces moyens m'ont réussi, surtout en les combinant entre eux selon les indications, quelquefois aussi ils ont complétement échoué, et le feu est devenu, dans ces circonstances extrêmes, l'arme thérapeutique la plus puissante.

Les premières observations qui suivent sont moins compliquées que la dernière, et je les mentionne pour prouver que cette médication ne doit pas seulement être réservée pour des cas purement exceptionnels. Mon intention d'ailleurs n'est pas de préconiser le feu au détriment des autres agents thérapeutiques; je désire seulement le tirer de l'oubli où il paraît tombé, et lui faire reprendre parmi ces derniers le rang qu'il doit occuper. Une foule de faits viendraient à l'appui de mon opinion; je me contenterai de citer les suivants.

Ire OBSERVATION.

Coup de feu de l'articulation péronéo-tibiale supérieure traitée par les émissions sanguines abondantes. — Vaste érysipèle guéri par le feu.

Le 11 octobre 1833, L..., soldat au 59e régiment, âgé de 20 ans et de bonne constitution, né dans la Basse-Bretagne, reçut une balle qui lui brisa l'extrémité supérieure du péroné droit avec déchirure des liens articulaires. On retira à l'aide d'une incision quelques petites esquilles, on fit pratiquer deux saignées du bras en quarante-huit heures, la plaie fut pansée simplement, et huit jours plus tard, quand je vis ce militaire à Alger, où il avait été évacué, l'articulation tibio-fémorale étant chaude, douloureuse, tuméfiée, je la fis couvrir de sangsues pendant trois jours consécutifs afin d'obtenir un écoulement permanent. Sous l'empire de cette médication et d'une diète absolue, la fièvre tomba, l'irritation gastrique se dissipa, la tuméfaction circulaire diminua considérablement, et tout faisait présager une heureuse issue quand ce militaire tomba dans un découragement absolu; son moral était anéanti, la nostalgie tenait enchaîné le jeu de ses organes; son facies triste et abattu ne semblait se ranimer qu'à l'idée de revoir bientôt le clocher du village.

Ce n'était pas le cas de recourir de nouveau aux émissions sanguines, il fallait une médication active pour combattre l'érysipèle qui avait envahi tout le membre, et ranimer les sources de l'innervation. Ces motifs me décidèrent en faveur du feu, dont j'ai vu les Arabes retirer des succès inouïs, et, à leur exemple, je promenai légèrement et avec rapidité sur toute la surface érysipélateuse de la peau, deux gros cautères incandescents. A l'aide de ce moyen, bien plus effrayant que douloureux, l'on vit instantanément le tissu cutané changer de couleur et devenir blanc par la cautérisation des capillaires sanguins et par la rétropulsion du sang, phénomènes auxquels succéda, peu de temps après, une réaction accompagnée de sueurs abondantes. L'extrémité pelvienne fut masquée pendant quelques jours par des compresses imbibées d'eau végéto-minérale froide; l'érysipèle ne reparut plus, le membre diminua sensiblement de volume, les plaies du projectile se couvrirent de bourgeons, et deux mois plus tard, la guérison était opérée.

IIᵉ OBSERVATION.

Plaie contuse à la jambe droite, suite d'un coup de feu. — Érysipèle traité sans succès par des saignées locales, et guéri rapidement par la cautérisation.

P..., fusilier au 4ᵉ régiment de ligne, âgé de vingt-quatre ans, d'une forte constitution et jouissant jusque là d'une bonne santé, reçut à Bougie une balle qui glissa sur la face interne et moyenne du tibia, où elle détermina une plaie contuse. Tout alla bien pendant dix jours, après lesquels ce militaire fut évacué sur Alger. Pendant la traversée, le fond de la plaie devint grisâtre, ses bords se renversèrent, le pus se tarit, et un érysipèle apparut. On mit le malade à la diète, et cinquante sangsues furent appliquées sur la jambe.

Le lendemain, quand je vis ce blessé, l'érysipèle avait envahi presque tout le membre abdominal; il y avait fièvre, soif, douleurs épigastriques, céphalalgie; il était évident que l'inflammation cutanée avait réveillé les sympathies gastro-céphalites, et que l'estomac et le cerveau réagissaient à leur tour sur le foyer de l'irritation.

Il fallait apporter un remède prompt et énergique. Je fis choix de la cautérisation afin de faire cesser à l'instant l'érysipèle, et de couper ainsi le mal dans ses racines. Deux cautères à cône tronqué, chauffés à blanc, furent portés très rapidement sur toute la surface érysipélateuse dont les limites furent cautérisées avec un peu plus de force.

La rougeur disparut instantanément, et fit place à une couleur d'un blanc jaunâtre; l'épiderme seul avait été atteint par le feu, et le malade, que cet appareil de supplice avait vivement ému, se mit à rire de ses craintes exagérées, car il avait en réalité peu souffert. La plaie fut pansée simplement, et tout le membre fut, pendant deux jours, imbibé d'eau froide avec addition d'extrait de saturne; trente sangsues furent mises sur le creux épigastrique et dix à chaque apophyse mastoïde.

Une détente générale suivit cette médication; le pouls devint large et souple, la peau moite, la langue humide, et les maux de tête disparurent. Du côté du membre, la desquamation de l'épiderme se fit sans offrir rien de particulier; plus d'érysipèle, la plaie se détergea et guérit comme les plaies contuses ordinaires.

IIIe OBSERVATION.

Érysipèle œdémateux de la jambe gauche traité sans succès par la compression, et guéri par le cautère actuel.

L...., artilleur au 10e régiment, fut atteint sans cause connue d'un érysipèle qui apparut vers le tiers inférieur de la jambe gauche.

On appliqua d'abord des émollients; puis, comme le mal s'étendait avec œdème considérable, et comme d'ailleurs il n'y avait ni fièvre, ni réaction sympathique, le chirurgien du corps fit une compression méthodique sur tout le membre. Quarante-huit heures plus tard, le mal avait gagné le pli de l'aine avec tuméfaction œdémateuse très considérable, mais sans fièvre bien prononcée.

J'eus recours, comme plus haut, à la cautérisation, et j'en obtins les mêmes résultats. Dix jours plus tard, la desquamation de l'épiderme et la résolution du membre étant terminées, ce militaire retourna à son corps.

IV° OBSERVATION.

Érysipèle phlegmoneux et gangréneux survenu pendant le traitement d'une inflammation gastro-intestinale, attaqué sans succès par les saignées générales et locales, les frictions avec le cérat mercuriel et les vésicatoires. — Complications très graves arrêtées par la cautérisation de l'érysipèle avec le feu.

E...., marin, embarqué à bord du bateau à vapeur *le Crocodile*, fut pris d'une irritation gastro-intestinale et dirigé immédiatement sur l'hôpital Caratine d'Alger, où il fut admis dans le service des fiévreux. Attaqués vigoureusement

par les antiphlogistiques, les phénomènes-inflam-
matoires s'amendèrent bientôt; mais une rougeur
se développa dans le haut de la cuisse droite avec
chaleur et douleur. C'était un érysipèle qu'on
espéra arrêter par une application de vingt-cinq
sangsues. Le mal s'étendit, et on fit des frictions
mercurielles qui n'en arrêtèrent pas les progrès;
un large vésicatoire volant n'amena pas de plus
heureux résultats, et on revint aux sangsues,
mais sans plus de succès.

Quelques jours plus tard, ce militaire fut
évacué sur la division des blessés, et voici les
phénomènes qu'il me présenta : Érysipèle enva-
hissant tout le membre pelvien droit, toute la
moitié antérieure et latérale de l'abdomen, et
toute la face postérieure du tronc, jusqu'à la
tête; le pli de l'aine et ses environs sont d'un
rouge lie de vin; le tissu cutané est gangrené çà
et là; plus loin, l'inflammation est moins avancée, l'érysipèle cesse d'être gangréneux, et offre
l'état phlegmoneux; la peau est chaude et sèche,
le pouls vif et déprimé, la langue rouge et croûteuse, les dents sont fuligineuses; il y a soif vive
et délire.

La mort était instante, et de l'aveu de plusieurs médecins, rien ne semblait pouvoir la
prévenir.

Je fis chauffer à blanc quatre gros cautères que

je portai de la tête aux pieds du malade. Cette médication énergique fixa le mal au pli de l'aine où était la gangrène, tandis qu'il disparut sur tous les autres points. Une réaction eut lieu spontanément, et fut suivie d'une sueur abondante. Je fis une saignée générale, afin de la modérer, et dès le jour même, le pouls se développa, la langue s'humecta, et le délire disparut.

La peau de l'aine gangrenée laissa à découvert une grande surface avec décollement considérable. Je fis deux contre-ouvertures, à dix-huit pouces de distance, dans les points les plus déclives; des sétons conduisirent le pus au-dehors et développèrent un mode d'irritation salutaire.

Au bout de deux mois, ce militaire fut parfaitement guéri, les plaies s'étant fermées par le rapprochement des bords de la peau, et par la formation d'un tissu cutané de nouvelle formation, tissu inodulaire de Delpech.

PLAIES DES ARTICULATIONS PAR ARMES A FEU.

GÉNÉRALITÉS.

Si les plaies d'articulation constituent toujours des lésions excessivement graves, alors qu'elles sont faites par des instruments piquants ou tranchants, ces accidents sont bien plus redoutables encore quand elles proviennent de coups de feu, parce qu'alors il existe une perforation souvent parsemée de petites esquilles qui, abandonnées entre les surfaces articulaires, y entretiennent des suppurations sans fin, et que cette perforation livrant entrée à l'air et issue à la synovie, il survient une grande sécheresse des surfaces articulaires qui bientôt vont devenir le siége d'une vive inflammation.

Lorsque la balle n'a pas atteint les cartilages inter-articulaires, et qu'elle a borné son action à la perforation d'un condyle avec déchirure partielle des ligaments, sa lésion est moins grave que dans le cas contraire; car, dans cette hypothèse, il n'y a pas de corps étrangers entre les surfaces de l'articulation, et s'il est vrai que des fentes se prolongent souvent jusque dans celle-ci quand un condyle a été nettement perforé par une balle, cette blessure n'en est pas moins susceptible de guérison. Or, on conçoit que ces considérations ne se rapportent qu'aux articulations par ginglymes, parce qu'en effet la tête des os qui constituent des énarthroses, quand elles viennent à être atteintes par des balles, laissent toujours des débris osseux dans la capsule articulaire; et si le projectile sort au-dessous de cette capsule, on n'a plus affaire qu'à une solution de continuité du corps des os. D'où il résulte que toute plaie d'articulation par énarthrose avec brisure des têtes articulaires exigent l'amputation ou la résection, tandis que celle par ginglyme est guérissable sans opération chirurgicale, lorsque les surfaces articulaires n'ont pas été en contact immédiat avec le plomb. Aussi n'ai-je jamais vu guérir les fractures de la tête du fémur et de l'humérus, tandis que la guérison a presque toujours été obtenue après les plaies de l'articulation huméro-cubitale, radio-cubitale, tibio-tarsienne, et même tibio-fémorale, celle-ci toutefois beaucoup plus difficilement que les trois autres; ces vérités ressortiront de l'examen des faits exposés ci-dessous.

Ire OBSERVATION.

Coup de feu à travers l'articulation coxo-fémorale avec perforation de la tête du fémur. — Mort après trois mois.

Le 15 novembre 1835, un cavalier du 1er régiment de chasseurs reçut auprès de Blidah une balle, qui, entrée au milieu de la fesse droite, n'était pas sortie. Transporté à l'hôpital d'Alger après être resté quinze jours à l'ambulance de Douera, il présentait dans la région fessière un trajet fistuleux qui aboutissait à l'articulation coxo-fémo-

rale. La balle fut extraite ainsi que plusieurs esquilles mobiles, et comme les accidents n'étaient
pas considérables, on tenta la consolidation du
membre, qui fut mis dans un appareil à fracture.
Trois mois plus tard, lors de mon retour de
Tlemcen, j'arrivai pour assister à l'autopsie, qui
fit reconnaître une carie de la tête du fémur
que le projectile avait préalablement échancrée.

Si j'étais resté à Alger, j'aurais pratiqué la désarticulation ou la résection, et peut-être ce militaire eût-il été sauvé.

Je possède encore plusieurs faits analogues
qu'il est inutile de rapporter, et qui tous ont eu
la même issue, parce qu'on n'a pas eu le courage de recourir au moyen dont je viens de
parler.

IIe OBSERVATION.

Coup de feu à travers les condyles du côté du fémur droit avec déchirure
des liens de l'articulation tibio-fémorale. — Guérison avec demi-
ankylose.

A notre retour de Médéah, en 1831, un sergent du 20e régiment reçut une balle qui lui
traversa les condyles du côté du fémur droit
à quelques lignes des surfaces articulaires,
et avec déchirures partielles des ligaments
latéraux externe et interne. Je retirai plusieurs
esquilles répandues dans ce canal osseux; je fis

un pansement simple; le membre fut placé dans un appareil à fracture non serré, afin de le condamner à un repos absolu; on eut recours à quatre saignées du bras en quarante-huit heures pour prévenir l'inflammation, les irrigations d'eau froide furent continuées plusieurs jours de suite, et au bout de quatre mois ce militaire commença à faire usage de son membre; un peu d'ankylose, susceptible, je pense, de résolution, est la seule infirmité qui ait survécu à cette lésion.

Il m'est arrivé plusieurs fois aussi d'avoir recours à l'amputation consécutive pour des plaies de cette articulation, quoiqu'au premier abord elles eussent paru très simples.

IIe OBSERVATION.

Plaie de l'articulation tibio-tarsienne par une balle, compliquée de déchirure partielle du tendon d'Achille. — Guérison.

Un voltigeur du 59e régiment, évacué sur Alger douze jours après sa blessure, avait reçu, à Bougie, le 1er octobre 1833, une balle qui lui avait perforé la malléole interne du côté gauche d'avant en arrière, avec déchirure partielle du tendon d'Achille.

Lorsque je l'examinai, le gonflement articulaire était considérable, et la plaie fournissait du pus en abondance. L'introduction de ma sonde me fit reconnaître plusieurs pièces d'os détachées; la malléole était mobile, et il était aisé de distinguer une déchirure du tendon d'Achille. Je retirai les esquilles à l'aide d'une incision, le dégorgement survint, et au bout de trois mois la guérison eut lieu avec ankylose.

Il y a trois ans, j'ai pratiqué la suture du tendon d'Achille, complétement coupé par un instrument tranchant. L'artère péronière qui avait été divisée fut tordue dans son bout supérieur et inférieur, et bien que la section du ligament postérieur de l'articulation eût donné accès à l'air et issue à de la synovie, la guérison se fit par première intention et sans accident. J'eus soin d'opérer graduellement la flexion du pied, pour prévenir son extension forcée et incurable, qui aurait pu survivre à la cicatrice adhérente du tendon d'Achille.

IVe OBSERVATION.

Coup de feu dans les articulations des os du tarse et du métatarse.

Un grenadier du 37e régiment était au pied d'un rocher qui domine le col de l'Atlas, et que l'ennemi défendait, quand une balle vint lui traverser le pied droit. L'extrémité postérieure du troisième os du métatarse, enlevée, laissait à découvert ses articulations avec le troisème os cunéiforme, le deuxième et le quatrième métatarsien. Je retirai avec soin toutes les pièces d'os mobiles, les tendons déchirés furent remis en place; je ne fis pas de débridement, et un bandage simple et fréquemment arrosé d'eau froide fut appliqué sur les plaies. On recourut, selon les indications, aux moyens connus, et, après deux mois, la guérison fut complète.

J'ai presque toujours observé des résultats analogues à la suite de lésions de cette nature, et je suis convaincu qu'on a singulièrement exagéré les accidents consécutifs à ces lésions articulaires.

Coup de feu dans l'articulation scapulo-humérale.

J'ai vu souvent l'articulation scapulo-humérale traversée par des balles; et dans un cas, le plomb était demeuré au milieu de la tête articulaire. Quand, en pareille circonstance, on n'a pas eu recours à quelque opération chirurgicale, il survient des caries et des accidents articulaires qui à la longue sont mortels. Dans trois cas analogues, j'ai pratiqué avec succès la résection des surfaces articulaires, comme on le verra plus loin. C'est la seule conduite à tenir dans cette occurrence, et on ne saurait trop blâmer les chirurgiens qui pratiquent l'amputation scapulo-humérale quand la résection permet de conserver le membre.

Vᵉ OBSERVATION.

Coup de feu dans l'articulation huméro-cubitale avec fracture de l'olécrane à sa base. — Extraction de trois esquilles primaires et de deux
secondaires. — Guérison après trois mois.

E..., soldat au 13ᵉ régiment de ligne, 25 ans, bonne constitution, offrait en arrière, au-dessus du coude, l'ouverture d'entrée d'une balle qui lui avait fracturé le cubitus un pouce au-dessous de l'olécrane et n'était pas sortie.

Ayant constaté la solution de continuité de l'os, j'incisai les parties molles dans l'étendue de trois pouces pour extraire trois esquilles mobiles de dix à quinze lignes de longueur; après quoi, reconnaissant au fond de la plaie la balle, malgré sa déformation, j'en fis l'extraction; j'abandonnai deux autres esquilles parce qu'elles adhéraient fortement aux parties molles, et surtout parce qu'elles pénétraient jusque dans l'articulation.

Prévoyant qu'il y aurait probablement quelque exfoliation osseuse, je rapprochai les lèvres de la plaie sans recourir aux sutures. Je terminai par un pansement simple arrosé d'eau froide pendant plusieurs jours, et je secondai les moyens répercussifs de l'inflammation par une saignée générale.

La suppuration s'établit sans accidents, quelques morceaux d'os furent entraînés avec elle au dehors, et tout me faisait espérer une guérison prompte ; mais à diverses reprises il survint du gonflement et de la chaleur dans l'articulation huméro-cubitale. Je combattis ces accidents par des applications fréquentes de sangsues et par l'emploi de cataplasmes que je crois être utiles dans ce cas, et dont j'use d'ailleurs fort peu.

Tout rentra dans l'ordre, mais la suppuration ne se tarissant pas, je sondai le trajet fistuleux et sentis des pièces d'os nécrosés que je retirai en débridant légèrement la plaie. Ces esquilles faisaient partie de la base de l'olécrane ; c'étaient celles que j'avais essayé de conserver au moment de l'accident, parce que le tendon du muscle triceps-brachial les retenait avec force.

Cette opération amena la guérison, et, après trois mois de séjour à l'hôpital, ce militaire s'en alla guéri sans ankylose ; cependant le cal est volumineux et forme une tumeur prononcée qui, probablement, diminuera graduellement à mesure qu'il se consolidera.

Ce fait prouve qu'il importe d'extraire immédiatement le plus possible, d'esquilles mobiles sous peine de s'exposer aux lenteurs interminäbles des exfoliations, et aux accidents qu'elles entraînent; il fait voir de plus combien sont puissants les efforts de la nature quand l'art sait venir à son secours.

VIe OBSERVATION.

Coup de feu dans l'articulation huméro-cubitale. — Extraction de l'olécrane. — Guérison sans ankylose.

F....., soldat au bataillon des disciplinaires, reçut le 1er avril 1836 une balle qui lui brisa en esquilles l'olécrane du côté gauche. Un pont de téguments large de dix-huit lignes séparait l'entrée de la sortie du projectile; je le divisai pour réunir les deux plaies en une seule, et je le détachai en bas vers la base de l'olécrane, afin d'en extraire toutes les pièces d'os mobiles, et de reséquer à l'aide de la scie les angles aigus qui couronnaient la tête du cubitus, en sorte que son apophyse disparût en totalité.

Les tissus furent rapprochés et masqués par un pansement simple que soutenait un bandage roulé étendu depuis les doigts jusqu'à la partie moyenne du bras. Le membre fut tenu demi-fléchi pour lui assurer une direction convenable en cas d'ankylose. Des ablutions d'eau froide furent continuées plusieurs jours de suite, et deux saignées du bras, faites pendant les pre-

mières quarante-huit heures, atténuèrent l'inflammation traumatique.

La suppuration s'établit sans accidents notables; la chaleur et la tuméfaction furent combattues par les saignées locales à l'aide de sangsues et par des cataplasmes.

Après trois mois, la guérison est terminée;
le membre, auquel j'avais eu soin d'imprimer
chaque jour quelques mouvements de flexion et
d'extension, n'a qu'un peu d'ankylose; le tendon
du triceps brachial ayant conservé ses insertions
sur les bords interne et externe de l'extrémité cubitale de l'humérus est à peine rétracté, et le
vide provenant de l'absence de l'olécrane paraît
s'être comblé par la végétation osseuse de la
base de l'olécrane, laquelle a acquis un grand
développement en tout sens, développement dû
au dépôt des sucs osseux dont la résorption diminuera progressivement les dimensions.

Cette espèce d'exostose me paraît une prévoyance fort heureuse de la nature pour suppléer
à l'olécrane et rendre à l'articulation toute sa
solidité.

VIIe OBSERVATION.

Coup de feu dans l'articulation huméro-cubitale, compliqué de la
fracture de l'olécrane. — Extraction des esquilles mobiles. —
Guérison avec ankylose.

Le 25 avril 1836, H..., du 17e régiment léger,
reçut à la Tafna une balle qui lui brisa la base de

l'olécrane à travers lequel elle était entrée, et offrait sa plaie de sortie à la face interne et médiane de l'avant-bras. Extraction des esquilles mobiles; conservation de l'olécrane; pas de débridement; pansement simple arrosé d'eau froide; deux saignées du bras. Guérison au bout de trois mois, avec cicatrice adhérente et ankylose.

VIIIe OBSERVATION.

Coup de feu dans l'articulation huméro-cubitale, compliqué de la fracture de l'olécrane et de l'épitrochlée. — Extraction des esquilles mobiles. — Guérison avec ankylose.

Le nommé D..., du 47e régiment, fut blessé le même jour que H..., et fut atteint également par une balle qui lui fractura à la fois l'olécrane et l'épitrochlée. Même traitement et guérison avec ankylose, après trois mois de séjour à l'hôpital.

IXe OBSERVATION.

Coup de feu dans l'articulation huméro-cubitale compliquée de la fracture de l'épicondyle. — Guérison avec demi-ankylose, entretenue par une cicatrice adhérente.

T..., du 17e léger, reçut à la Tafna, 17 avril 1836, une balle qui lui brisa l'épicondyle du côté gauche, et sortit à travers les fibres du muscle biceps-brachial vers le tiers inférieur du bras.

On se contenta d'extraire quelques petites esquilles et de panser la plaie en l'arrosant d'eau froide. Il ne survint pas d'accident, et la guérison se fit en trois mois, mais la plaie de sortie est adhérente et nuit singulièrement aux mouvements de l'articulation. Quand ce militaire veut porter son bras au-delà de la demi-flexion, la peau soudée avec le muscle biceps descend d'un demi-pouce en se fronçant, et devient un obstacle insurmontable. Il faut espérer que la cicatrice perdra graduellement de sa rigidité, que les liens qui forment les adhérences s'étendront, et que la demi-ankylose disparaîtra progressivement.

X⁰ OBSERVATION.

Articulation radio-carpéenne traversée par une balle. — Guérison.

Le 11 octobre 1833, F..., caporal au 59ᵉ régiment, reçut une balle qui lui traversa l'articulation radio-carpienne du côté droit. Entré par la face dorsale, le plomb avait perforé l'extrémité articulaire du radius à un demi-pouce de son fibro-cartilage, et était sorti quatre pouces au-dessus du poignet par la face palmaire de l'avant-bras.

Douze jours plus tard, quand je vis ce militaire dans l'un des hôpitaux d'Alger sur lequel il avait été évacué, l'articulation était chaude, douloureuse, tuméfiée ; je sondai la plaie, et ayant reconnu des esquilles mobiles, je fis une incision pour les extraire. Débarrassées désormais de la présence de ces corps étrangers irritants, ces parties se dégorgèrent graduellement, et deux mois plus tard, la guérison eut lieu avec ankylose presque complète.

XIe OBSERVATION.

Coup de feu dans les articulations des os du carpe et du métacarpe.

Un sergent de sapeurs du génie reçut une balle qui lui traversa la main avec destruction de l'extrémité supérieure du deuxième os du métacarpe. Ses articulations avec le trapézoïde, le trapèze, le grand os et le troisième os du métacarpe étaient à découvert. On n'eut pas la précaution de retirer immédiatement toutes les esquilles mobiles, de sorte qu'il survint une foule de petits abcès qui retardèrent la guérison jusqu'à ce que toutes fussent extraites. Néanmoins il ne survint pas d'accidents bien graves ; on n'avait pas employé de débridement, et après trois mois sa guérison fut radicale. On conçoit qu'une partie des doigts sont privés de leurs fonctions ; qu'il reste un peu d'empâtement dans les parties molles ; mais nul doute que ces infirmités ne se soient dissipées plus tard en grande partie. J'ai vu une foule de faits analogues suivis de si bons résultats, que je ne me décide que bien rarement à l'amputation.

PLAIES DES MEMBRES AVEC FRACTURE.

GÉNÉRALITÉS.

Les désordres et les complications qui accompagnent presque toujours les fractures des membres à la suite des coups de feu, rendent ces lésions fort dangereuses et nécessitent souvent l'amputation. Que de braves n'ont été relevés du champ de bataille que pour aller mourir dans les hôpitaux, victimes d'une chirurgie timide et expectante! Les événements de juillet n'ont que trop démontré cette vérité, et aujourd'hui il est bien reconnu que c'est à tort que l'on a accusé les chirurgiens d'armée de faire une chirurgie trop active, et d'être quelquefois trop prompts à amputer.

Pendant les journées de juillet, Paris était le théâtre de la guerre; des hôpitaux bien pourvus, dirigés par les chirurgiens les plus renommés, étaient ouverts pour recevoir tous les blessés. Entourés des soins les mieux entendus et les plus multipliés, ils étaient l'objet de la plus vive comme de la plus tendre sollicitude. L'art si mer-

veilleusement secondé aurait dû se montrer ici
tout-puissant et jeter peut-être quelques doutes
sur les cas d'amputations admis sur le champ de
bataille, dans des régions lointaines et quelquefois même inhabitées. Loin de là; l'expérience de
tous les jours vient déposer en faveur de l'opinion
des chirurgiens militaires les plus habiles, et la
question relative aux avantages et aux inconvénients des amputations immédiates ou consécutives est depuis long-temps irrévocablement
décidée en faveur des premières. En vérité, quand
on a été témoin des immenses avantages qu'offrent les amputations immédiates sur les amputations consécutives, on ne conçoit pas que cette
question ait été si long-temps le sujet de tant de
controverses : et s'il faut une conviction bien profonde pour avoir le courage de porter le fer sur
son semblable et de le mutiler, il faut aussi
qu'un jeune chirurgien n'hésite pas à s'en rapporter aux leçons des hommes célèbres qui nous
ont devancés dans la carrière. Cet esprit de philanthropie qui nous engage à voir par nous-mêmes
et à n'être convaincu qu'après avoir vu, ne saurait être louable qu'autant qu'il ne compromet
pas les droits de l'humanité. Quand, par des causes
indépendantes de notre volonté, nous n'avons
pu pratiquer les amputations jugées nécessaires
immédiatement après la disparition des effets de

la stupeur ou de la commotion, nous avons eu lieu de nous applaudir de laisser passer la première période de la fièvre traumatique, et d'attendre une époque plus propice et plus calme.

En effet, dans les premiers jours qui suivent l'accident, les phénomènes de la fièvre trauma-tique apparaissent dans toute leur force, les voies gastriques sont fortement surexcitées, et passent quelquefois à l'état inflammatoire; il y a de la soif, une vive sensibilité à l'épigastre; la langue est rouge, la peau chaude et brûlante, le cerveau lui-même ne reste point étranger à ces désordres et provoque souvent de l'agitation et du délire. Toute l'attention du chirurgien doit alors se con-centrer spécialement sur l'état des viscères, et ce n'est qu'après avoir calmé l'irritation dont ils étaient le siége, lorsque les phénomènes sympa-thiques n'existent plus, et qu'il n'y a plus à re-douter leur réveil, que le moment de l'amputation consécutive paraît arrivé. En effet, quand, par une conduite opposée, vous vous hâtez d'amputer sans tenir compte de l'époque d'élection, vous voyez les viscères s'exalter, détourner à leur profit toute l'irritation que vous venez de faire naître, et vos opérés succombent sous l'empire de phlegmasies viscérales aiguës; si par un excès de prévoyance vous temporisez trop, l'épuise-ment sans cesse croissant pourra vous priver des ressources et des forces nécessaires pour fournir aux nouveaux frais que la guérison du moignon pourra exiger. Il importe surtout de bien observer si l'irritation viscérale n'est pas entretenue par les irradiations sympathiques qui lui arrivent du membre vulnéré, et s'il n'est pas urgent de retrancher ce dernier dans le plus bref délai. On conçoit combien la temporisation serait préjudiciable en pareille occurrence.

De toutes les fractures par armes à feu, celle qui réclame le plus impérieusement l'amputation est, sans contredit, la fracture du fémur. Toute fracture de cet os par coup de feu exige l'amputation immédiate.

Voilà un de ces préceptes que les pseudo-philanthropes considéreront comme étant beaucoup trop exclusif; il leur faudra des victimes pour les convaincre. Pour mon compte, j'ai eu trop à déplorer la violation de cette loi, pour désormais m'en écarter jamais! Sur soixante fractures de cuisse que j'ai observées, et qui étaient déterminées par des balles, à l'exception d'une seule fois, le fémur, dans une étendue de cinq pouces au moins, était réduit en esquilles longues, pointues, déjetées et entrées dans les chairs; il faut avoir été témoin de ces grands désordres pour y croire; quinze de ces blessés ont subi l'amputation immédiate, et treize ont guéri; vingt autres, amputés consécutivement, n'ont fourni que quatre succès; et les vingt-cinq chez lesquels on a tenté, avec obstination, la conservation du membre après avoir extrait ou replacé les esquilles, ont tous succombé, après trois ou quatre mois, si ce n'est deux qui ont conservé un membre difforme et impropre à remplir ses fonctions; ainsi, deux succès sur quarante-cinq revers, et quels succès! les malheureux qui ont le bonheur de survivre à mille accidents avant que de guérir, avec conservation du membre, ne sont-ils pas réduits, le plus souvent, après quelques années, à supplier d'en être débarrassés, parce qu'il est le siége de fistules intarissables et de douleurs sans cesse renouvelées? Les exceptions sont tellement rares, qu'elles ne sauraient entrer en ligne de compte, ni infirmer notre opinion. Qu'une chute détermine une fracture du fémur sans complication, rien de plus rationnel que de fixer le membre dans un appareil; l'air n'a point agi sur les pointes d'os, ni sur les parties qui auront pu être lacérées; il n'y a pas d'esquilles, et rien ne contrariant le travail de la nature, toute la scène des phénomènes nécessaires à la guérison s'opérera avec calme, profondément, et il sera rare que ces lésions ne tournent pas à bonne fin. Cette fracture, quoique sans esquilles, est-elle compliquée de plaies avec issue des fragments;

mille accidents viendront souvent en contrarier la marche, quelques blessés périront épuisés par une abondante suppuration, d'autres n'auront survécu qu'après plusieurs mois de souffrances, et souvent vous regretterez de n'avoir pas fait l'amputation dès le moment de la fracture. Combien, à plus forte raison, ne faudra-t-il pas s'y décider, quand ce membre aura été fracturé par un coup de feu, dont les complications sont toujours bien plus graves.

La gravité des coups de feu varie essentiellement, selon que c'est le membre thoracique ou le membre pelvien qui a été brisé. Dans la première hypothèse, j'ai acquis la conviction que dans la plupart des cas qui semblent réclamer impérieusement l'amputation, on pourra s'en dispenser, si l'on a la hardiesse de dilater largement les plaies pour atteindre au siége de la solution de continuité, afin d'extraire scrupuleusement toutes les esquilles mobiles, et de reséquer au besoin les extrémités fracturées du corps des os ou bien leurs têtes articulaires quand elles ont été brisées. En agissant ainsi, on rend la plaie simple de compliquée qu'elle était, et à l'aide d'un appareil légèrement contentif, on obtientdes cures radicales dont je citerai plus bas un bon nombre d'exemples.

Quand au lieu du membre supérieur c'est le membre inférieur, qu'une balle de fracturé, les conditions de sa conservation ne sont plus aussi favorables. On ne parvient presque jamais à guérir les fractures de cuisse, alors même qu'on est parvenu à extraire les esquilles; et quand par miracle on est arrivé à obtenir un succès en apparence, celui qui a eu le fémur ainsi fracturé conserve, comme nous venons de le dire, pendant toute sa vie des fistules, avec issue, de temps à autre, de pièces d'os nécrosées. Les douleurs sont de tous les instants; le membre est inhabile à remplir ses fonctions, et souvent après dix années de souffrance, il réclame de lui-même l'amputation. Il n'en est pas de même pour la fracture du tibia ou du péronée, surtout quand elle est isolée. On parvient souvent à sauver les jambes fracturées par le plomb, mais bien moins souvent toutefois que le membre thoracique : les succès sont ici presque constants, et, je le répète encore une fois, à l'aide des résections on peut presque toujours sauver le bras, quelque graves que soient les lésions de son squelette.

Je terminerai ce chapitre par quelques considérations générales sur les esquilles du corps des os longs.

CONSIDÉRATIONS GÉNÉRALES SUR LES ESQUILLES DU CORPS DES OS LONGS.

Contrairement à l'opinion de beaucoup de chirurgiens, et de Dupuytren lui-même, nous sommes d'avis de retirer de suite toutes les esquilles mobiles du corps des os longs qui proviennent de coups de feu, qu'elles soient libres on adhérentes, parce qu'en effet, les portions d'os adhérentes finissent ordinairement par devenir libres, et entretiennent des trajets fistuleux qui ne guérissent qu'après leur extraction.

Un retard plus ou moins long pour la guérison, des douleurs sans cesse renouvelées à l'occasion des opérations nouvelles, presque toujours exigées pour l'issue des os nécrosés, sont les moindres inconvénients qui résultent de leur conservation.

Je sais que ces esquilles, alors même qu'elles sont devenues libres par la destruction des liens qui les faisaient adhérer aux parties molles, peuvent se trouver englobées dans le cal, et ne pas être forcément éliminées au dehors; mais cette objection militerait en ma faveur, puisqu'il est démontré qu'en pareil cas, l'os ainsi mortifié finit à la longue, quand il est trop volumineux, pour disparaître par voie d'absorption, à la suite d'un

travail de ramollissement, par entraîner une série d'accidents qui obligent à recourir à ces laborieuses et graves opérations que commande l'extraction des séquestres.

Dans les cas les plus heureux, et ce sont les
plus rares, ces sortes d'esquilles font corps avec
le cal qui, devenu très volumineux, laisse souvent après lui une difformité des plus prononcées, et nuisible aux fonctions du membre.

Au contraire, dans les cas les plus malheureux, et qui sont les plus communs, la suppuration interminable et abondante épuise le malade, le marasme a lieu, la résorption fait naître
des abcès purulents dans le parenchyme pulmonaire, une diarrhée colliquative survient, et la
mort suit de près.

Quant à la plaie, elle devient blafarde; le pus
est séreux, verdâtre et infect; mais les désordres
locaux ne sont pas assez graves pour expliquer la
mort. C'est qu'en effet celle-ci reconnaît la lésion
traumatique comme cause éloignée, tandis que la
cause efficiente a son siége dans la lésion des grands
viscères ; que cette lésion soit sympathique et de
réaction, comme on le voit dans la première période, période inflammatoire, ou qu'elle soit l'effet
de la phlébite et de la résorption purulente, ainsi
qu'on le remarque dans la période de consomption.

Pour mettre notre opinion plus en relief, opinion qui repose sur l'analyse de faits nombreux, dont nous ne rapporterons qu'un petit nombre; afin de ne pas nous exposer à des redites froides et inutiles, nous allons la formuler ainsi qu'il suit :

Les fractures du corps des os longs, provenant de coups de feu, sont toujours accompagnées d'un grand nombre d'esquilles, et il importe de faire de larges incisions pour extraire toutes celles qui sont mobiles, qu'elles soient ou non adhérentes.

Ire OBSERVATION.

Fracture oblique de l'humérus dans son quart inférieur. — Résection consécutive de l'extrémité du fragment inférieur. — Guérison.

A la prise de Bougie, 1er octobre 1833, P.... couchait l'ennemi en joue quand il reçut dans le bras une balle perdue dont l'entrée était située au tiers supérieur de l'avant-bras près du bord radial. Douze jours plus tard, quand je vis ce militaire, un érysipèle phlegmoneux avait envahi tout le membre thoracique, dont le volume était énorme. La réaction sur les principaux viscères était énergique; douleur encéphalique avec insomnie continue; pouls fréquent, dur, comprimé; peau sèche, brûlante; soif vive; inappétence; langue rouge et sèche; constipation opiniâtre.

L'introduction d'une sonde métallique et droite par l'ouverture d'entrée me fit reconnaître une fracture avec esquilles, située à deux ou trois travers de doigt au-dessus de l'articulation huméro-cubitale.

Une contre-ouverture me permit d'extraire quelques pièces d'os mobiles, et de reséquer l'extrémité du fragment inférieur dont la pointe très aiguë entrait dans les parties molles; j'insinuai de nouveau ma sonde par cette plaie, et je la conduisis jusque dans le creux axillaire où une seconde contre-ouverture facilita, comme la première, le dégorgement du membre en donnant issue à une énorme quantité de pus, mais sans me faire néanmoins découvrir le projectile.

Malgré des avis opposés, je rejetai pour le moment l'amputation, d'autant plus qu'il aurait fallu la pratiquer dans l'articulation scapulo-humérale, et que l'état général du malade n'était pas favorable. Des mèches furent placées dans les plaies, que recouvrait un appareil simple et contentif.

Prescriptions. — Saignée générale, cinquante sangsues à l'épigastre, fomentations abdominales, lavement émollient, limonade.

Trois jours plus tard, je fis encore une contre-ouverture dans la fosse sous-épineuse de l'omoplate, pour donner issue à du pus qui sortit en abondance, et je ne trouvai pas la balle que j'espérais découvrir. Néanmoins il survint une détente suivie de mieux sensible; des accidents réparurent à divers intervalles; enfin au bout de cinq mois la guérison parut définitive, et ce militaire nous quitta.

L'articulation huméro-cubitale conservait une demi-ankylose qui, je l'espère, aura fini par disparaître. La balle est restée probablement fixée dans la fosse sous-épineuse et peut-être dans l'épine de l'omoplate. Elle se sera aplatie en glissant sur l'humérus qu'elle a dû briser, et son changement de forme aura rendu sa présence impossible à constater.

IIe OBSERVATION.

Fracture de l'humérus à sa partie moyenne. — Lésion du nerf radial avec perte de substance. — Bandage inamovible. — Guérison complète au bout de cinquante jours.

D..., soldat au 20e régiment de ligne, reçut, le 2 juillet 1831, une balle qui lui fractura l'humérus du côté gauche, vers son tiers supérieur. L'ouverture d'entrée siégeait dans l'épaisseur des fibres du muscle biceps et celle de sortie au côté diamétralement opposé. Je sondai la plaie avec le doigt, et retirai toutes les esquilles mobiles à l'aide d'une large incision. L'artère humérale avait été respectée, mais le nerf radial déchiré, laissait voir un écartement d'un pouce; je me contentai d'appliquer un appareil provisoire très simple, garni de foin, et soutenu par quelques morceaux de bois provenant de caisses à biscuit et faisant l'office d'attelles. Trois jours après, lorsque je retrouvai ce militaire dans nos hôpitaux d'Alger, il était dans l'état suivant : chaleur et gonflement considérable de tout le membre; vive rougeur des plaies dont les bords sont tuméfiés et renversés en dehors; suppuration âcre, pouls dur et fréquent, langue rouge, soif intense, douleurs épigastriques, etc. Saignée générale; quatre-vingts sangsues, dont soixante réparties sur l'extrémité thoracique, et vingt sur l'épigastre; fomentations chaudes pour entretenir l'écoulement du sang; diète absolue; limonade citrique; un lavement émollient. A l'aide des antiphlogistiques continués pendant six jours encore, les viscères rentrèrent dans leur état normal; les plaies se dégorgèrent, le pus devint louable, et le bras ayant repris peu à peu son volume ordinaire, j'appliquai l'appareil inamovible suivant. Un bandage roulé et contentif ayant été préalablement placé sur la main et l'avant-bras jusqu'au coude, on applique sur les plaies un linge fenestré, enduit de cérat que recouvrent des plumasseaux de charpie et des compresses imbriquées. Cet appareil est ensuite complété par d'autres compresses à quatre chefs, par deux attelles de carton, placées en dedans et en dehors du bras, par un coussin conique à large base, descendant jusqu'au coude. Le tout est maintenu à l'aide d'une grande bande, et l'avant-bras est mis dans la demi-flexion au moyen d'une écharpe ; j'eus soin de faire arroser, pendant plusieurs jours consécutifs, ce bandage avec de l'eau froide gommée (1), afin que, par la dessiccation, les différentes pièces qui le composaient n'en fissent plus qu'une seule, devenue solide et non susceptible de déplacement. Au bout de deux mois, à la levée de l'appareil, on vit que le cal était solide et bien établi ; la guérison s'était opérée sans difformité et sans raccourcissement. Par suite de la déchirure du nerf radial, les parties auxquelles ce dernier va se distribuer furent long-temps le siége d'un profond engourdissement; à l'époque actuelle, il existe encore un fourmillement général; le bord radial, le pouce, l'index et le médius de cette extrémité thoracique ne recouvrèrent toute l'intégrité de leurs fonctions que six mois plus tard.

(1) Dans les pays chauds, le blanc d'œuf se corrompt, et répand une puanteur très grande ; il faut le remplacer par la gomme, qui n'a pas ces inconvénients,

Les bouts du nerf radial séparés dans l'étendue d'un pouce environ, se sont-ils réunis par l'intermédiaire d'une substance nerveuse? ou bien le nerf médian a-t-il fini par suppléer totalement à l'action du nerf radial, devenu sans influence?

I II OBSERVATION.

Fracture de l'humérus à sa partie moyenne. — Extraction des esquilles et résection des fragments. — Perte de substance de quatre pouces au moins. — Guérison.

Pendant l'expédition de Mascara, D..., voltigeur du 2ᵉ régiment léger, reçut une balle qui lui fractura la partie moyenne de l'humérus. A la première inspection, on reconnaissait aisément la solution de continuité, mais rien n'annonçait de graves complications. Sachant par expérience que toute fracture du corps des os longs provenant d'une balle est toujours accompagnée de grands et nombreux éclats d'os, je n'hésitai pas à diviser largement la plaie d'entrée, parce qu'elle était plus rapprochée de l'os que celle de sortie, et à la faveur de cette dilatation, je reséquai les fragments anguleux de la fracture, et j'enlevai toutes les pièces d'os que le projectile avait semées dans son trajet. Exempte désormais de toute complication, cette lésion marcha d'un pas rapide vers la guérison, et trois mois plus tard, la consolidation fut parfaite, sans raccourcissement. On reconnaît un cal volumineux auquel la cicatrice est adhérente; il y a encore de la faiblesse dans le bras ; mais D... ayant été envoyé aux eaux thermales, il est probable qu'elles lui auront été profitables.

IVᵉ OBSERVATION.

Fracture du col de l'humérus. — Extraction de plusieurs esquilles dont une longue de quatre pouces huit lignes. — Résection du fragment inférieur. — Guérison sans raccourcissement après trois mois.

Le 9 avril 1836, le nommé W...., vingt-huit ans, tempérament sanguin, de très forte constitution, du 9ᵉ bataillon d'Afrique, reçut une balle qui glissa sur la neuvième côte après l'avoir fracturée, et vint se perdre dans le bras droit au niveau des attaches deltoïdiennes.

Ce militaire crachait du sang à son arrivée à l'ambulance. On crut d'abord qu'il n'avait qu'une simple plaie de poitrine, et il fut saigné. Six jours plus tard, quand je l'examinai à Alger dans mon service, je reconnus une tuméfaction considérable du moignon de l'épaule avec fluctuation profonde. Je plongeai mon bistouri de toute sa lame entre le deltoïde et le grand pectoral, et du pus sortit à flot. En introduisant mon doigt dans la plaie, je reconnus une fracture considérable du col chirurgical; je prolongeai l'incision en bas vers la partie moyenne du bras, et je parvins à

extraire quatre grosses esquilles, dont une longue
de quatre pouces huit lignes, ainsi que la balle
qui était déformée. La pointe du fragment supérieur fut coupée à l'aide de tenailles, et quant
au fragment inférieur, j'en fis la résection, de
sorte que le corps de l'humérus a éprouvé une
perte de substance de cinq pouces au moins. La
plaie de poitrine se guérit assez rapidement, parce
que le poumon n'avait pas été traversé, et celle
du bras fut complétement fermée au bout de
trois mois.

Ce qu'il y a d'extraordinaire dans ces deux
faits, c'est qu'il n'est pas survenu de raccourcissement du bras. Il est probable que les sucs
osseux se seront déposés entre les deux bouts
de la fracture pour former une virole qui les a
soudés entre eux. Ce qui est positif, c'est que W....
est actuellement en congé de réforme à Versailles
où il se sert de son bras comme de l'autre, à un
peu de faiblesse près; cette faiblesse disparaîtra
infailliblement. Je conserve avec soin les esquilles
que j'ai retirées.

Voilà de ces faits qui semblent réclamer impérieusement l'amputation; mais à laquelle sup-
pléent parfaitement bien l'extraction des esquilles
et la résection des fragments.

Ve OBSERVATION.

Fracture du cubitus vers son quart supérieur. — Perte de substance de
deux pouces. — Bandage inamovible. — Guérison.

F..., soldat au bataillon de Zoaves, fut atteint,
au col de l'Atlas, le 2 juillet 1831, par une balle
qui lui fractura le cubitus du côté droit, vers
la réunion du quart supérieur avec les trois
quarts inférieurs de cet os. L'examen de la blessure avec le doigt me fit reconnaître un grand
nombre d'esquilles; j'agrandis la plaie pour en
faciliter l'extraction, et je vis alors que les deux
bouts de la fracture se trouvaient distants l'un
de l'autre de deux pouces; je fis un pansement
simple et provisoire qui fut constamment arrosé d'eau froide. Trois jours après, quand, à
Alger, j'examinai de nouveau ce militaire, l'avant-
bras et la main étaient le siége d'une tuméfaction
prononcée, avec chaleur, éréthisme, agitation,
insomnie, fièvre, gastro-entérite, etc. — Saignée
générale, soixante-dix sangsues réparties sur l'a-
vant-bras et la région épigastrique, lavement
émollient. Dès le lendemain, détente générale,
nuit assez bonne, langue humide, moins de soif.
Pansement simple; cataplasmes froids, surtout à
l'avant-bras. En peu de jours la chaleur du membre disparut totalement et le gonflement cessa

presque complétement. J'appliquai alors un appareil à fracture que je ne retirai que le quarante-cinquième jour. Le cal était bien établi; on voyait dans le lieu de la fracture une dépression sensible avec une cicatrice profondément adhérente, presque complétement fermée, donnant de vigoureux bourgeons charnus qui dépassaient de plusieurs lignes le niveau de la peau; à son centre siégeait une petite esquille qu'ils semblaient chasser au-dehors. Cette pièce d'os fut extraite, les bourgeons furent réprimés à l'aide du nitrate d'argent, et la plaie ne tarda pas à présenter une cicatrice solide.

VIe OBSERVATION.

Fracture du radius à sa partie moyenne. — Extraction d'un grand nombre d'esquilles. — Guérison en quarante-cinq jours.

D..., vingt-deux ans, forte constitution, reçut, à l'expédition de Mascara, une balle qui lui traversa l'avant-bras à sa partie moyenne, d'avant en arrière, avec fracture du radius.

A l'aide de deux incisions prolongées sur l'entrée et la sortie du projectile dans une étendue de trois pouces et jusqu'au radius, je retirai dix esquilles de différentes longueurs; l'une d'elles avait trois pouces deux lignes, sur six lignes de largeur.

L'extraction de toutes ces pièces d'os que j'é-

value à cinq pouces environ de perte de substance du corps du radius, rendit la plaie simple
de compliquée qu'elle était; aussi n'ai-je pas
craint d'affronter par deux points de suture les
lèvres de cette blessure pour en tenter la réunion
par première intention. Le pansement fut simple
et arrosé d'eau froide pendant trois jours.

Le blessé était d'une forte constitution, et une
saignée générale lui fut pratiquée. A la levée de
l'appareil, le douzième jour, les lèvres de la plaie
sont parfaitement réunies, et livrent à peine passage à un pus rare et de bonne nature. Au quarantième jour, un pertuis qui jusque là avait laissé
suinter quelques humidités, permit d'extraire
une petite esquille secondaire, et dès le quarante-
cinquième jour la guérison était complète.

Les mouvements de pronation et de supination sont peu développés et douloureux, la main
inhabile à ses fonctions redevient chaque jour
plus apte à les remplir, et j'ai lieu de croire, que
les eaux thermales sur lesquelles ce militaire a été
dirigé, lui auront été efficaces.

Il existe une dépression très marquée à la partie moyenne de l'avant-bras, provenant de la
perte osseuse et du rapprochement des fragments
vers le cubitus; rapprochement auquel je ne me
suis pas opposé, de crainte de troubler le travail
de cicatrisation; et d'ailleurs à quoi bon? puis-

que les fragments ne pouvaient pas se réunir, n'é-
tait-il pas avantageux de les laisser se rapprocher
du cubitus pour prendre sur lui une véritable
greffe, un point d'appui et d'insertion?

VIIe OBSERVATION.

Fracture du cubitus dans son tiers inférieur. — Dilatation de la plaie
pour extraire les esquilles complétement détachées. — Conservation
de toutes celles qui sont plus ou moins adhérentes. — Accidents
interminables arrêtés sur-le-champ par l'ablation des esquilles secondaires.

J..., soldat au 63e régiment de ligne, âgé de
vingt et un ans, de bonne constitution, avait reçu,
quatre mois auparavant, une balle vers le tiers
inférieur du cubitus, quand je lui donnai, pour
la première fois, mes soins en mars 1836.

A l'aide d'une incision parallèle à la direction
de l'os, on avait retiré de suite quelques esquilles
libres; mais toutes celles qui tenaient encore
aux parties molles avaient été religieusement
respectées.

Le travail de cicatrisation marcha d'abord rapidement et d'une manière heureuse; plus tard,
des pièces d'os détachées et placées en travers
dans les parties molles, y développèrent de
vives inflammations suivies d'abcès éliminatoires des corps étrangers. Les accidents se
calmaient pour reparaître ensuite, et cet état

durait depuis deux mois, quand ce militaire fut admis dans mon service.

La main et l'avant-bras étaient très engorgés; les bords des plaies fortement enflammés, grisâtres et tuméfiés, se renversaient en dehors; la suppuration était abondante. De nombreuses esquilles tendaient à s'échapper, et sous l'influence de ce travail éliminatoire, il y avait chaleur et sécheresse à la peau, soif intense, langue rouge et croûteuse, inappétence et pouls fréquent, enfin irritation gastrique dérivant de la réaction sympathique.

Il était évident que si l'art n'était venu ici au secours des efforts de la nature pour donner issue aux corps étrangers, les lésions viscérales secondaires, et actuellement existantes, auraient réagi à leur tour sur la plaie, l'entéro-colite folliculeuse, avec ulcération, aurait probablement eu lieu et fait naître des déjections alvines dont la fréquence eût bientôt fait périr notre blessé.

Les indications ici n'étant pas douteuses, je fis de larges incisions sur l'entrée et la sortie du projectile; je retirai douze esquilles de diverses grandeurs, afin de ne plus laisser de corps étrangers dans la plaie. Une artériole fut ouverte, et je n'en fis la ligature qu'après avoir obtenu huit à dix onces de sang.

Pansement simple, compresses fenestrées enduites de cérat, recouvertes par de la charpie, par un appareil simple, arrosé d'eau froide pendant douze jours.

Sous l'influence de cette médication, tout rentra dans l'ordre, et deux mois plus tard, J... sortit de l'hôpital totalement guéri, ayant encore les mouvements de l'avant-bras difficiles, et conservant une grande faiblesse dans les doigts annulaire et auriculaire. Je ne doute pas qu'avec le temps cette infirmité ne laisse que peu de traces.

VIIIe OBSERVATION.

Fracture du cubitus et du radius. — Extraction des esquilles libres et conservation de celles qui sont encore adhérentes. — Accidents. — Marasme. — Mort au bout de huit mois. — Travail éliminatoire remarquable.

Mohammet, caporal au bataillon des Zoaves, reçut, à Bougie, peu de jours après la conquête de cette place, une balle qui lui passa à travers l'avant-bras, du bord cubital vers le bord radial, et brisa en éclats les deux os qui forment la charpente de cette section du membre thoracique.

On se contenta d'extraire les esquilles libres, et de panser la plaie simplement. Trois mois après sa blessure, ce militaire fut évacué sur l'hôpital Caratine d'Alger, où je le reçus. Les plaies étaient vermeilles, la suppuration, quoique abondante, était de bonne nature.

L'engorgement de la main et du bras semblait

devoir se dissiper aisément à l'aide d'un bandage roulé, légèrement contentif. Le travail de consolidation était déjà assez avancé pour que le membre, soulevé par le malade, pût se soutenir sans appui et sans se couder dans le point fracturé. Ce militaire mangeait la demi-ration; son état général était satisfaisant; tout me faisait croire à une prompte guérison, et je me contentai de lui continuer les soins qu'il avait reçus jusqu'à ce jour.

A cette époque, je n'étais pas encore convaincu de toute l'importance de l'extraction des esquilles secondaires. Quelques unes proéminaient de temps à autre au centre de la plaie, et alors seulement je les retirais avec des pinces. Je croyais toujours que celle que je venais d'enlever était la dernière qui dût être extraite. Comptant sur les efforts de la nature, je lui abandonnais d'autant plus volontiers tout le travail éliminatoire, que j'espérais qu'elle pourrait se suffire à elle-même; mais il n'en fut pas ainsi, et huit mois après sa blessure, ce militaire était tombé insensiblement dans le marasme.

La résorption purulente, d'autant plus active que l'épuisement était plus avancé, se manifesta bientôt par des quintes de toux, avec crachats de pus; la plaie devint blafarde; la suppuration séreuse, roussâtre, fusa entre les gaînes tendineuses, une diarrhée colliquative amena en peu de jours une consomption mortelle.

Nécroscopie. — Foyers purulents dans le poumon droit; ulcérations dans le gros intestin; commencement de consolidation des os fracturés; cal très volumineux éburné, véritable stalactite formée par le dépôt des sucs osseux, offrant une foule de rayons ou de loges, contenant des esquilles mobiles à moitié échappées. Admirable travail naturel qui aurait eu un plein succès si l'art était venu à son aide d'une manière plus active.

CONSIDÉRATIONS GÉNÉRALES SUR LES ESQUILLES DES OS DE LA JAMBE A LA SUITE DE COUPS DE FEU.

Depuis long-temps je professe l'opinion que les fractures du membre thoracique, soit dans la contiguïté, soit dans la continuité des os qui en constituent le squelette, ne réclament que fort rarement l'amputation, parce qu'à l'aide de larges incisions pour extraire toutes les esquilles mobiles; qu'elles soient ou non adhérentes, et pour réséquer les extrémités aiguës des os brisés, on obtient les résultats les plus heureux.

Ce précepte ne doit pas s'appliquer d'une manière aussi générale au membre abdominal, parce que ce dernier est entouré de puissances musculaires bien autrement développées, et que ses fonctions et ses usages sont bien différents.

Le grand rôle qu'il joue dans la station, recevant tout le poids du corps pour le transmettre au sol, exige de sa part une grande résistance, et il importe de bien connaître jusqu'à quel point celle-ci peut être affaiblie sans nuire à ses fonctions, et jusqu'à quel point on peut compter sur les efforts de la nature pour réparer les lésions dont sa charpente osseuse peut être le siége.

Ainsi, une portion fracturée de l'appendice thoracique pourra guérir avec raccourcissement et offrir néanmoins encore d'immenses avantages, parce qu'on aura pu éviter l'amputation en retirant de suite toutes les esquilles mobiles, et en en réséquant les pointes des fragments, tandis que la même lésion pourra exiger la mutilation si elle a atteint le membre inférieur. Après avoir établi cette première distinction, il faut en faire une seconde relative aux différentes sections de l'extrémité pelvienne. En effet, si les fractures des os du pied et de la jambe n'exigent pas toujours l'amputation, il n'en est pas de même pour celles du fémur. Ma conviction est que toute fracture de cet os par suite de coups de feu réclame impérieusement la perte du membre.

Je ne veux, dans ce chapitre, m'occuper que des solutions de continuité de la jambe. Les derniers cas de fracture de la jambe par coups de feu qui se sont offerts à mon observation, et que je vais rapporter dans l'ordre où ils se sont présentés, pourront, je l'espère, éclairer le pronostic de ces lésions, et fixer les praticiens sur celles qui peuvent ou non guérir sans amputation.

Iʳᵉ OBSERVATION.

Fracture de la jambe. — Extraction de plusieurs esquilles. —Appareil à fracture imaginé par l'auteur. — Guérison en soixante-dix jours.

E..., soldat au 20ᵉ régiment de ligne, fut atteint le 1ᵉʳ juillet 1831, peu après notre départ de Médéah, par une balle qui lui fractura le tibia du côté droit vers sa partie moyenne, et d'avant en arrière. Le péroné ayant été respecté, le blessé pensa n'avoir reçu qu'une simple contusion à la jambe; il voulut marcher, mais cet os, trop faible pour supporter le poids de son corps, se brisa. J'agrandis l'ouverture d'entrée pour extraire du tibia plusieurs grandes esquilles qui étaient mobiles : quant à la fracture du péroné elle était transversale. Nous étions en marche, harcelés par les Arabes, et voici comment je fis un pansement à la hâte. Un appareil simple et ordinaire recouvre la jambe, et à défaut d'attelles je brisai une caisse à biscuit, pour me procurer une planche d'une longueur de trois pieds, sur vingt pouces de largeur environ. Après l'avoir matélassée avec du foin, j'y plaçai le membre fracturé de manière que les extrémités de ce plancher solide dépassassent de quatre pouces le talon, et d'autant l'articulation tibio-fémorale. Deux bandes fortes et à deux chefs ayant été préalablement fixées, l'une sur le coude-pied, et l'autre sur le genou; ces chefs furent ensuite ramenés sur la face postérieure de la planche, et réunies par un nœud; de cette sorte, les extrémités de la planche qui dépassaient le genou et le talon, faisant l'office de poulies, il fut aisé d'opérer une extension et une contre-extension douces et permanentes, et de maintenir les bouts de la fracture en rapport pour empêcher le chevauchement. Ainsi disposé, ce militaire fit route assis sur un mulet, put au besoin saisir la planche à deux mains, et porter lui-même sa jambe fracturée. A notre arrivée à Alger, je renouvelai cet appareil que je conservai ensuite pendant soixante-dix jours, après lesquels la consolidation fut terminée.

Cet appareil à fracture réunit à une grande simplicité des avantages nombreux et incontestables. C'est ainsi qu'en remplaçant sur le pied et sur le genou la main des aides qui ont préalablement opéré l'extension et la contre-extension par de larges liens qui, renvoyés à l'aide de poulies à la rencontre l'un de l'autre pour être fixés ensemble, la coaptation continue à s'opérer sous l'empire de ces nouvelles puissances, sans être sujette à aucun déplacement et sans le secours de ces attelles qui, appliquées le long des mem-bres, ont l'inconvénient de les atrophier en les comprimant, de nuire à la libre circulation des fluides et de faire entrer dans les chairs les es-quilles qui pourraient y avoir été abandonnées.

Mon appareil permet de panser les plaies aussi souvent qu'on le veut, sans avoir besoin d'aide et sans imprimer aucune secousse au membre, de sorte que le travail réparateur ne se trouve jamais inquiété dans sa marche, et que la conso-lidation s'opère avec beaucoup plus de rapidité que lorsqu'on emploie les moyens ordinaires.

Voici du reste comment j'ai perfectionné mon appareil à fracture :

Il se compose d'une planche de trois pieds de longueur sur une largeur de douze pouces ; l'extrémité digitale de cette planche supporte un chevalet élevé de quinze pouces et percé de trous de distance en distance, afin de pouvoir y enga-ger les liens de l'extension faite sur le pied pour soulever le talon et l'empêcher de porter. L'ex-trémité fémorale présente trois échancrures, l'une médiane, très large, pour recevoir la flexion du membre, et deux autres latérales beaucoup

plus petites, destinées au passage des liens qui
opèrent la contre-extension sur le genou. On fixe
ensuite à l'aide de charnières deux autres planches sur les bords de la première, afin qu'étant
relevées elles donnent à l'appareil la forme
d'une petite caisse. Les planches latérales sont
également percées de trous pour diriger au besoin l'extension de côté et redresser les fragments lorsqu'ils tendent à se dévier de l'axe
du membre.

On place sur le plancher de cet appareil trois
draps pliés en huit ou dix doubles, selon leur grandeur, et immédiatement derrière le drap sur lequel
le membre doit reposer, on dispose du crin en
forme de matelas conique, de manière que la
jambe soit placée sur un plan oblique des orteils
vers le genou, en ayant soin que le talon ne
porte pas. Un appareil à dix-huit chefs est ensuite étalé sur ce plan oblique.

Tout étant ainsi préparé, on procède à la
disposition des autres pièces qui doivent être
appliquées sur le membre fracturé. A cet effet,
après avoir jeté quelques tours de bandes autour du genou pour le protéger, on applique
sur son côté interne et sur sa face externe les
parties moyennes d'une bande longue de dix
pieds, que l'on fixe par d'autres jets de bande.
Les deux chefs de chaque lien sont ensuite re-

pliés sur eux-mêmes, portés en haut, et l'angle de leur duplicature est assujetti par un nouveau bandage circulaire. Toutes ces précautions sont indispensables pour prévenir le déplacement de l'appareil, et il faut avoir bien soin de faire une compression légère qui ne doit porter que sur les condyles, afin de ne pas déterminer l'engorgement des parties molles situées au-dessous d'eux.

Voilà pour les liens destinés à la contre-extension; quant à ceux de l'extension, on les appliquera de la manière suivante :

On place sur le pied le bandage de l'étrier, dont les entrecroisements commencés aux orteils doivent remonter jusqu'aux malléoles; la partie moyenne de deux bandes d'une aune de long étant placée sur la face plantaire, on les fixe par quelques jets de bande formant un nouvel étrier. J'avais placé ces liens sur les malléoles, mais j'ai dû y renoncer parce qu'elles amenaient l'excoriation de la peau.

Le membre étant ainsi préparé, on le soulève pour glisser sous lui l'appareil, et on procède immédiatement à l'extension et à la contre-extension douces et continues, qui doivent remplacer à la main des aides, en ramenant de haut en bas et après les avoir engagés dans les échancrures latérales de la planche, les liens du genou pour les fixer à l'aide de nœuds avec ceux du pied, qui sont engagés directement à travers les trous du chevalet. On panse la plaie, on applique le bandage à dix-huit chefs, on roule les draps sur les côtés en les retenant avec des liens placés en travers, on les croise sous la plante du pied et on relève les planches latérales pour compléter la caisse, dont les compartiments sont retenus en place par de petits crochets.

Depuis cinq ans, je n'emploie pas d'autre appareil pour les fractures de jambe, et j'en obtiens les meilleurs résultats, surtout quand elles sont compliquées. On pourrait employer le même moyen pour les solutions de continuité du corps ou du col du fémur. Enfin, en plaçant quatre cordes dans les angles de cette boîte pour les réunir dans une poulie, on a un appareil à suspension, ainsi que maintes fois je l'ai fait.

IIe OBSERVATION.

Fracture incomplète du tibia dans sa portion spongieuse. —
Guérison.

A la prise du col de l'Atlas, lors de la première expédition contre Médéah, M. D...., capitaine au 30e régiment de ligne, fut atteint par un biscaïen qui lui enleva, à trois travers de doigt de l'articulation du genou, une pièce d'os de trois pouces de longueur, appartenant à la partie antérieure du cylindre que représente le tibia. Tout le canal médullaire était à nu; la moelle paraissait détruite dans l'étendue de six pouces environ; ce cas était des plus graves : il fut un instant question de l'amputation, et ce militaire, remarquable par sa force morale et son excellente constitution, y était tout décidé; mais en raison de ces heureuses dispositions, nous voulûmes tenter la conservation du membre. C'était aussi l'avis de M. Maurichau-Beaupré, chirurgien en chef de l'armée. Au bout de douze jours, de nombreux bourgeons charnus surgirent du périoste interne et externe, et on appliqua un bandage inamovible qui ne fut retiré que six semaines plus tard; la cicatrice était déprimée et adhérente. Le membre reprit bientôt de la force et ses fonctions dans toute leur intégrité.

IIIe OBSERVATION.

Fracture du tibia dans son quart supérieur. — Extraction immédiate de toutes les esquilles mobiles. — Erysipèle traité par le cautère actuel. — Guérison au bout de trois mois.

Le nommé M..., du 63e régiment de ligne, étant à l'expédition de Médéah, reçut presque à bout portant une balle qui lui brisa en éclats le tibia gauche dans son tiers supérieur. Entrée vers

le bord interne de cet os, elle était sortie sans léser le péroné, après un trajet de huit pouces oblique en bas et en dehors ; le désordre était fort
considérable ; on me conseillait d'amputer.

Je sais que la temporisation est toujours très
fâcheuse, et que les amputations immédiates offrent infiniment plus de chances pour la guérison, que celles qui sont faites consécutivement :
néanmoins, je pensai devoir tenter la conservation du membre en le débarrassant de toutes les
esquilles mobiles. Une incision de cinq pouces
sur l'entrée du projectile parallèle au bord interne
du tibia, me permit d'extraire une demi-douzaine
de pièces d'os de petites dimensions, et deux
grosses esquilles, l'une de deux, l'autre de trois
pouces.

Ces extractions sont de la plus grande facilité,
parce que le tibia est superficiellement placé ; il
en résulte un grand vide, et la plaie, privée de
corps étrangers dont la présence irritante aurait
développé les accidents les plus graves, devint
simple et se trouva dans des conditions favorables à la guérison ; elle fut pansée avec linge
troué, charpie et bandes, le tout arrosé d'eau
froide, sans attelles et sans appareil à fracture.

La suppuration s'établit parfaitement bien, et
le travail de cicatrisation marcha si vite, qu'au
bout de quarante jours une parcelle d'os ne pou-

vait plus trouver issue au dehors. Elle fit naître un érysipèle phlegmoneux qui gagna tout le membre et persista après l'extraction du corps étranger.

Ce militaire était trop épuisé pour que l'on recourût aux saignées ; bien qu'il y eût actuellement fièvre, soif intense et réaction sur le tube digestif, je promenai rapidement et largement deux larges cautères incandescents sur tout l'érysipèle, dont la rougeur s'effaça spontanément pour faire place à une couleur d'un blanc terne, provenant de la brûlure de l'épiderme. Ce moyen nous réussit cette fois comme toujours et le membre fut recouvert de compresses arrosées d'eau blanche. Une détente survint, avec sommeil, sueurs, humidité de la langue, etc.

Après trois mois de soins, M... commença à marcher avec des béquilles, sans raccourcissement ni déviation du membre. La perte osseuse a été remplacée par un dépôt de lymphe coagulable qui, passant à l'état osseux, a fini par rétablir la continuité de l'os et par souder exactement ses fragments. Le membre conserve de la faiblesse, mais je ne mets pas en doute qu'il ne recouvre toutes ses fonctions.

IVe OBSERVATION.

Fracture en éclats de la partie moyenne du tibia, suite d'un coup de
feu. — Accidents consécutifs très graves ne laissant plus de chances
de salut, même par l'amputation. — Extraction de deux esquilles
longues de quatre à cinq pouces. — Dégorgement, mieux sensible,
suppuration très abondante. — Epuisement. — Mort après quarante
jours.

Un soldat du 66e régiment de ligne, reçut,
pendant l'expédition de Mascara (10 décembre
1835), une balle qui lui fractura la partie moyenne
du tibia du côté droit. On enleva quelques pièces
d'os détachées, et on se contenta d'un pansement
simple. Je perdis de vue ce militaire, que je ne
revis qu'à Mostaganem, douze jours plus tard.

Le membre était prodigieusement tuméfié et
ecchymosé ; une sanie purulente s'échappait par
la plaie, quand on comprimait la jambe ; il était
difficile de juger à quelle hauteur les fusées s'é-
tendaient vers la cuisse. L'état général était si désespéré qu'il y aurait eu plus que de la témérité
à amputer dans les circonstances actuelles.

Je me décidai à faire sur les bords interne et
externe du tibia, deux longues incisions pour retirer deux esquilles adhérentes, longues de quatre
à cinq pouces et entrées partiellement dans les
chairs qu'elles déchiraient. Il sortit près d'un litre
de pus sanguinolent ; on fit un pansement simple,

et on recouvrit le membre de cataplasmes froids et légers. Le dégorgement s'opéra à merveille; l'irritation gastro-intestinale se dissipa; et les plaies devinrent vermeilles; mais l'abondance de la suppuration fut telle que le marasme suivit de près, et au quarantième jour, ne pouvant plus suffire aux frais de l'écoulement purulent, ce militaire succomba d'épuisement.

M. Artigues, l'un des chirurgiens militaires les plus distingués, et auquel je l'avais confié à Mostaganem au départ de l'armée, effrayé par la grande quantité de pus fournie par cette blessure, et prévoyant ce qui est arrivé, lui avait proposé, mais vainement, de l'amputer.

Ce fait me paraît intéressant sous plus d'un rapport, et en effet :

1° Si l'extraction de toutes les esquilles mobiles eût été faite sur-le-champ, la nature aurait-elle pu dans ce cas faire les frais de la suppuration qui eût été moins abondante? Le tibia se serait-il suffisamment régénéré pour combler le vide et souder les deux fragments à l'aide d'une large virole s'étendant de l'un à l'autre? Le fait qui précède me porte à croire qu'il en eût été ainsi. S'il y avait eu en même temps fracture du péroné, c'eût été, je pense, un cas d'amputation, non point que la solution de continuité de cet os soit par elle-même une lésion bien grave; mais bien , parce que son intégrité prête à la jambe dont le tibia est brisé un point d'appui très avantageux en l'empêchant de se couder et permet de ne pas recourir aux attelles qui compriment le membre, font entrer dans les chairs les esquilles placées en travers, gênent la circulation, et sont cause de beaucoup plus d'accidents qu'on ne le pense généralement : c'est pourquoi je n'en fais plus usage depuis long-temps. On a vu plus haut comment je les ai remplacées par un appareil particulier.

2° L'extraction consécutive des esquilles adhérentes arrête le développement des accidents inflammatoires qu'elles ont développés et qu'elles entretiennent.

3° Si, après avoir ainsi retiré les corps étrangers, la suppuration menace d'épuiser le malade par son abondance, il faut amputer aussitôt que ce dernier se retrouve dans des conditions favorables à cette opération.

V.ᵉ OBSERVATION.

Fracture du péroné par une balle. — Accidents inflammatoires. — Extraction de trois esquilles laissées dans la plaie. — Guérison après cinquante jours.

P..., du 17ᵉ léger, reçut à la partie moyenne de la jambe droite une balle qui lui fit une plaie dirigée transversalement de dehors en dedans, avec fracture du péroné. On se contenta d'extraire les esquilles les plus apparentes sans sonder à fond la blessure; et quand je le reçus, vingt jours plus tard, par évacuation d'Oran sur Alger, à l'hôpital du Dey, voici dans quel état il était :

Jambe très tuméfiée, chaude, douloureuse; suppuration abondante avec fusées purulentes, rougeur et sécheresse de la langue; soif intense, coliques et diarrhée, peau sèche, etc. Il était évident que les accidents locaux s'étaient développés sous l'empire de corps étrangers et irritants laissés dans le trajet parcouru par le projectile, et que la réaction de ces phénomènes d'inflammation sur le tube digestif entretenait l'irritation gastro-intestinale. Je reconnus et retirai, à l'aide d'incisions convenables, trois grosses esquilles provenant du corps du péroné, placées en travers et dont les pointes déchiraient les chairs. Cette opération ouvrit une large issue au pus qui sortit en abondance. Pansement; linge troué avec cérat, charpie et large morceau de sparadrap; pas de cataplasmes; mais par-dessus cet appareil, nouvelle charpie placée autour du membre en forme de matelas, soutenue par des compresses et un bandage fréquemment arrosé d'eau froide; cinquante sangsues sur l'abdomen; eau de gomme;

lavement amilacé, etc. Sous l'influence de ces moyens tout se calma, et quarante jours plus tard, la guérison était parfaite avec une légère dépression là où il y a perte de substance du péroné, mais sans déformation, bien que je n'eusse pas employé d'attelles.

VIe OBSERVATION.

Fracture cylindrique de l'extrémité tarsienne du tibia. — Tétanos chronique suivi de mort. — Examen pathologique.

Moussa, indigène du bataillon des Zoaves, fut blessé, le 1er avril 1836, par une balle qui lui traversa la jambe gauche à sa partie inférieure. Je reconnus sur la face antérieure du tibia, un pouce au-dessus de son articulation tarsienne, une ouverture provenant d'une balle, dans laquelle l'introduction du doigt auriculaire de toute sa longueur me fit rencontrer une perforation cylindrique dans la substance spongieuse. La sortie du projectile était en arrière, dans le point diamétralement opposé.

Je me contentai de pousser au dehors toutes les parcelles d'os qui obstruaient le canal, ainsi qu'un morceau de drap rouge provenant du pantalon, et d'appliquer un appareil simple qui fut arrosé d'eau froide plusieurs jours de suite.

Tout alla fort bien pendant six semaines, quand,

sans cause connue, Moussa devint graduellement tétanique. Il y eut d'abord renversement en arrière de la colonne vertébrale, puis les extrémités se prirent, et au bout de quelques jours il était tout d'une pièce, et offrait la roideur cadavérique; son facies exprimait la douleur comme dans la péritonite, mais il n'y avait pas de trismus. Aussi ce malheureux me persécutait-il pour manger, malgré ses souffrances. Les opiacés et les bains généraux produisirent d'excellents résultats; les saignées n'ont pu être employées à cause de la faiblesse du malade. Cet état dura vingt jours, après lesquels il survint une détente graduelle qui mit fin au tétanos; la guérison était presque terminée quand il survint une diarrhée colliquative et mortelle.

L'examen du tibia laissa voir un canal bien net, dirigé d'avant en arrière, situé dans la portion spongieuse et à un pouce de l'articulation qui est parfaitement saine, bien que la surface articulaire du tibia présente une fente qui s'étend en haut jusqu'à la fracture cylindrique.

Ce fait, joint à une foule d'autres, me prouve que les balles agissent en forme de coin pour écarter les tissus qu'elles traversent. Il existait aux ouvertures de la perforation des sécrétions osseuses sous forme d'exostoses; si le projectile avait atteint le corps de l'os, il aurait produit

une fracture avec éclats au lieu d'une simple perforation. Ce militaire nous ayant offert tous les
signes de la résorption purulente, nous en avons
cherché, mais vainement, les traces dans les
veines et les viscères parenchymateux.

VIIe OBSERVATION.

Fracture cylindrique du tibia dans son extrémité fémorale par une
balle perdue. — Extraction de celle-ci après trente jours. — Guérison complète en deux mois.

A la Tafna, un grenadier du 17e régiment de
ligne reçut une balle perdue dans l'espace poplité, deux pouces au-dessous de l'articulation du
côté droit. On tenta, mais sans succès, l'extraction du projectile qui était enfoncé profondément dans le tissu spongieux.

Quand, un mois plus tard, j'examinai ce militaire à Alger, où il avait été évacué, le membre
était douloureux, chaud, tuméfié ; des fusées purulentes s'étendaient à sa face postérieure. Une
large incision, faite sur la plaie du projectile, dégorgea immédiatement la jambe par l'écoulement du sang et d'une suppuration abondante.
Je reconnus une fracture circulaire à la face postérieure de l'extrémité fémorale du tibia, obstruée
par une foule de parcelles osseuses que je retirai
avec l'ongle. Je distinguai au fond d'un canal os-

seux un corps qui ne pouvait être que la balle, dont je fis l'extraction à l'aide d'un instrument que j'ai imaginé. Cet instrument se compose d'un double pas de vis, soutenu par une tige métallique, recouverte elle - même par une canule; qui est destinée à protéger les parties molles contre l'action de la vis, et permet de se servir à la fois de ce tirefond comme moyen d'explora- et d'extraction.

Il y avait soif intense, peau sèche, langue rouge, épigastre douloureux à la pression, céphalalgie. Ces symptômes cédèrent à une application de quarante sangsues sur l'abdomen. La plaie n'étant plus désormais contrariée par l'irritation gastro-céphalique, ni par la présence de corps étrangers, prit un bon aspect, devint vermeille, se couvrit de bourgeons, et au bout de deux mois, à partir du moment de la blessure, elle était cicatrisée, et le blessé commença à marcher.

VIIIᵉ OBSERVATION.

Fracture du tibia. — Extraction de deux grosses esquilles. — Guérison en deux mois.

Le nommé A...., brigadier au 1ᵉʳ régiment de chasseurs à cheval, reçut, le 1ᵉʳ avril 1836 (expédition de Médeah), une balle qui lui brisa la

jambe droite dans son tiers supérieur. Le projectile, dirigé d'avant en arrière, avait porté sur le
bord externe du tibia, qu'il avait fracturé complétement, et était sorti dans le creux du jarret.
Je retirai, à l'aide d'une incision parallèle à cet
os, deux grosses esquilles longues de deux pouces, et pansai la plaie avec un simple appareil,
sans attelles, lequel fut arrosé d'eau froide pendant deux semaines. Le blessé fut saigné deux
fois dans les premiers jours; il ne survint aucun
accident, et au bout de deux mois il s'en alla
dans sa famille et en congé de convalescence. Je
possède une foule de faits de cette nature, dans
lesquels j'ai pu extraire sur-le-champ les esquilles,
et qui tous ont été suivis d'une prompte guérison.
Je ne les rapporterai point dans la crainte de nuire
à l'intérêt de mon sujet; je préfère citer les cas
malheureux, et reconnaissant pour cause des
circonstances contre lesquelles le praticien doit
chercher à se prémunir; tel est celui qui suit.

IXe OBSERVATION.

Coup de feu à la partie moyenne de la jambe droite avec fracture du
tibia. — Extraction des esquilles les plus mobiles. — Accidents
entretenus par des esquilles adhérentes. — Extraction de celles-ci
suivie de bons effets. — Hémorrhagie spontanée de l'artère tibiale
antérieure. — Mort.

A l'expédition de Médeah, 31 mars 1836, M...,
fusilier au 13e de ligne, reçut, dans l'Atlas, une

balle qui lui fractura la jambe droite. Le projectile avait porté sur la face antérieure de la partie moyenne du corps du tibia, qu'il avait brisé en éclats; le péroné avait été respecté. Des esquilles se trouvaient déjetées à droite et à gauche par la balle, qui agit toujours, comme je l'ai démontré, à la manière d'un coin, tandis que d'autres avaient été entraînées dans le trajet qui s'ouvrait à la face postérieure du membre. A l'aide d'un bistouri pour agrandir la blessure, et de pinces en fer, j'enlevai un bon nombre d'esquilles peu adhérentes, et je remis en place deux autres beaucoup plus fortes, qui paraissaient plus mobiles. Douze jours plus tard, malgré les soins les plus minutieux, les saignées générales, l'eau froide, etc., le membre fracturé était très tuméfié, et par la pression on faisait sortir à chaque pansement une grande quantité de pus. Il y avait dénudation osseuse, et ayant reconnu que celle-ci portait spécialement sur les deux esquilles dont j'ai parlé et dont la mobilité était actuellement très grande, je n'hésitai pas à attribuer les accidents à ces véritables corps étrangers et à les extraire : l'une avait deux pouces de longueur, l'autre près de trois pouces. Dès ce moment, la jambe se dégorgea d'une manière remarquable, et un mois plus tard M... touchait à sa guérison, quand, ayant essayé de marcher, il survint une hémorrhagie que le chirurgien arrêta par la compression, mais qui n'en forma pas moins un vaste anévrisme diffus. A ma visite du matin, grande fut ma surprise de le trouver expirant.

A l'autopsie, on trouva le cal presque complet, le vide provenant de la perte osseuse était rempli par des sécrétions dont les plus profondes avaient l'apparence de stalactites, tandis que les plus superficielles étaient de consistance fibro-cartilagineuse. On reconnut une érosion de l'artère tibiale antérieure, déterminée par la compression des inégalités de la fracture et du cal. Il est fâcheux que la ligature de l'artère crurale n'ait pu être pratiquée, car il est probable qu'elle eût été suivie de résultats heureux.

Cette observation, comme tant d'autres, démontre d'ailleurs combien il importe d'extraire sur-le-champ le plus possible d'esquilles, nonobstant leurs adhérences.

Xᵉ OBSERVATION.

Fracture comminutive et complète de jambe chez un épileptique. — Foyers purulents. — Extraction des esquilles et résection de l'extrémité du fragment supérieur du tibia. — Mort survenue à la suite d'accès d'épilepsie. — Nécroscopie.

H..., âgé de vingt-sept ans, soldat à la 6ᵉ compagnie d'ouvriers d'administration, de constitution

athlétique, adonné à la boisson, sauta d'une terrasse élevée pour se soustraire à une punition,
et se fractura la jambe droite.

Transporté sur-le-champ à l'hôpital, 26 mai
1836, cet homme, qui était encore dans un
état complet d'ivresse, eut, dans l'espace de six
heures, deux accès épiletiques auxquels d'ailleurs il était sujet depuis fort long-temps. Il y
avait fracture comminutive des deux os de la
jambe à leur partie moyenne, raccourcissement
de plusieurs pouces, ecchymose très prononcée,
tuméfaction du membre, que le chirurgien de
garde fit couvrir d'une nuée de sangsues.

Le gonflement, ainsi que l'état général du
malade, s'opposant à l'emploi d'un appareil ordinaire à fracture, je jugeai convenable de combattre les accidents existants par des saignées
générales et locales, par des irrigations froides,
et de maintenir le membre par un bandage purement contentif. Au bout de sept à huit jours,
une fluctuation s'étant manifestée à l'endroit
correspondant à la solution de continuité, j'y
plongeai la pointe d'un bistouri, et je fis une
large incision longitudinale, dans le double but
de donner issue au pus et d'extraire les esquilles
dont j'avais soupçonné l'existence. La fracture
du tibia était oblique et comminutive.

Le foyer une fois vidé laissa apercevoir et enlever plusieurs parcelles d'os, et de plus une pièce mobile d'une étendue de trois pouces environ, appartenant à la face interne du fragment supérieur du tibia, et encore adhérente aux parties molles par son extrémité supérieure. Le fragment inférieur, faisant sous la peau une saillie très forte, fut réséqué dans l'étendue d'un pouce. Après avoir retiré toutes les esquilles libres et adhérentes, et avoir soustrait le membre à l'irritation incessante et provoquée par ces véritables corps étrangers, la jambe fut placée dans mon appareil à fracture dont les principaux avantages sont de maintenir la fracture réduite par une extension douce et graduée, agissant comme la main des aides sur l'extrémité des leviers, et non par une compression latérale si souvent nuisible, comme cela a lieu quand on a recours aux attelles; de permettre de découvrir la plaie pour la panser sans avoir besoin d'aides, et sans occasionner au membre le moindre mouvement, et par conséquent sans nuire au travail du cal.

Pendant les premiers jours qui suivirent cette opération, aucun accident ne se manifesta; la plaie allait fort bien, et l'on apercevait distinctement les bourgeons se développer avec force de toutes parts; enfin tout faisait espérer une guérison prochaine, lorsque tout-à-coup, à la suite d'un accès épileptique, survint une gastro-entérite intense. La suppuration se tarit ; la plaie devint sèche, grisâtre, et bientôt se couvrit d'une légère couche noire et gangréneuse. Plusieurs applications de sangsues faites à l'épigastre amenèrent une grande diminution dans les symptômes généraux et une amélioration sensible dans l'état de la plaie, que je pansai non avec des stimulants tels que styrax camphré, poudre de quinquina, chlorures, etc., dont j'ai depuis long-temps reconnu les mauvais effets en pareil cas, non avec les cataplasmes dont le poids est si nuisible, mais à l'aide de charpie mollette, recouverte elle-même par un large morceau de sparadrap ; le membre fut ensuite arrosé constamment d'eau blanche froide. La charpie est destinée à remplir le vide et à absorber les humidités de la plaie qu'elle stimule convenablement. Le sparadrap préserve celle-ci du contact de l'air et de l'eau dont on arrose le membre, et entretient la partie dans un bain de vapeur local en retenant la transpiration cutanée. L'eau froide contenant un peu d'extrait de saturne est sédative et antiphlogistique ; j'obtins de l'emploi de ce petit appareil de si bons résultats, que j'ai cru devoir le décrire dans tous ses détails. C'est la gastro-entérite qu'il faut combattre ici au lieu de stimuler la plaie, sous peine d'aggraver l'irritation viscérale. L'escarre se détacha, une suppuration abondante et de bonne nature reparut ; mais quelques jours après, les mêmes accidents se montrèrent avec une intensité telle, qu'ils résistèrent à toute médication, et enlevèrent le malade le 20 juin, à quatre heures du matin, après un nouvel accès d'épilepsie.

A l'autopsie, deux heures après la mort, l'on trouva le cerveau décoloré, presque diffluent, se laissant déchirer en le soulevant par les vaisseaux de la base du crâne. La dure-mère a contracté des adhérences tellement fortes avec l'arachnoïde, près de la scissure de Sylvius, qu'elles offrent presque la consistance d'un morceau de basane. Le liquide cérébro-spinal est très abondant dans les ventricules et entre les circonvolutions cérébrales. Au-dessus du ventricule droit, la pulpe du cerveau présente un kyste de la grosseur d'une petite noix, circonscrit par une membrane fibreuse d'un jaune cendré, dont les mailles, semblables à une toile d'araignée, sont écartées par une substance gélatiniforme. Cette lésion, déjà fort ancienne, peut, je pense, donner l'explication des accès épileptiques. L'estomac, dont la membrane muqueuse est ramollie dans plusieurs points de son étendue, offre des taches rouges qui se continuent dans la partie inférieure de l'intestin grêle.

Le volume du membre malade est à peu près normal, et la fracture mise à découvert à l'aide d'une large incision, laisse apercevoir les fragments peu distants les uns des autres, et recouverts par des bourgeons de consistance en partie charnue, fibreuse et cartilagineuse, semblables à de la gelée de groseille pour la couleur, et destinés à fournir le cal. Le péroné, fracturé en trois points, offrait un cal solide quoiqu'un peu difforme. La veine saphène, disséquée dans toute son étendue, n'a offert ni phlébite, ni traces de pus.

En n'envisageant cette observation que sous le point de vue des esquilles, il reste démontré que la présence de ces corps pointus au milieu des chairs peut développer une foule d'accidents alors même qu'il n'y a pas solution de continuité des téguments, et que les fragments ne peuvent être baignés par l'air extérieur, auquel on fait, je crois, jouer un rôle trop important. Sous l'empire de leur extraction tout rentre dans l'état normal, et la guérison marche d'un pas rapide quand le réveil d'une affection ancienne fait évanouir tout espoir et occasionne la mort.

Il résulte de l'examen des observations qui précèdent, que les revers et les succès se trouvent balancés quand on s'efforce de conserver la jambe dont une balle a détruit la solution de continuité; tandis que, dans des circonstances analogues, les fractures du membre thoracique m'ont constamment fourni dix succès contre un revers, comme je l'ai démontré dans un autre chapitre.

Il convient donc de tenter souvent la guérison des fractures de jambe, sauf à recourir à l'amputation consécutive, et toujours ou presque toujours on devra s'efforcer de conserver l'appendice thoracique.

PLAIES DES MEMBRES AVEC FRACTURES QUI ONT EXIGÉ L'AMPUTATION.

Il est souvent difficile de préciser rigoureusement les cas de fractures de membre qui doivent exiger l'amputation; nous ne voulons ni devons traiter ce sujet à fond, et d'ailleurs, nous avons déjà établi nos grandes catégories, dont il importe de se rappeler, savoir : qu'à la faveur des résections soit du corps, soit des épiphyses articulaires des os qui constituent le squelette du membre thoracique, on peut presque toujours se dispenser d'amputer ce dernier; que la soustraction de toutes les esquilles mobiles du tibia permet souvent de tenter avec succès la conservation de la jambe, tandis que les fractures du fémur doivent toujours exiger le sacrifice de la cuisse. On se rappelle également ce que nous venons de dire concernant les lésions articulaires; nous n'en parlerons plus.

Nous nous sommes déjà élevé contre l'opinion de Faure, bien qu'elle ait été couronnée par l'Académie de chirurgie, pour s'être prononcé contre l'amputation faite sur-le-champ, et nous nous rangeons de l'avis de Boucher, ainsi que tous les chirurgiens habiles et expérimentés de nos jours, pour combattre Faure et faire prévaloir la nécessité d'amputer le plus tôt possible du moment que les phénomènes de la commotion générale se dissipent. Souvent il n'y a pas de commotion; il m'est arrivé d'amputer une demi-heure après l'accident, avant qu'il fût survenu la moindre tuméfaction des parties molles, et ces cas ont toujours été les plus heureux. On a tort de vouloir attendre douze ou vingt-quatre heures, à moins de circonstances extraordinaires. Sur le champ de bataille, le blessé, encore excité par la poudre et le bruit du canon, consent volontiers à faire le sacrifice de l'un de ses membres, tandis que si on lui laisse le temps de réfléchir, et surtout de concevoir des chances de le conserver, il n'accepte plus l'amputation qu'avec peine, et il se trouve dans de fâcheuses dispositions morales. Or, le moral est ici tout-puissant. C'est ainsi que mes amputés n'ont jamais été dans un état plus satisfaisant que pendant les marches où l'ennemi nous harcelait, parce que les coups de fusil faisaient sur leur esprit une heureuse diversion morale. Combien

de fois ne me suis-je pas bien trouvé de faire sortir
de l'hôpital pour les distraire des militaires qui
avaient subi de grandes opérations, en les faisant
porter sur un brancard! Quand je m'aperçois que
le moral perd de son énergie, j'envoie mes amputés voir leurs camarades à la caserne, et les
changements avantageux survenus dans leurs
plaies me prouvent que j'ai obtenu, par ces
moyens faciles, une médication toute-puissante.
C'est en agissant ainsi qu'à Mascara et Tlemsen
j'ai pu sauver tous mes amputés; mais pour
réussir, il faut le vouloir fortement; alors vous
exercez sur votre malade un ascendant absolu
il partage votre confiance et vos convictions, il
est certain de guérir et il guérit.

De quelle méthode convient-il de faire choix
pour les amputations ? Toutes les méthodes sont
bonnes, surtout aux armées où, le plus souvent,
le chirurgien ne peut prendre conseil que des
circonstances. On verra qu'aux modes opératoires,
circulaire, ovalaire et à lambeaux, j'en ai ajouté
un quatrième que j'appelle mixte, et qui résulte
de la combinaison des trois méthodes précitées.
En effet, je ne vois pas la nécessité d'être exclusif,
surtout dans l'art de guérir, c'est pourquoi j'ai
pris ce qui m'a paru avantageux dans chaque procédé opératoire, et j'ai rejeté ce qu'il avait de
défectueux pour en créer un nouveau de toutes

pièces. On verra si j'ai atteint le but que je me suis proposé.

J'ai apporté de plus deux grandes modifications à la manière d'opérer en général, relative au lieu d'élection et à la longueur qu'il convient de donner aux lambeaux cutanés et charnus.

Au lieu de commencer un peu au-dessus de la fracture et du trajet parcouru par le projectile, je porte au contraire le couteau à plusieurs pouces au-dessous, afin qu'après avoir divisé la peau et les muscles, je puisse arriver tout juste sur le fragment supérieur, dont je n'ai que la pointe à réséquer. Par cette conduite, je conserve des moignons plus longs, ce qui souvent n'est pas indifférent, surtout pour le membre supérieur.

On conçoit que cette manière d'amputer, non au-dessus de l'os fracturé, mais bien au-dessous, peut s'appliquer non seulement à la cuisse, mais encore au bras, à l'avant-bras et même à la jambe, si la fracture est très-rapprochée de la rotule. J'ai vu, dans des cas analogues, amputer la cuisse parce qu'on n'avait pas eu l'idée d'aller prendre des lambeaux dans les téguments situés sous le siége de la blessure. Une autre modification non moins importante, que j'ai apportée à toutes les amputations en général, consiste à conserver des lambeaux beaucoup plus étendus qu'on ne le fait d'habitude. Ce précepte est indispensable pour obtenir la réunion par première intention des membres amputés; et je me suis convaincu que c'est à la conservation de lambeaux trop courts qu'il faut attribuer la rareté, je dirai presque l'absence complète de cicatrices linéaires.

En effet, on se contente d'avoir suffisamment de téguments pour les affronter et les tenir rapprochés à l'aide de bandelettes agglutinatives; mais à peine une cicatrice tendre commence-t-elle à fixer les lèvres de la plaie, que la tuméfaction du moignon vient les forcer à s'écarter, tandis que cet effet n'a pas lieu quand les téguments très amples peuvent suffire au gonflement du membre, sans faire effort sur le travail de cicatrisation. J'ai soin d'appliquer des compresses graduées sur l'excès de téguments situés entre l'affrontement des lèvres de la plaie et la partie charnue du moignon, pour empêcher le sang de s'accumuler dans la poche, ce qui aurait lieu sans cette précaution, et, à mesure que la tuméfaction se développe, je relâche graduellement les compresses, de sorte que le travail de réunion linéaire des lèvres de la plaie n'éprouve pas de tiraillement, s'opère d'une manière régulière et sans accident. En campagne, j'emploie très volontiers les sutures au lieu d'emplâtres agglutinatives, et toujours je leur ai reconnu un grand avantage sur ces dernières; il est seulement fâcheux que ce mode de réunion occasionne les plus vives douleurs. J'ai l'habitude de faire humecter avec de l'eau presque froide, et pendant les huit premiers jours qui suivent l'opération, l'appareil qui recouvre le moignon, afin d'en modérer l'inflammation, et je me suis toujours bien trouvé de cette pratique.

Ma méthode mixte a pour principale mission de fournir un coussinet charnu protecteur des cicatrices et destiné à prévenir les atroces douleurs qui tourmentent tant d'amputés dont les nerfs se trouvent pincés entre la cicatrice et les os. Le bout du nerf médian, dix ans après l'amputation du bras, ressemblait à une grosse châtaigne, chez N..., auquel j'en fis l'extraction. Lors des changements de temps, cette olive se renflait, les douleurs devenaient âcres, brûlantes, et N... voulait se détruire.

Ire OBSERVATION.

Amputation coxo-fémorale faite en quarante secondes, d'après un procédé opératoire nouveau. — Guérison après quarante-quatre jours.

C...., soldat au bataillon d'Afrique, âgé de vingt-quatre ans, d'une constitution sèche, irritable, mais d'un moral fortement trempé, reçut, en entrant dans l'Atlas, le 1er avril 1836, une balle qui lui brisa en éclats le fémur du côté gauche.

Je lui proposai de l'amputer. — Faites-moi toute opération que vous jugerez convenable, répondit-il, mais pour me couper la cuisse, jamais.

La fracture étant située dans le tiers inférieur du fémur, j'incisai largement, sur le côté externe du membre, la sortie du projectile, dont l'entrée avait son siége en avant, quatre pouces au-dessus de la rotule.

Six esquilles très mobiles, dont la plus petite n'avait pas moins d'un pouce de longueur, furent extraites; j'appliquai un appareil à fracture médiocrement contentif, et je fis à l'instant transporter ce militaire, placé sur un brancard, à une ferme située au pied de l'Atlas et occupée par nos troupes pour protéger nos opérations militaires.

Six jours plus tard, au retour de l'armée, je revis C..., couché au bivouac sur un peu de paille. Son bandage n'a pas été dérangé; toutes les pièces qui le composent, durcies par le sang et la suppuration, forment un tout compacte et résistant. Le gonflement du membre n'est pas trop considérable; il n'y a pas nécessité de renouveler l'appareil; il y a même avantage à le conserver ainsi moulé et durci, pour éviter les secousses du transport; il est donc respecté.

Examen du malade : amaigrissement général déjà très prononcé; pouls petit et fréquent, 130 pulsations par minute; soif intense, langue rouge, un peu sèche, peau terreuse et chaude, pas de sommeil, pas de céphalalgie ni de toux; odeur de suppuration très forte autour du blessé.

Ce militaire est transporté sur un brancard, et quatre jours plus tard, je le retrouvai dans mon service chirurgical, à l'hôpital du dey à Alger.

L'état général n'a fait qu'empirer; quant à la lésion locale, voici ce que l'enlèvement de l'appareil permet de remarquer : des fusées purulentes s'étendent jusqu'au-delà du grand trochanter, et par la compression le pus s'échappe à flots. Des contre-ouvertures sont pratiquées dans la région fessière, des mèches à séton facilitent l'écoulement des matières, et le membre est contenu mollement dans des draps roulés sans attelles, pour ne pas exercer sur lui de compression nuisible. L'abondance du pus oblige de faire deux pansements par jour.

. N'ayant plus beaucoup de confiance en l'amputation dans les circonstances actuelles, j'évitais d'en parler à ce militaire auquel je m'efforçais de donner bon espoir, quand il me répondit avec un calme et une résignation vraiment stoïques : « Paroles de consolation données à un mourant, monsieur le docteur; vous m'aviez bien dit dans l'Atlas que je vous prierais de m'amputer, mais qu'il serait trop tard. J'ai eu tort, mais enfin, s'il y avait encore une chance de salut, saisissez-la, je vous en prie; puisque je dois mourir, que risquez-vous ? »

Je réunis quelques chirurgiens en consultation, et malgré l'opinion de plusieurs, qui étaient contraires à l'amputation à cause de l'état de marasme du malade, je n'hésitai pas néanmoins, parce que ces dernières paroles me prouvaient combien je devais trouver de ressources dans le moral d'un homme de cette trempe.

Le pus fusait entre les parties molles de la cuisse, jusqu'au-delà du grand trochanter, mais principalement en arrière du membre, tandis qu'en avant les chairs paraissaient saines dans l'étendue de huit pouces environ au-dessous de l'arcade crurale. Ces considérations me décidèrent à faire choix de mon procédé opératoire à un seul lambeau antérieur, d'autant plus que la grande rapidité avec laquelle on peut l'exécuter, et les moyens hémostatiques certains qu'il présente, permettent de ménager, autant que possible, la force sanguine, comme la force nerveuse.

Il était évident que C... n'aurait pu supporter la perte de douze onces de sang, ni trois minutes de douleurs aiguës sans succomber.

Le 14 avril 1836, je disposai l'appareil et je choisis mes aides. L'un d'eux, M. le docteur Bonnafond, chirurgien démonstrateur et habile opérateur, me seconda parfaitement.

Le malade étant assis sur le bord d'une table, et l'artère étant comprimée sur la branche horizontale du pubis, bien qu'on puisse s'en dispen-

ser, comme on le verra, je me plaçai en dehors
du membre, parce que j'avais à opérer sur le côté
gauche. Un aide retira la peau de l'aine avec force
en arrière, tandis que de ma main gauche, appliquée sur la racine du membre et sur sa face
antérieure, je ramenai, en les fronçant vers la
partie centrale, les téguments, afin de les tendre
et de pouvoir en conserver une plus grande partie. La pointe d'un long couteau fut ensuite plon-
gée dans l'espace compris entre l'épine iliaque
antéro-supérieure et le grand trochanter, pour
raser le col du fémur, ouvrir l'articulation, et la
faire ressortir à un demi-pouce en avant de la partie moyenne de la branche ascendante du pubis.

Si on opérait sur le membre abdominal droit,
l'opérateur se placerait entre les cuisses du malade; le couteau devrait entrer en dedans et sortir en dehors, sur les limites précitées.

A l'aide de ces préliminaires, il me fut aisé de
former un lambeau antérieur de sept à huit pouces de long, de faire engager les mains d'un aide
à la rencontre l'une de l'autre entre celui-ci et
le fémur, pour suspendre par une forte compression le cours du sang, d'en terminer la section,
de le renverser sur sa base, afin de démasquer
l'articulation déjà ouverte, de désarticuler le
membre en le faisant basculer en arrière, et de
le séparer complétement du tronc dans le pli de
la fesse.

Dans ce dernier temps opératoire, j'incline un peu le couteau en haut en sciant à grands traits, et je le ramène en bas et en avant en creusant, pour emporter plus de muscles que de téguments, et laisser un vide destiné à loger le sommet du lambeau.

Cette désarticulation faite en présence de cinquante officiers de santé de tous grades, a duré, montre à la main, de trente-sept à quarante secondes; des aides intelligents placèrent sur-le-champ leurs doigts sur la lumière des tubes artériels divisés, de sorte que les douleurs furent instantanées, et que la perte du sang provenant de cette opération put être évaluée au plus de quatre à cinq onces.

La séparation du membre était à peine opérée, qu'une violente syncope nous fit croire que C.... allait succomber; je lui jetai au visage de l'eau froide à plein verre et avec force, je lui fis avaler une potion antispasmodique, et au bout d'un quart d'heure il avait repris ses sens. Pendant ce temps, après avoir lié l'artère crurale et tordu deux artérioles, j'avais laissé le lambeau se couder par son propre poids pour recouvrir toute la surface saignante du moignon, et quand je voulus le soulever pour aller à la recherche d'autres artères, il avait déjà contracté par la coagulation du sang des adhérences que je crus devoir respecter; de sorte que je ne fis qu'une seule ligature et la torsion des deux artérioles.

Six points de suture affrontèrent les lèvres de la plaie pour les empêcher de se désunir plus tard par le développement de la tuméfaction, compagne inséparable de tout travail inflammatoire. Une toile fenestrée , d'amples gâteaux de charpie, des compresses ordinaires et une grande bande, telles sont les pièces qui complétèrent l'appareil; après quoi ce militaire, dont le moral était resté inébranlable pendant l'opération, fut replacé dans son lit. Ce déplacement donna lieu à une nouvelle syncope qui dura cinq minutes.

L'état d'épuisement et de résorption purulente dans lequel il était me faisant bien plus redouter l'absence de réaction que l'excès de celle-ci, je le mis immédiatement à la tisane de bouillon de poulet, aux potions gommeuses, au lait gommé sucré, aux antispasmodiques, pour provoquer le sommeil et combattre l'éréthisme entretenu principalement par son tempérament nerveux.

Pendant les six premiers jours, il est si faible que la crainte de développer de nouvelles syncopes ne permet ni de le changer de lit, ni de le panser.

Le pouls reste nerveux, déprimé, et donne cent quarante pulsations par minute. Les quin-

tes de toux, suivies de crachats purulents, continuent par intervalles, après comme avant l'opération ; et comme il était difficile d'admettre dans
ce cas une pneumonie purulente, attendu que
le thorax était bien conformé et que jamais notre opéré n'avait fait de maladies de poitrine, je
les attribuai à la résorption.

J'essayai avec succès d'en combattre les effets
par le sulfate de quinine, trois grains dans les
vingt-quatre heures; la toux et les crachats dimi-
nuèrent, mais je n'en triomphai complètement
que quinze jours plus tard, sous l'empire de pansements renouvelés chaque jour. En effet, il est
démontré pour moi que, si les pansements rares
sont fort avantageux pour des hommes jeunes et
vigoureux, il n'en est plus de même quand on
a affaire à des malades épuisés et dont les plaies
suppurent abondamment; parce qu'alors l'absorption est très active, et que le pus qu'elle ap-
porte aux fluides pour en réparer les pertes est
une source d'infection souvent fatale. En pareil
cas, j'ai recours, et avec avantage, aux vésicatoires volants sur le thorax. L'épuisement du
malade, et la crainte d'ajouter à ses souffrances,
m'engagèrent à m'en abstenir ici.

Au septième jour, le premier appareil fut levé,
et laissa voir une cicatrice tendre, mais complète,
dans toute la circonférence de la plaie, si ce n'est

à ses deux extrémités. A l'angle interne il existe un hiatus donnant issue au fil de la ligature qui tomba le quinzième jour, et à du pus de bonne nature. L'angle externe laisse également une sortie pour les humidités. A partir de ce moment les pansements sont journaliers.

Une large escarre au sacrum tourmente le malade, qui se trouve obligé de se coucher sur le côté. Cette escarre persiste pendant plus d'un mois.

Des aliments de plus en plus substantiels lui sont accordés. Chocolat dès le matin, bouillon de poulet pour boisson, bouillon de bœuf, riz au lait, vin de Bordeaux, etc., sont donnés de bonne heure, malgré la fréquence du pouls. J'avais annoncé, et cela s'est réalisé, que les battements de cœur tenaient à l'état nerveux et de marasme ; qu'ils se ralentiraient par le retour progressif de l'embonpoint. Si je n'avais pas nourri mon malade, il n'aurait point survécu ; car il ne pouvait plus vivre sur son propre fonds, et il n'avait pas de quoi suffire aux frais de la suppuration, que la réunion immédiate rendit d'ailleurs peu abondante.

Il y a deux mois que C.... a été opéré, et depuis vingt jours il se promène à l'aide de béquilles. La plaie est totalement fermée. Une demande d'admission aux Invalides de Paris a été faite en sa faveur, et j'espère que bientôt il pourra se mettre en route (1).

J'ai imaginé mon procédé opératoire il y a une dizaine d'années, et je n'ai cessé de le décrire dans mes cours de chirurgie opératoire. Je signale ce fait, parce qu'il a quelques traits de ressemblance avec ceux décrits ultérieurement par M. Velpeau, sous le nom de MM. Manec et Ashmead; mais en les comparant attentivement, on verra qu'ils diffèrent entre eux d'une manière notable.

1° Le couteau n'arrivant qu'au milieu de la branche ascendante du pubis, au lieu de descendre jusqu'à l'ischion, j'obtiens un lambeau antérieur, et non pas interne, comme par les procédés indiqués par M. Velpeau.

2° Nul n'a proposé d'ouvrir l'article dans le premier temps opératoire, ni d'engager les doigts d'un aide entre le lambeau pour suspendre le cours du sang, avant que de le séparer en entier.

3° Les conseils que je donne pour conserver d'amples téguments et peu de parties charnues, afin de recouvrir facilement celles-ci par ceux-là, n'ont été émis nulle part. C'est à tort qu'on a prétendu que les muscles fuient et se rétractent fortement; il n'en est rien malheureusement, et je ne relèverais point cette erreur, si des chirurgiens en renom n'en avaient fait une objec-

(1) Cet amputé vient d'être admis à l'hôtel des Invalides de Paris.

tion sérieuse à mon procédé opératoire. La peau seule, à cause de son élasticité, se porte d'un pouce en arrière des muscles, qui sont palpitants et semblent avoir acquis un surcroît de volume. C'est d'après ces faits, que je m'efforce de ménager les téguments et d'emporter le plus de chair possible.

Du reste, le procédé opératoire que je revendique comme mien n'est autre que celui de Béclard, à lambeaux antérieur et postérieur, auquel j'ai fait subir des modifications à peu près analogues à celles que Delpech a apportées au procédé à lambeaux interne et externe de M. Larrey.

IIe OBSERVATION.

Amputation dans la moitié supérieure de la cuisse, d'après ma méthode mixte, ayant pour base la combinaison des méthodes à lambeaux et circulaire. — Modifications relatives au lieu d'élection. — Guérison rapide.

Nul praticien n'ignore combien il est difficile, pour ne pas dire impossible, d'amputer d'après le mode circulaire dans la moitié supérieure de la cuisse, quand surtout le membre est déjà tuméfié.

L'anatomie topographique et pathologique nous en donne la cause. En effet, la cuisse représentant un cône dont la base est en haut, on conçoit que, même dans l'état normal, il serait plus facile de renverser de haut en bas que de bas en haut, les téguments qu'une incision circulaire aurait préalablement isolés des tissus sous-jacents. Survienne une lésion un peu grave, le tissu cutané suivra la dilatation du membre jusqu'à ce qu'il ait épuisé toute sa force élastique. L'amputation circulaire doit ici être rejetée, parce que les téguments ne pouvant plus être suffisamment relevés, seraient trop courts pour cacher la plaie. Nous voyons, en effet, d'une part, tissu cutané en moins, et de l'autre, surface saignante à recouvrir en plus.

Dans ces circonstances, j'ai vu des chirurgiens, soit par conviction, soit par amour-propre, vouloir à tout prix affronter les lèvres de la plaie, en faisant effort sur les téguments, qu'ils ramenaient du pli de l'aine et contenaient à l'aide de nombreux tours de bandes jetés avec force sur le membre; mais de graves accidents faciles à comprendre sont venus condamner cette conduite; il a fallu enlever tout l'appareil et se résoudre à chercher une réunion médiate.

Les imperfections de l'amputation circulaire dans le tiers supérieur du fémur n'avaient pas échappé à l'observation de MM. Larrey et de Guthrie. Aussi l'ont-ils condamnée avec raison, et lui ont-ils substitué le mode à lambeaux. On reproche surtout à ce dernier d'exposer à la saillie de l'os par l'angle antérieur de la plaie, et c'est pour faire tomber cette objection que j'ai imaginé le procédé qui suit, basé sur la combinaison de l'amputation à lambeaux et circulaire.

F..., soldat au 20ᵉ régiment de ligne, âgé de vingt-deux ans, de bonne constitution, reçoit, le 1ᵉʳ juillet 1831, une balle qui lui fracture le fémur droit à la partie moyenne et avec esquilles. Les parties molles offrent un canal dirigé transversalement, qui permet à l'index une facile exploration, et ne laisse pas de doutes sur la gravité de la blessure.

Les tentatives multipliées et malheureuses dont j'ai été témoin pour la conservation des membres atteints de fracture du fémur par suite de coups de feu, m'ayant engagé à toujours amputer dans ces cas, j'hésitai d'autant moins que nous étions à Médéah, harcelés par l'ennemi, et à plus de trente lieues de nos hôpitaux.

Le malade et les aides étant convenablement disposés, après m'être assuré que la compression de l'artère sur la branche horizontale du pubis est bien faite, et m'être placé au côté externe du membre à amputer, de la main gauche je saisis les chairs pour les porter en dehors du fémur, et de la main droite je dirige mon couteau d'avant en arrière, non pas sur le fragment supérieur, comme on le fait toujours, mais sur le fragment inférieur, à un ou deux pouces au-dessous du lieu fracturé.

Légèrement incliné d'abord en dehors, puis en dedans, la pointe de l'instrument glisse sur la face externe du fémur, le contourne de manière à sortir par le point diamétralement opposé à son entrée, et à former de dedans en dehors un lambeau externe long de deux à trois travers de doigt, qu'un aide relève à l'instant. Reporté dans l'angle extérieur de la plaie, le couteau est ensuite dirigé sur la face interne de l'os, pour tailler un lambeau interne semblable au premier; mais avant que d'en terminer la section, un aide prit soin de le comprendre entre le pouce et l'indicateur, afin de comprimer l'artère crurale d'une manière bien plus fidèle et moins douloureuse que celle qui a déjà lieu sur la branche horizontale du pubis.

Dans un troisième temps, le cône musculaire résultant de la rétraction des deux lambeaux, est incisé à sa base en inclinant le tranchant du couteau en dedans, de manière à creuser et à tomber immédiatement sur la pointe du fragment supérieur, dont la résection termine l'opération.

Deux ligatures furent faites, et le pansement eut lieu comme de coutume par réunion immédiate.

Les soins consécutifs n'offrent rien d'intéressant ; les deux ligatures tombèrent du quinzième au dix-huitième jour, et dès lors la guérison, qui s'est faite par première intention, put être considérée comme tout-à-fait terminée. Les stigmates provenant de l'entrée et de la sortie du projectile siégent sur la partie supérieure latérale des lambeaux, et fournissent seuls, pendant quelques jours encore, issue à une suppuration rare et épaisse.

Comme on le voit, ce fait est doublement curieux, à cause du lieu d'élection où l'opération a été faite, et sous le point de vue des modifications qu'elle a subies.

IIIᵉ OBSERVATION.

Amputation de la cuisse droite dans sa moitié supérieure, par ma méthode mixte, résultant de la combinaison des modes à lambeaux et circulaire. — Réunion immédiate à l'aide de trois points de suture. — Guérison en vingt jours.

D..., soldat au 66ᵉ régiment, vingt-six ans, forte constitution, reçut, le 4 décembre 1835, à l'affaire de l'Habra (expédition de Mascara), une balle qui lui fractura avec esquilles la partie moyenne du corps du fémur droit. L'amputation nous parut indiquée, et je la fis de nuit, immédiatement après notre arrivée au bivouac.

La difficulté, et je dirai presque l'impossibilité de relever assez haut les téguments par le
mode circulaire, quand l'amputation doit avoir
lieu au-dessus de la partie moyenne du fémur,
m'a suggéré quelques modifications en sa faveur.
Ces modifications ont pour base la combinaison
des méthodes à lambeaux et circulaire.

Premier temps opératoire. — Formation de
lambeaux externe et interne, longs de trois
pouces, ne comprenant que la peau et la couche
musculaire superficielle, commencés au-dessous
et non au-dessus du passage du projectile; mais
avant que de faire la section complète de ce
dernier, un aide engage entre lui et la face interne du fémur le pouce et l'index, pour comprimer l'artère crurale avant que de la diviser.

Deuxième temps. —.Les lambeaux pliés sur
leur base sont tirés vers la hanche et donnent
lieu à la formation d'un cône charnu sortant,
que je divise d'après le mode circulaire, et en
creusant de manière à tomber sur l'extrémité du
fragment supérieur du fémur.

Troisième temps. — Résection de cette pointe
osseuse, ligature des artères, réunion des lambeaux par trois points de suture profondément
engagés, pansement arrosé d'eau froide; l'appareil est levé de cinq en cinq jours; au dixième
jour je retire les fils de suture, au quinzième, une

cicatrice linéaire, dirigée d'avant en arrière, est parfaite et solide; au vingtième les plaies d'entrée et de sortie du projectile, qui jusqu'ici avaient donné issue à un peu de suppuration, sont presque entièrement fermées et laissent voir leurs stigmates sur les faces interne et externe du coussinet charnu très abondant qui domine le moignon. J'ai remarqué que les ouvertures du projectile, loin d'être nuisibles, servaient à donner issue à la suppuration.

Ces véritables exutoires m'ont paru favoriser la réunion immédiate, en empêchant l'accumulation des humeurs entre l'affrontement des lèvres de la plaie et la surface saignante du moignon, à tel point qu'il ne m'est pas démontré qu'il ne serait pas avantageux d'en établir d'artificiels en pareille circonstance.

IVe OBSERVATION.

Amputation de la cuisse dans son quart inférieur, d'après le mode circulaire. — Modification dans le lieu d'élection. — Trois points de suture, réunion linéaire par première intention, parfaitement consolidée après quinze jours.

M. P..., lieutenant au 2e régiment léger, trente-huit ans, bonne constitution, reçoit, au Sig, pendant l'expédition de Mascara, une balle qui lui fracture avec éclats le fémur droit à deux pouces au-dessus de l'articulation tibio-fémorale.

L'introduction facile du doigt dans la plaie me permit de constater la lésion précitée. Les esquilles étaient longues et multipliées; l'amputation, surtout dans les circonstances actuelles, ne pouvait être un instant douteuse, elle fut acceptée avec confiance.

Je fis décharger un mulet des cantines qu'il portait pour me procurer un siége, y déposer le blessé, et procéder à l'opération immédiatement, afin de prévenir toute tuméfaction des parties lésées et de faire tourner au profit de la diversion morale la fusillade, dont le bruit exaltait encore l'esprit de cet officier.

Fidèle au précepte dont je me suis fait une loi, je divisai toutes les parties molles d'un seul temps et jusqu'au fémur, en commençant non au-dessus des ouvertures d'entrée et de sortie du projectile, comme on a l'habitude de le faire, mais à trois pouces au-dessous de celles-ci, immédiatement au-dessus du bord supérieur de la rotule. Dans le deuxième temps opératoire, l'aide qui tenait les téguments circulairement embrassés entre les mains, les retira avec force, et j'appliquai sur la base du cône musculaire qui en résulta le tranchant du couteau incliné en haut et en dedans, de manière à creuser le plus possible dans les chairs, et à atteindre le fragment supérieur du fémur; ici le membre privé de soutien tomba; je fis la résection de l'os brisé, et l'opération fut terminée en peu d'instants.

La ligature de l'artère fémorale arrêta l'hémorrhagie et n'en nécessita pas d'autres.

Les parties molles ramenées vers le moignon laissèrent voir un beau cône rentrant qui n'avait pas moins de cinq à six pouces de profondeur. Afin de prévenir la rétraction des tissus, les fusées purulentes et l'engorgement de la cuisse, j'appliquai sur celle-ci un bandage roulé dont les bons effets sont indubitables. Je réunis en travers les lèvres de la plaie, fixées par trois points de suture qui, embrassant à la fois les parties charnues et cutanées, étaient placés à quinze lignes de profondeur. Je procédai au pansement, et je fis déposer cet amputé sous une tente jusqu'au lendemain au matin, d'où il fut mis dans un caisson qu'il habita pendant dix jours.

Les pansements, faits de cinq en cinq jours, laissent apercevoir une belle cicatrice linéaire, se consolidant de plus en plus, suppurant à peine, et parfaitement guérie au dix-huitième jour, époque à laquelle cet officier fut évacué de Mostaganem, où je l'avais confié, à mon retour de Mascara, aux soins éclairés de mon collègue, M. Artigues, sur Oran, et de là sur Alger.

M. P... était l'un de nos blessés les plus intéressants à raison de la gravité de sa blessure; il était tout naturel que Son Altesse le duc d'Orléans, qui chaque jour venait visiter l'ambulance, prodiguer des secours et des consolations aux blessés avec cette philanthropie toute royale qui le distingue si éminemment, le remarquât.

Le prince avait promis à M. P... un emploi civil, et il lui écrivit à Oran pour le prier de lui désigner la résidence dont il avait fait choix.

Voilà de ces faits auxquels il importe de donner de la publicité, afin qu'une conduite si noble trouve un plus grand nombre d'imitateurs.

Ve OBSERVATION.

Amputation dans les condyles du fémur droit, d'après la méthode mixte de l'auteur, résultant de la combinaison des modes ovalaire et à lambeaux. — Guérison au bout de quarante-cinq jours.

A l'affaire de la Tafna, le 26 janvier 1836 (expédition de Tlemcen), le nommé L...., caporal au 1er régiment de ligne, reçut une balle qui lui brisa la rotule, et vint se perdre profondément dans l'épaisseur de la surface articulaire du condyle interne du fémur.

L'articulation ouverte était remplie d'esquilles et de sang coagulé; l'introduction du doigt dans le trajet parcouru par le projectile faisait reconnaître les lésions précitées, sans pouvoir toutefois atteindre jusqu'à ce dernier. C'était un cas bien indiqué de résection des surfaces articulaires. Bien que je ne sois pas très partisan de cette opération, je l'eusse néanmoins entreprise ici, parce qu'elle n'aurait entraîné qu'une perte peu considérable des surfaces osseuses, si j'avais pu déposer mon malade dans un hôpital et lui prodiguer les soins que son état aurait exigé; mais sur un champ de bataille, devant transporter mes blessés dans des caissons à travers les montagnes de l'Atlas, je ne pouvais y penser, et l'amputation dut être préférée.

Sans perdre de temps, et peu d'heures après l'accident, j'y procédai ainsi qu'il suit :

L... étant assis sur une cantine, je dessinai sur la peau, et avec un peu de sang provenant de la blessure, un ovale partant de la crête du tibia, un pouce au-dessous du ligament rotulien, et se terminant à la partie moyenne de l'espace poplité. Je fis parcourir au couteau les limites de cet ovale, et divisai la couche cutanée que je disséquai ensuite, en la relevant en forme de manchette, jusqu'au bord supérieur de la rotule, au-dessus de laquelle je plongeai, à plein tranchant, mon couteau, entre les surfaces articulaires, en coupant successivement tous les ligaments.

Arrivé près de l'artère poplitée, un aide la comprima entre ses doigts; je rasai la face postérieure de l'articulation, pour conserver les muscles de cette région dont je fis ensuite la section de manière à obtenir un lambeau charnu pour matelasser et protéger les surfaces osseuses.

Cette opération avait duré à peine quarante secondes; mais elle fut un peu prolongée, parce qu'il me fallut enlever ensuite une portion des condyles du fémur, qui étaient brisés sans éclats, et dans l'épaisseur desquels siégeait, à dix-huit lignes de profondeur, la balle qui avait causé les lésions précitées.

Le résultat de cette opération était des plus satisfaisants; la peau coudée du genou, conservée intégralement, masquait tout le moignon en avant, et laissait en arrière seulement une surface saignante, qui fut bientôt fermée par la réunion des téguments à l'aide de trois points de suture. Il me fallut appliquer cinq ligatures pour arrêter l'hémorrhagie.

Ces ligatures ne furent pas assez serrées, et donnèrent lieu, pendant la route, à une perte de sang inquiétante. Ce liquide s'était accumulé en caillots derrière les lèvres de la plaie, et s'arrêta quand ces derniers furent assez considérables pour faire bouchon contre la lumière des tubes artériels. Cet accident, bien qu'il ne se reproduisit plus, m'avait forcé de couper les fils des sutures pour donner issue au sang épanché, et cette fois, privé de leur bénéfice, je ne pus avoir une réunion immédiate et linéaire. La cicatrice se fit par froncement et en arrière dans l'espace poplité. Elle était complète au quarante-cinquième jour après l'opération. Bien que j'eusse conservé une partie des muscles solaires, je n'ai pas vu, ainsi qu'on l'a avancé, que ces portions charnues privées d'attaches fussent tombées en gangrène ; loin de là, elles ont concouru, avec les muscles jumeaux et poplité, à fournir le coussinet musculaire destiné à couvrir les surfaces osseuses, coussinet auquel j'attache un grand prix, et que je m'efforce d'obtenir dans toutes les amputations que je pratique.

Les principaux avantages de ma méthode mixte pour l'amputation de la cuisse dans les condyles du fémur, sont les suivants :

La section de la peau, pratiquée au-dessous du ligament rotulien et dessinant un ovale, force la cicatrice à se porter en arrière dans l'espace poplité, de sorte que le moignon ne porte pas sur elle quand on a recours à un membre artificiel, mais bien sur la surface cutanée du genou, qui, naturellement très ferme, prête un point d'appui fort avantageux. Le lambeau charnu, pris dans l'espace poplité, est destiné à former un coussinet dont la position entre la peau et les os offre des avantages trop évidents pour qu'il soit nécessaire de les indiquer. Enfin l'amputation ainsi pratiquée permet de se servir d'une jambe de bois comme après l'amputation au-dessous du genou, laisse à découvert bien moins de surface saignante que l'amputation de la cuisse dans sa partie moyenne, et partant elle expose à moins de réactions inflammatoires et sympathiques sur les viscères.

VIe OBSERVATION.

Amputation tibio-fémorale gauche, d'après la méthode mixte de l'auteur, résultant de la combinaison des modes ovalaire et à lambeaux. — Cicatrice complète en dix jours.

L..., soldat au 13e régiment de ligne, vingt-cinq ans, forte constitution, combattait, le 1er avril 1836, au col de l'Atlas, quand il reçut, à vingt pas, une balle immédiatement au-dessous du bord inférieur de la rotule et dont la sortie siégeait au milieu de l'espace poplité.

L'extrémité supérieure du tibia était fracassée en six gros morceaux qui étaient libres dans l'articulation. Une lésion si étendue a lieu de surprendre, d'autant plus que d'ordinaire le tissu spongieux se laisse perforer par les balles sous forme de canal, et qu'alors on ne trouve que de petites esquilles.

L'indication de l'amputation étant des plus positives, il restait à faire choix du lieu d'élection. D'autres se seraient probablement décidés à porter le fer dans la continuité de la cuisse ; quant à moi, je préférai opérer la désarticulation que rendaient facile les modifications que j'ai apportées au procédé opératoire.

Ces modifications résultent de la combinaison des modes ovalaire et à lambeaux.

L'opérateur devant se placer en dehors du membre s'il opère sur le côté droit, et en dedans s'il doit agir du côté gauche ; je me mis en dedans afin de pouvoir avec la main gauche tendre en haut les téguments qu'un aide tirait dans cette direction avec force, en les embrassant circulairement. Je fis, dans le premier temps opératoire, une section ovalaire de la peau, de manière à en conserver cinq travers de doigt au-dessous du bord inférieur de la rotule, et trois seulement à la partie postérieure dans l'espace poplité.

Dans le deuxième temps, le tissu cutané fut relevé partiellement sous forme de manchette, jusqu'au bord inférieur de la rotule, après avoir été disséqué partout, excepté dans le jarret où les liens cellulaires qui l'unissent aux muscles de cette région doivent être conservés intacts. On conçoit dès lors que les téguments étant ici moins étendus qu'en avant et n'étant pas isolés des tissus sous-jacents, ne doivent pas être relevés sur leur base.

Dans le troisième temps, je plongeai le couteau entre les surfaces articulaires, et coupai successivement tous les ligaments jusqu'à ce que je fusse parvenu au ligament postérieur : là un aide engagea ses doigts de manière à comprimer l'artère poplitée; je rasai la face postérieure du tibia et du péroné, pour détacher les muscles de cette région, les diviser au niveau de la peau, et l'opération fut terminée. Je fis la ligature du tronc principal; les articulaires ne donnant point de sang, cette seule ligature suffit pour tarir la source de l'hémorrhagie.

La plaie de sortie du projectile, située dans le creux du jarret, avait disparu, parce que les limites de l'ovale étaient tombées immédiatement au-dessus d'elle; mais il n'en fut pas de même de l'ouverture d'entrée. Il restait au-dessous de celle-ci trois pouces environ de téguments. Cette ouverture se ferma long-temps après la plaie provenant de l'opération, et forma un hiatus si favorable à l'écoulement des humidités, que je suis convaincu qu'elle a contribué très efficacement à l'étonnante rapidité avec laquelle les lèvres du moignon, que quatre points de suture affrontaient, se sont cicatrisées.

Cet hiatus traumatique, si je puis ainsi m'exprimer, me permit de laisser se fermer celui que j'avais l'intention de conserver dans l'angle infé-rieur de la solution de continuité, et à la forma-tion duquel concourt si heureusement l'amputa-tion ovalaire dont j'ai fait choix.

Au bout d'une semaine, le fil des sutures fut enlevé, les lèvres de la plaie étant solidement réu-nies ; quarante-huit heures plus tard, la suppu-ration était à peine sensible; l'ouverture d'entrée de la balle fournit encore des humidités pendant quelques jours, après lesquels L.... commença à marcher avec des béquilles.

La cicatrice est linéaire, située en arrière dans le creux du jarret; l'extrémité du moignon repose sur la peau du genou intacte partout, si ce n'est au centre, où une cicatrice laisse reconnaître le passage de la balle. Les téguments très compactes et endurcis permettent à L.... de faire supporter à son moignon tout le poids du corps sans le fa-tiguer, et cela d'autant mieux, qu'entre eux et les surfaces articulaires on sent un coussinet charnu composé des muscles pris dans l'espace poplité.

L'exfoliation des cartilages des surfaces arti-culaires a dû disparaître par l'absorption, car nous n'en avons trouvé aucune trace dans le pus que cette plaie a fourni (1).

Puisse ce fait intéressant concourir à réhabi-

____

(1) Ce militaire vient d'être admis aux Invalides de Paris.

liter l'amputation fémoro-tibiale qu'on continue encore à proscrire si injustement de nos jours!

Les principaux avantages de mon procédé opératoire sont : 1° en déterminant la cicatrice à se former en arrière dans l'espace poplité, de permettre au moignon de reposer sur des téguments intacts ; 2° de fournir un coussinet charnu qui, remplissant le vide existant à la face postérieure du fémur entre les condyles, a primitivement pour effet d'empêcher les fusées purulentes, et plus tard de protéger le moignon quand il appuie sur un membre artificiel.

VIIe OBSERVATION.

Amputation de la jambe gauche d'après la méthode mixte de l'auteur. — Torsion des artères. — Cicatrice linéaire au bout de quinze jours.

Un caporal du 28e régiment, remarquable par sa forte constitution, reçoit un double coup de feu dans la jambe gauche qui en brise les deux os comminutivement.

Les désordres étaient si considérables que l'amputation ne pouvait être mise un instant en doute, et j'y procédai ainsi qu'il suit.

Après avoir rempli les préliminaires indispensables, tels que disposition de l'appareil, des aides et du blessé, compression de l'artère crurale, etc., armé d'un couteau à amputation je me plaçai entre les jambes de ce dernier, et dans le premier temps opératoire, je fis la section des téguments d'une manière ovalaire, en commençant à cinq grands travers de doigt au-dessous de la crête du tibia pour terminer dans l'espace poplité, quinze lignes au-dessus du point de départ de cette division cutanée qui fut disséquée à la hauteur de trois pouces sans changer d'instrument, puis repliée sur sa base en forme de manchette. Dans le deuxième temps opératoire, je plongai le couteau sur les faces latérales du tibia et du péroné pour tailler deux lambeaux charnus, longs de dix-huit lignes; ces lambeaux furent relevés sur leur base, les os furent contournés le plus près possible de celle-ci en formant le 8 de chiffre pour en isoler les parties molles, et c'est sur ce sillon que je fis immédiatement agir la scie sans oublier d'abattre l'angle du tibia. Le membre séparé, je fis la torsion des artères, une bande fut appliquée sur la cuisse et le genou, et au moment d'affronter les lèvres de la plaie on put voir que le moignon présentait la forme d'un entonnoir à sommet osseux, à base tégumentaire, et à partie moyenne musculaire.

Des compresses graduées, longuettes, furent placées sur les côtés des lèvres de la peau, qui avaient cinq pouces de hauteur sur une largeur de vingt lignes. A mesure que la tuméfaction survenait, je relâchais graduellement les compresses, et celle-ci put s'opérer sans faire effort sur la cicatrice, qui était complète et linéaire au bout de quinze jours.

A raison de la section ovalaire de la peau, la cicatrice se trouva fortement tirée en arrière, comme nous l'avons vu à l'amputation tibio-fémorale; cette disposition ayant laissé dans l'angle inférieur de la plaie un peu moins de téguments, il en résulta dans le point le plus déclive un hiatus facile pour l'issue des humidités.

Les lambeaux charnus présentent actuellement un coussinet protecteur du tissu osseux contre les chocs extérieurs; ce coussinet doit avoir encore pour effet, dans les temps d'orage, de permettre au renflement des extrémités nerveuses de se dilater sans porter immédiatement sur les os, et de prévenir ainsi les atroces douleurs qui tourmentent la plupart des amputés lors des changements de temps.

AMPUTATIONS ET RÉSECTIONS DU MEMBRE THORACIQUE.

Iʳᵉ OBSERVATION.

Amputation scapulo-humérale d'après le procédé de M. Larrey. — Réunion par trois points de suture. — Cicatrice parfaite en quinze jours, et guérison.

P..., sergent des Zoaves, reçut, le 10 février

1836 (expédition du Tlemcen), un coup de feu dont l'entrée était située vers la partie moyenne et externe du bras droit, et la sortie à la partie antérieure du moignon de l'épaule. Il y avait perte de sang assez considérable et fracture avec éclats, s'étendant depuis la partie moyenne de l'humérus jusqu'à sa tête, qui était fendue selon son diamètre vertical.

Il faut avoir été témoin des lésions produites par les balles pour y croire, tant elles sont parfois extraordinaires. En effet, comment expliquer qu'une balle puisse briser le corps d'un os long de manière à le réduire en esquilles dans une étendue de plus de six pouces? Tel était cependant le cas que nous avions sous les yeux. Les avantages immenses que maintes fois j'ai obtenus des résections, soit du corps, soit des surfaces articulaires des os qui entrent dans le membre thoracique, la rapidité avec laquelle guérissent en général les lésions de cette extrémité, comparativement à celles du membre pelvien, m'ont fait dire depuis long-temps que l'amputation du membre thoracique peut être bien plus restreinte qu'on ne le fait, et que la moitié au moins des cas pour lesquels on ampute cet appendice sont susceptibles de guérir à la faveur des résections. Convaincu de cette vérité, bien que la désarticulation de l'épaule

m'eut semblé urgente, je voulus néanmoins
me réserver une chance en faveur de la résection, et je préférai au procédé ovalaire, celui de
M. Larrey. Ce mode opératoire offre sur tous
les autres l'immense avantage de montrer à découvert les lésions pour bien en estimer l'étendue, et de n'opérer qu'après avoir donné au
diagnostic une précision mathématique. En effet.
toute l'épaisseur du moignon de l'épaule une
fois incisée dans le sens des fibres du deltoïde
et dans l'étendue de quatre pouces, je reconnus les
lésions précitées. Il ne fallut plus penser à la résection, et, sans désemparer, je fis écarter les deux lèvres de l'incision, dans l'angle supérieur de laquelle
j'enfonçai le couteau de haut en bas pour le faire
sortir au-devant du bord postérieur de l'aisselle
et tailler le lambeau postérieur. Je formai le
lambeau antérieur, je laissai entre ces deux
lambeaux les parties molles qui séparent les
bords axillaires, et après avoir traversé l'articulation et fait glisser le couteau derrière la tête et
le col de l'humérus, l'aide saisit les parties molles
de l'aisselle pour les comprimer entre le pouce
et l'index et se rendre maître du cours du sang. Je
fis la section du pédicule en confondant les deux
lambeaux en un seul, afin d'obtenir un résultat
en tout semblable à celui que fournit le mode
ovalaire.

Trois tubes artériels furent liés, en ayant soin de bien isoler l'artère axillaire des nerfs qui lui sont accolés, pour ne pas les comprendre dans ces liens.

La plaie fut réunie par quatre points de suture profondément engagés, et les pièces du pansement furent arrosées d'eau froide pendant plusieurs jours.

Au bout d'une semaine, les fils des sutures sont coupés, la réunion linéaire est parfaite, et, quoique tendre encore, fournit à peine de la suppuration. Six jours plus tard, la cicatrice est solide et radicale. La rapidité de cette guérison n'a rien d'étonnant pour les chirurgiens qui ont recours aux sutures.

IIe OBSERVATION.

Amputation scapulo-humérale et métacarpo-phalangienne compliquée d'un coup de feu sur la région latérale gauche du thorax. — Guérison.

D..., soldat au 1er bataillon d'Afrique, rentrait à la caserne le 9 août 1833, quand un camarade qui était ivre lui tira à bout portant un coup de fusil, le bouchon métallique destiné à fermer l'entrée du canon n'ayant pas été enlevé. La phalange métacarpienne du doigt annulaire de la main droite fut réduite en bouillie et plusieurs petites plaies non pénétrantes avaient leur siége sous la partie moyenne et latérale gauche du thorax. L'une d'elles, déterminée par le bouchon métallique indiqué, offrait une ouverture d'entrée très large et très contuse, à deux pouces en dehors du sternum, et dont le trajet, suivant la convexité de la sixième côte, aboutissait en arrière, près de la colonne vertébrale, où je fis l'extraction du corps étranger par une contre-ouverture.

La balle était entrée dans le moignon de l'épaule gauche à sa partie antérieure, immédiatement en avant du bec de l'apophyse coracoïde, et n'était pas sortie.

L'introduction du doigt dans son trajet me fit découvrir une fracture du col anatomique de l'humérus, sans qu'il me fût permis de reconnaître le nombre ni l'étendue des fragments, à cause d'une tuméfaction déjà très prononcée.

La plaie du thorax, grave par elle-même, devait être surveillée dans ses effets, afin de prévenir le développement d'une pleuro-pneumonie traumatique, et elle fut pansée simplement.

Le broiement de la phalange métacarpienne du doigt annulaire gauche me força d'enlever en totalité cet appendice digital, et je procédai immédiatement à cette désarticulation, d'après mon procédé opératoire, suivant lequel je forme les deux lambeaux latéraux pour terminer par la désarticulation; d'où il résulte qu'à la base du doigt enlevé on voit sur l'une et l'autre de ses faces une pointe en forme de V parfaitement dessinée.

J'obtiens ainsi des lambeaux d'égales dimensions que j'ai le soin de conserver beaucoup plus longs qu'on a coutume de le faire, afin qu'ils s'affrontent exactement par le simple rapprochement des doigts, pour s'opposer à la saillie de la tête du métacarpien, quand même il surviendrait de la tuméfaction; et afin de n'y plus revenir, disons de suite que la plaie, réunie par première intention, fut totalement fermée après dix jours.

Quant à la fracture de la tête de l'humérus, il fallait à l'instant procéder, soit à la désarticulation, soit à la résection. Dans cette conviction, malgré des avis contraires et favorables à la temporisation, je fis disposer deux appareils, l'un destiné à la résection, l'autre à l'amputation scapulo-humérale pour le cas où la première de ces opérations dût être rejetée. Je choisis le procédé de M. Larrey. Mes aides étant convenablement disposés ainsi que le patient, après m'être assuré que la compression de l'artère sous-clavière sur la première côte était bien faite, de la main gauche je saisis la partie supérieure du bras par sa face interne afin de tendre avec force les parties molles ; puis je plongeai à plein tranchant depuis l'acromion jusqu'à quatre travers de doigt au-dessous de cette apophyse un petit couteau à amputation, de manière à arriver du premier coup jusqu'à l'humérus.

Je reconnus alors que les fragments étaient bien plus multipliés et plus étendus que je ne l'avais cru d'abord ; je continuai l'opération en taillant de dedans en dehors les lambeaux anté-rieur et postérieur, et en creusant dans les mus-cles pour en emporter le plus possible, et con-server une grande quantité de tissus cutanés. La capsule glénoïdale une fois incisée, ainsi que les quatre tendons musculaires qui s'attachent aux deux tubérosités humérales, je passai le couteau derrière la tête de l'os. Un aide comprima im-médiatement, au-dessus de l'instrument, l'artère axillaire, et j'en fis la section ainsi que celle des parties molles, à la base des deux lambeaux pré-cités, de manière à les confondre. L'artère axillaire ayant été seule liée, son lien fut laissé dans l'an-gle inférieur de la plaie, qui fut réuni par cinq points de suture, et par quelques bandelettes agglutinatives. Le reste du pansement fut très simple.

Durant les trois premiers jours qui suivirent l'opération, il fut pratiqué deux saignées géné-rales pour combattre une réaction trop forte et un commencement de pleuro-pneumonie. Le huitième jour, à la levée du premier appareil, une cicatrice linéaire affrontait la plaie dans toute son étendue. Le quinzième, la ligature tomba, et peu de temps après, la plaie fut totalement fermée, tandis que les plaies situées sur le thorax et déterminées par le bouchon de métal furent deux mois avant que de se cicatriser. Je n'ai pas vu de traces d'exfoliation du cartilage articulaire, soit de la cavité glénoïdale, soit de la tête du quatrième os du métacarpe; cette exfoliation se sera faite nécessairement pour permettre à l'os de se couvrir de bourgeons et de changer de forme; mais au lieu d'avoir été expulsée avec la suppuration, elle aura dû disparaître par voie d'absorption.

RÉSECTION DE LA TÊTE DE L'HUMÉRUS.

Nous avons dit que la tête de l'humérus brisée par une balle amène toujours des accidents plus ou moins immédiatement mortels, et qu'à la faveur de la résection des parties lésées on parvenait presque toujours à sauver le membre. Nous allons en citer trois exemples variés.

Dans le premier cas, la tête de l'humérus a été emportée en totalité; dans le deuxième, cette apophyse a été sciée selon son diamètre vertical, et sa moitié antérieure a été réséquée, tandis que l'autre a pu être conservée, parce qu'elle était saine.

Dans le troisième fait, on verra que j'ai enlevé toute la tête de l'humérus, toute l'épine de l'omoplate et la cavité glénoïde.

Je n'ai encore opéré que ces trois résections de la tête de l'humérus et j'ai obtenu trois succès, ce qui me fait croire que cette opération n'est pas très dangereuse. Quant aux avantages qu'elle a sur l'amputation du bras, ils sont immenses, comme bien on le conçoit.

Ire OBSERVATION.

Résection de la tête de l'humérus du côté droit.— Légères modifications dans le mode opératoire. — Guérison.

P..., sergent au 1er bataillon d'Afrique, âgé de vingt ans, de bonne constitution, reçut, à Bougie, le 3 octobre 1833, un coup de feu dans l'épaule droite qui fut présumé peu grave, et permit de l'évacuer quelques jours après sur Alger. Le 12 octobre, quand j'examinai le moignon de l'épaule qui était le siége d'une forte chaleur avec tuméfaction considérable, je dis hautement que je croyais que la balle était demeurée dans les chairs, d'autant plus qu'on ne voyait que l'ouverture d'entrée, située immédiatement au-des-

sous du bord interne de l'apophyse coracoïde. Je
voulus sonder la plaie, mais le malade s'y opposa,
convaincu qu'il était que la balle avait été extraite, et que sa blessure n'était que légère. Le
moignon de l'épaule fut couvert de sangsues auxquelles succédèrent des fomentations, et après
quarante-huit heures, une suppuration abondante amena un dégorgement notable. Ayant gagné la confiance de ce militaire, je sondai sa blessure avec le doigt; je m'assurai de l'existence
d'une perforation circulaire de la tête de l'humérus, au fond de laquelle siégeait un corps arrondi
retenu dans cet os, et que je soupçonnai être la
balle.

L'indication était ici la même que dans le cas
précédent, c'était un cas de résection de la tête
de l'humérus ou d'extirpation du bras, si les désordres étaient reconnus trop graves, et le procédé de M. Larrey était préférable à tout autre.
Une division jusqu'à l'os et suivant la longueur
des fibres du muscle deltoïde, depuis l'acromion
jusqu'à quatre travers de doigt au-dessous de
cette apophyse, m'ayant permis de voir qu'effectivement toute la lésion se bornait à la tête de
l'humérus, j'annonçai avec joie au malade que je
lui conserverais le bras, et je procédai à la résection. La tête de l'humérus étant retenue appliquée avec force dans la cavité glénoïde de l'omo-

plate, j'éprouvai beaucoup de difficultés qui disparurent du moment où je coupai dans l'angle supérieur de la plaie, en travers, et tout en respectant la peau, quelques fibres du muscle deltoïde. Il me fut alors assez facile de diviser les muscles qui se fixent à la grosse et à la petite tubérosité humérale, puis de couper, à l'aide d'un bistouri boutonné, le tendon du muscle biceps et le ligament capsulaire pour détacher la tête de l'humérus et l'amener au-dehors. Une compresse fut placée derrière elle, destinée à protéger les parties molles contre l'action de la scie avec laquelle je divisai l'humérus dans son col anatomique.

Une artère circonflexe donna une petite hémorrhagie dont la prompte disparition ne permit pas de lier le vaisseau qui l'avait fournie.

On ne lia aucun vaisseau; l'humérus fut ruginé, arrondi, remis en place, et quatre points de suture affrontèrent exactement les bords de la plaie, dont l'angle fut seul laissé ouvert pour donner issue aux humidités. A la levée du premier appareil, au bout de cinq jours, une cicatrice linéaire et tendre réunissait les lèvres de la solution de continuité; du pus de bonne nature s'écoulait par l'hiatus, et dix jours plus tard la guérison était presque terminée, quand survint une hémorrhagie qui, se renouvelant pendant quatre jours de suite, affaiblit beaucoup le malade et déchira la cicatrice. Au bout d'un mois, la réunion s'étant faite de bas en haut ne laissait plus qu'un hiatus qui correspondait à la cavité glénoïde, et bientôt la cicatrice fut complétement fermée.

L'examen de la tête de l'humérus fit voir une perforation circulaire au fond de laquelle était fixée une balle de plomb entière, non déformée et coiffée d'un morceau de drap; un fragment osseux assez large était détaché du corps de l'os avec lequel il n'était plus retenu que par le ligament glénoïdale.

Ce militaire a continué à servir en Afrique, comme sergent, pendant deux ans encore, aujourd'hui il est sous-lieutenant, et fait un très bon officier. Le bras qui a subi la résection est un peu plus court que l'autre, n'est nullement atrophié, a repris toute sa force, et exécute tous les mouvements, excepté ceux de rotation. Les mouvements d'avant en arrière surtout sont très étendus.

IIe OBSERVATION.

Résection de la moitié de la tête de l'humérus suivant son diamètre vertical d'après le procédé de l'auteur. — Réunion par trois points de suture. — Guérison parfaite en vingt-cinq jours.

Ben Kadour, Arabe de la tribu des Smélas, notre allié, âgé de soixante ans, remarquable par sa maigreur, reçut, à l'affaire du 16 janvier 1836, expédition de Tlemcen, une balle qui, dirigée transversalement, lui brisa la tête de l'humérus du côté droit. L'introduction du doigt dans la plaie me fit reconnaître la déchirure du ligament capsulaire et une large échancrure à la partie antérieure de la tête humérale. J'ai vu dans des circonstances analogues la temporisation faire naître des accidents fort graves, tels que fusées purulentes, carie de la tête de l'humérus s'étendant parfois à l'omoplate, marasme, résorption et mort, quand l'opération pratiquée consécutivement ne venait conjurer celle-ci.

Dans les cas les plus heureux, comme les plus rares, l'exfoliation osseuse se fait attendre pendant un temps infini ; il reste des trajets fistuleux interminables entretenus par des portions osseuses cariées, dont l'issue est douloureuse et amène chaque fois des accidents, et ce n'est qu'après mille orages qu'on parvient à guérir avec ankylose.

La résection des surfaces articulaires perforées par les balles simplifie la plaie, dont la marche, désormais exempte de complication, amène une guérison prompte et assurée. Ce sont ces considérations pratiques qui m'ont engagé à opérer ainsi qu'il suit.

Ben Kadour est assis près de sa tente sur un

sac d'orge; je saisis avec la face palmaire de la main gauche les parties molles de l'aisselle pour bien tendre le moignon de l'épaule, et de la main droite je plongeai le tranchant d'un long bistouri droit immédiatement en dehors de l'apophyse coracoïde pour faire une incision longue de cinq pouces en arrivant de prime abord sur l'articulation dont le ligament se trouve divisé du premier coup, et sur le cylindre osseux de l'humérus. Je préfère pratiquer cette première incision sur le sillon qui sépare le grand pectoral d'avec le deltoïde plutôt que sur la partie médiane de ce dernier, afin d'arriver plus directement sur le tendon situé dans la coulisse bicipitale et sur la tête de l'humérus, qui se trouve très superficiellement placée dans ce point.

Une autre considération spéciale ici, c'est que l'entrée de la balle siégeant immédiatement en dehors de l'apophyse coracoïde, il devenait avantageux de plonger l'instrument au milieu d'elle.

Si ce procédé opératoire présente sur les autres l'immense avantage de ne nécessiter qu'une seule incision des parties molles, et partant moins de réactions inflammatoires et sympathiques sur les viscères, moins de suppuration et moins d'accidents, d'un autre côté, il présente plus de difficultés pour amener au dehors la tête de l'humérus. Je n'ai pas tardé à m'apercevoir que les deux lèvres musculaires se contractant avec force nuisaient à l'action de l'instrument, et j'y ai remédié facilement en incisant dans l'angle supérieur de la plaie une partie de ces muscles en travers et dans l'étendue de dix lignes de chaque côté, mais en ayant soin de respecter la couche cutanée, dont l'élasticité ne saurait apporter d'obstacle.

Après avoir triomphé de cette première puissance, je coupai le tendon du muscle biceps dans sa coulisse qu'on voit au fond de la plaie. En dehors de celle-ci est située la grosse tubérosité, tandis que la petite est en dedans; or il faut inciser tous les muscles qui de l'épaule se fixent à ces épiphyses et dont la contraction spasmodique retient avec force les surfaces articulaires en contact. Il importe qu'un aide imprime au bras des mouvements rotatoires, afin d'agir plus facilement et de se servir, après la division du ligament capsulaire, d'un bistouri courbe boutonné; courbe, afin de bien contourner le col; boutonné, pour ne pas blesser les vaisseaux et nerfs axillaires.

A l'aide de ces préliminaires, je fis aisément sortir la tête de l'humérus; toute la lésion étant limitée à sa moitié antérieure, la supposant coupée par une ligne verticale, je me contentai de n'emporter avec la scie que cette demi-sphère. Il n'y eut pas d'hémorrhagie ; trois points de suture profondément engagés fermèrent la plaie, et je procédai au pansement, qui fut arrosé d'eau froide pendant plusieurs jours.

Cet Arabe ne vint pas à l'ambulance ; continua à vivre avec les siens sous la tente, mangeant et buvant à peu près comme en bonne santé, faisant route monté sur une mule, et venant se faire panser tous les quatre jours. La plaie marcha rapidement vers la guérison, et à notre retour à Oran, environ vingt-cinq jours plus tard, elle était fermée complétement.

Cette opération me paraît doublement remarquable à cause de l'âge avancé du blessé, et parce que la résection n'a été que partielle. La résection partielle a l'avantage de laisser au-dessous des apophyses acromiale et coracoïde un vide bien moins considérable que lorsque la tête de l'humérus a été enlevée en totalité.

Ben Kadour ne se servait pas encore de son bras à cette époque et le tenait en écharpe ; mais nul doute qu'il n'ait recouvré une grande partie de ses fonctions après quelques mois.

IIIe OBSERVATION.

Résection de la tête de l'humérus, de la cavité glénoïde et de toute l'é-
   p'ne de l'omoplate du côté droit, à la suite d'un coup de feu. —
   Guérison en douze jours.

Un soldat du 4e régiment de ligne, âgé de
vingt-deux ans, reçut, à Bougie, le 6 janvier
1834, un coup de feu à l'épaule droite; dirigée
d'avant en arrière, la balle avait fracturé la tête
de l'humérus, écorné la cavité glénoïde du scapulum, et séparé de cet os son apophyse épineuse en totalité. L'entrée du projectile était à
la partie antérieure, médiane et supérieure du
moignon de l'épaule, et sa sortie vers le tiers
supérieur du bord vertébral de l'omoplate.

Plus de trois mois après sa blessure, ce militaire fut évacué sur Alger, où il entra à l'hôpital Caratine. Il paraît avoir souffert pendant
son voyage; la nourriture du bord lui a occasionné des coliques avec diarrhée; le pouls
est un peu accéléré, les voies gastriques sont
surexcitées, le moral est parfait. Du côté de la
blessure, tuméfaction et chaleur du moignon de
l'épaule; écoulement abondant d'un pus de bonne
nature par les plaies d'entrée et de sortie de la
balle; on voit à la face antérieure et interne de
l'épaule une cicatrice solide, profondément ad-

hérente, longue de cinq pouces, provenant d'un débridement préventif qui a été fait immédiatement après la blessure. Une sonde droite ordinaire introduite dans la plaie parcourut le trajet qui, parsemé d'esquilles, était long de dix pouces environ.

Cette exploration me fit reconnaître une fracture de la tête de l'humérus et d'une portion du scapulum, dont il me fut impossible de bien préciser le siége.

Pendant quelque temps, le moignon de l'épaule fut recouvert par d'amples cataplasmes, et la diarrhée, combattue par les moyens ordinaires, sauf les émissions sanguines, de peur d'ajouter encore à l'épuisement du sujet, ne fut apaisée que momentanément, d'où je conjecturai qu'elle était entretenue par une réaction sympathique de la blessure sur le tube intestinal, sinon par un commencement de résorption purulente, ou par des ulcérations. Le 14 mai, déjections alvines plus fréquentes; peau sèche, pouls déprimé et vif; pus abondant et de mauvaise nature; une phlyctène apparaît sur la plaie de sortie du projectile. Ces accidents ne permettant plus de temporiser, je résolus d'opérer le jour même.

Les avis se trouvèrent partagés; les uns proposèrent l'amputation scapulo-humérale, d'autres la résection simple de la tête de l'humérus. Je

n'hésitai pas à me prononcer en faveur de la résection de l'extrémité supérieure de cet os et
de toutes les parties lésées du scapulum. Cette
opinion se trouva être aussi celle de M. le baron
Larrey, dont la consultation écrite m'arriva quelques jours après que l'opération avait été pratiquée.

L'existence d'une fracture de la tête de l'humérus et l'hypothèse d'une lésion des apophyses
coracoïde et acromiale du scapulum devant servir
de base au procédé opératoire, voici celui dont
je fis choix.

Le patient fut assis sur une chaise ; les parties
molles de l'épaule étant bien tendues par les
mains d'un aide, je fis, depuis l'acromion jusqu'à
cinq à six pouces au-dessous, une incision sur
la ligne médiane en divisant jusqu'à l'os toute la
masse du muscle deltoïde. Je trouvai la tête de
l'humérus réduite en esquilles, les unes libres et
nécrosées, les autres adhérentes aux tissus voisins,
qui étaient indurés et difficiles à couper.

Pendant l'opération même, j'ai fait observer
comment ces indurations auraient rendu impossible la formation d'un lambeau supérieur fait
d'un seul temps, selon le conseil de Dupuytren,
et on a pu se convaincre que les trois temps proposés par Lafaye ne sauraient être rejetés d'une
manière absolue.

Il fallut extraire péniblement une foule de pièces d'os détachées, contre lesquels j'ébréchai plusieurs bistouris, ce qui rendit l'opération longue et laborieuse. La tête de l'humérus était fixée fortement en arrière par des tissus durs et fibro-cartilagineux que je distendis en opérant quelques mouvements articulaires. Cette manœuvre me facilita le dégagement de la tête de l'os que je sciai immédiatement au-dessus du col chirurgical, une planchette flexible ayant été mise préalablement derrière cet os pour protéger les parties molles.

En poursuivant l'examen des parties lésées, je trouvai une fracture avec carie de l'apophyse épineuse du scapulum, et je prolongeai ma première incision de six pouces en arrière, à partir de l'acromion, immédiatement au-dessous du bord inférieur de l'épine dont je séparai les fibres du muscle deltoïde, tandis que, d'un deuxième coup de bistouri, je coupai sur la lèvre supérieure de cette épine les attaches du trapèze.

Ainsi se trouvèrent parfaitement détachées des parties molles, les apophyses épineuse et acromiale. Une portion des muscles sus et sous-épineux ayant subi la dégénérescence lardacée, je l'enlevai soigneusement ; puis avec la scie j'emportai en entier les apophyses jusque dans leurs racines, de manière à confondre les fosses sus et sous-épineuses.

A la faveur de cette incision, qui n'avait pas moins de onze à douze pouces, je portai une petite scie sur la cavité glénoïde de l'omoplate que je fis basculer, et dont j'enlevai toute la partie cariée.

Trois ligatures furent placées pendant l'opération sur trois artérioles, autant pour ménager la force sanguine que pour ne pas être exposé à une hémorrhagie consécutive : aussi le blessé perdit-il une à deux onces de sang au plus. La longueur des souffrances me faisant redouter l'épuisement de l'innervation qu'annonçaient de fréquentes syncopes, je lui fis prendre une potion légèrement éthérée avant que de procéder au pansement.

J'affrontai très exactement les lèvres de la plaie, à l'aide de sept ou huit points de suture qui en traversaient toute l'épaisseur. Un seul hiatus destiné à l'écoulement des humidités fut laissé dans le point le plus déclive.

Le huitième jour, je levai le premier appareil, bien qu'il ne fût pas traversé par la suppuration, mais pour satisfaire au vif désir du malade qui se plaignait de l'odeur qu'il répandait.

La cicatrice était parfaite et entière. La plaie avait à peine suppuré; quatre jours plus tard, le deuxième pansement laissa voir une cicatrice tellement solide que les points de suture furent en-

levés, et que le nitrate d'argent devint nécessaire
pour réprimer les bourgeons charnus qui sur-
gissaient sur le point d'entrée et de sortie du
projectile.

La diarrhée diminua graduellement; douze jours
après l'opération, la guérison était complète.

Cette opération consécutive faite dans des circonstances tout-à-fait défavorables, dépose en
faveur de la résection de la tête de l'humérus et
d'une portion du scapulum; il est probable que
si le malade avait subi l'amputation dans l'article,
il aurait succombé sous l'empire d'une abondante
suppuration et d'une funeste influence morale
causée par la perte de son membre. Le procédé
que j'ai suivi pourrait, je crois, être conservé avec
avantage à cause de sa simplicité, qui permet à
la fois de découvrir les apophyses et le corps
même du scapulum.

Les sutures, généralement très peu employées,
présentent dans les cas analogues à celui-ci des
avantages très grands et incontestables, entre
autres celui de prévenir les abondantes suppurations en concourant de la manière la plus efficace
à la cicatrisation des plaies par première intention.

AMPUTATION DU BRAS.

J'ai eu souvent l'occasion de faire l'amputation
du bras, et la méthode circulaire en deux temps
m'a toujours paru la plus avantageuse.

Premier temps. — Division circulaire de toutes les parties molles jusqu'à l'os, en commençant non au-dessus du passage du projectile, mais quatre pouces au-dessous de ce dernier.

Deuxième temps. — Formation d'un cône charnu long de quatre pouces au moins, et incision de ce cône à sa base, le couteau étant incliné en haut pour creuser le plus possible, et tomber sur le fragment supérieur qu'il faut reséquer.

AMPUTATIONS DE L'AVANT-BRAS. — MODIFICATIONS DANS LES PROCÉDÉS OPÉRATOIRES.

Si l'on critique à juste titre les médecins systématiques et souverainement exclusifs, on n'a pas moins raison de blâmer les chirurgiens qui adoptent une méthode opératoire pour les amputations en général, à l'exclusion de toutes les autres; parce que, d'une part, la nature de la plaie oblige souvent à modifier le mode d'opérer, et parce qu'ensuite, dans les circonstances ordinaires, toute méthode devant toujours être basée sur des données d'anatomie topographique, ne saurait être la même pour tous les cas qui se présentent; d'où il suit que les modes circulaire, ovalaire, à lambeaux, et mixte c'est-à-dire provenant de la combinaison de ces méthodes entre elles, nouvelle manière d'opérer que je crois avoir employée le premier d'une manière générale, doivent être familiers au chirurgien. Cette vérité ressortira de l'examen de l'avant-bras sous le point de vue anatomique appliqué aux amputations.

Le squelette de l'avant-bras, troisième section du membre thoracique, est représenté par le radius et le cubitus parallèlement disposés, et décrivant l'un autour de l'autre des demi-cercles dans les mouvements de supination et de rotation, changements de rapport qui expliquent la possibilité de leur brisure simultanée, alors même que le projectile n'a point parcouru le diamètre transversal du membre. Vingt muscles, pour la plupart fusiformes, épais et charnus en haut, presque entièrement tendineux en bas, formant cinq régions, s'insèrent sur ce squelette. Ils sont animés par cinq gros nerfs et reçoivent leurs matériaux nutritifs des artères inter-osseuses et des radiale et cubitale, celle-ci longeant le bord externe du cubitus, celle-là le bord interne du radius.

Considéré d'une manière absolue, l'avant-bras a la forme d'un cône dont la base est à deux travers de doigt de l'articulation huméro-cubitale, tandis que le sommet correspond à l'articulation radio-carpienne. Envisagé d'une manière relative, on doit le diviser en trois portions. L'inférieure occupe le tiers inférieur de l'avant-bras ; ses proportions sont à peu près les mêmes partout, mais son diamètre transversal l'emporte de beaucoup sur l'antéro-postérieur. Cette disposition, qui paraît préluder à l'aplatissement plus considérable de la main, a été invoquée en faveur de l'amputation à lambeaux. Je pense que c'est à tort, parce que les os, superficiellement placés, tendraient à faire saillie par les angles de la plaie.

On verra plus bas les avantages que j'ai retirés de ma méthode mixte basée sur la combinaison des modes circulaire et à lambeaux appliqués dans le tiers inférieur de l'avant-bras.

En effet, rien ne s'oppose à ce que les téguments, divisés circulairement, soient disséqués à la hauteur de trois travers de doigt pour être relevés en forme de manchettes. On peut ensuite terminer la section musculaire en formant un lambeau antérieur et un lambeau postérieur destinés à matelasser les os qui représentent le sommet d'un cône creux résultant de l'opération.

La région moyenne de l'avant-bras occupe son tiers moyen ; ici le membre cesse d'être plat, et sa disposition conique est des plus prononcées. Il serait très aisé de rabattre de haut en bas la peau préalablement divisée circulairement, tandis qu'il est extrêmement difficile, sinon impossible, de la porter à la hauteur de trois à quatre travers de doigt dans la direction inverse.

Ces difficultés seront bien plus grandes encore quand la tuméfaction aura privé le tissu cutané de sa force élastique; d'où je conclus que s'il fallait choisir entre le mode circulaire ou celui à lambeaux, il faudrait donner la préférence à ce dernier; mais je trouve ma méthode mixte plus avantageuse.

Je commence par faire deux lambeaux, l'un antérieur, l'autre postérieur, ne comprenant que la peau et la couche musculaire superficielle; puis ces lambeaux, fortement tirés en haut, déterminent un cône musculaire sortant, à la base duquel je porte circulairement le couteau incliné en dedans, pour creuser le plus possible, et j'obtiens pour résultat un cône creux dont les os représentent le sommet.

La région supérieure, ou tiers supérieur, est très peu conique, et permet de relever aisément la peau circulairement divisée. J'ai profité de cette disposition pour modifier l'amputation huméro-cubitale. La métohde mixte résulte ici de la combinaison des modes ovalaire et circulaire. En effet, la peau est incisée en forme d'ovale, commencé sur le bord antérieur du radius, à cinq travers de doigt au dessous du pli du bras, et terminé sur le bord postérieur du cubitus, mais à quatre travers de doigt seulement de ce même pli, afin d'avoir dans l'angle inférieur de la plaie moins de téguments, et partant un hiatus facile pour l'issue des matières purulentes; la peau est relevée à un pouce de hauteur, les parties charnues sont divisées en masse, puis tirées fortement en haut, afin de déterminer un cône sortant, sur la base duquel le couteau est porté circulairement, en creusant le plus possible, et en ayant soin de tomber d'aplomb entre les surfaces articulaires, pour entrer du même coup entre le radius et l'humérus. On achève la désarticulation, et le résultat donne un cône creux dont la base est cutanée, le sommet osseux, et la partie moyenne charnue.

Les faits qui suivent viennent à l'appui des préceptes théoriques ci-émis.

Ⅰʳᵉ OBSERVATION.

Influence des pansements rares sur la marche des plaies d'armes à feu.— Amputation consécutive de l'avant-bras dans son tiers inférieur d'après la méthode mixte de l'auteur. — Coussinet charnu destiné à masquer les os sciés. — Conservation des téguments beaucoup plus amples que de coutume, comme condition indispensable pour obtenir une réunion par première intention. — Torsion des artères. — Sutures, cicatrice linéaire. — Guérison en douze jours.

Le 20 septembre 1834, dans une réjouissance publique provoquée en l'honneur de Mahomet,

le nommé Bocuijdra, chef de la tribu des Adjoutes, âgé de vingt-trois ans et de bonne constitution, avait chargé son fusil de cinq balles à la
fois, pour mieux fêter le Prophète; son arme
éclata et lui mutila horriblement la main gauche.

On se contenta de saupoudrer immédiatement
la plaie avec des plantes inertes, et de la recouvrir avec des lambeaux de bernous que maintenaient des cordes tissues en poils de chameau.
Ce premier pansement fut conservé vingt jours,
après lesquels cet Arabe vint de lui-même me
prier de l'amputer.

Il exhalait une puanteur des plus infectes; un
pus abondant imprégnait l'appareil qui suait
goutte à goutte. Son approche faisait fuir même
ses amis. Je ne puis mieux le comparer qu'à
Philoctète abandonné dans l'île de Lemnos, et
distillant son pied, selon l'expression de So-
phocle.

A la place de la main, on ne voit plus qu'une
masse charnue, rouge, hypertrophiée, informe,
et ayant subi l'état d'induration. Cet endurcisse-
ment et cet accroissement de volume sont dus à
l'irritation continuelle du tissu cellulaire, et à la
déposition d'une lymphe coagulable qui acquiert
beaucoup de dureté.

De tous les appendices digitaux, le médius seul
a été conservé, mais informe et sphacélé; beau-

coup de débris d'os du carpe et du métacarpe
nécrosés, d'aspect terreux, et renversés sur eux-
mêmes, font relief et baignent dans un pus de
bonne nature quoique abondant. Sauf un peu
d'irritation gastrique, de tuméfaction et de chaleur s'étendant vers le quart inférieur de l'avant-
bras, l'état général du blessé est des plus satisfaisants.

Quarante-huit heures après son entrée à l'hôpital, je l'amputai, moins pour satisfaire à son
impatience que pour arrêter la marche des accidents qui se manifestaient.

En effet, la surface traumatique, que nous
avions trouvée si vermeille lors de la levée du
premier appareil, bien que ce dernier fût un véritable foyer d'infection, était devenue blafarde,
violacée et très douloureuse, malgré des pansements doux et méthodiques, indubitablement
par suite du contact de l'air. L'irritation gastro-
intestinale s'était accrue d'une manière sensible
et sympathique.

L'amputation de l'avant-bras fut faite dans
son quart inférieur, contrairement à l'opinion
des chirurgiens, qui regardent sa moitié supérieure comme lieu d'élection. On ne craint plus
aujourd'hui, ainsi que ceux-ci l'ont avancé, que
les tendons de la partie inférieure de l'avant-
bras puissent nuire à la formation et à la soli-

dité des cicatrices, qui sont toujours formées par les téguments, tandis que les désavantages de l'amputation dans la moitié supérieure du membre sont de toute évidence, parce qu'on met à découvert une plus large surface traumatique qui sera suivie d'une réaction générale plus forte, et qu'on retranche des parties d'une utilité incontestable. Bocuijdra m'imposa d'ailleurs la condition de l'opérer le plus bas possible, afin d'avoir un moignon sur lequel il pût encore donner à son fusil un point d'appui, et conserver ainsi sur les tribus dont il était la terreur, tout son ascendant moral.

Je vais résumer en peu de mots les divers temps de cette opération, afin de rendre plus sensibles les modifications que je lui ai fait subir.

1° Division circulaire des téguments à six lignes au-dessous de l'articulation radio-carpienne.

2° Dissection de ces téguments à la hauteur de deux pouces et demi au moins. Ici l'induration du tissu cellulaire rendit cette dissection pénible.

3° Section circulaire des parties molles, devenue facile par l'inflammation du tissu cellulaire qui en forme un tout compacte, tandis que si cet état pathologique n'avait pas existé, elles auraient fui en partie devant l'instrument pour se loger dans l'espace inter-osseux, et alors il eût été plus aisé de les diviser en les attaquant de dedans en dehors.

4° Dissection de tous les fléchisseurs en masse, puis de tous les extenseurs jusqu'à six ou huit lignes de hauteur, de manière à former deux lambeaux charnus destinés à matelasser les os quand ils auront été sciés.

5° Formation d'un 8 de chiffre avec le tranchant d'un couteau promené autour du radius et du cubitus le plus haut possible; introduction d'une compresse à trois chefs, division des parties dures d'après les préceptes connus.

6° Torsion des artères, réunion soutenue par trois points de suture placés à dix lignes du bord libre de la peau, pansement simple, arrosé avec de l'eau froide pendant les premiers jours, pour modérer l'inflammation traumatique.

L'opéré a récité pendant tout le temps de l'opération des versets du Coran, sans pousser un seul cri; son moral est parfait; il veut absolument manger ou se sauver, et il fallut lui donner la demi-portion pendant huit jours, après lesquels nous levâmes l'appareil. La réunion par première intention est parfaite, et sa solidité nous permet de retirer les liens des sutures; la suppuration est à peine sensible, et les téguments, qui semblaient d'abord beaucoup trop amples, sont aujourd'hui exactement appliqués sur le moignon, dont la tuméfaction s'est opérée sans faire effort sur la cicatrice. Ce fait vient de nouveau confirmer l'opinion que je crois avoir émise le premier, et dont je fais un point de doctrine important et tout-à-fait pratique.

Le douzième jour après l'opération, Bocuijdra, parfaitement guéri, retourna dans sa tribu, impatient d'aller revoir sa famille et ses champs.

Une particularité assez curieuse se rattache à l'histoire de ce blessé. Ce dernier avait eu, quelques jours avant son accident, une vive altercation avec le fils du marabout de Coleah, dont il était le créancier; et comme il prenait congé de lui en le menaçant de son bras, le vieux marabout lui dit qu'il allait prier Dieu de lui faire perdre ce même bras. Sa prière fut bientôt exaucée, et l'influence de ce prétendu saint devint plus grande que jamais. Bocuijdra, pendant son séjour à l'hôpital, n'en parlait qu'avec crainte et vénération.

Le marabout vint à mourir subitement, et quand je lui donnai cette nouvelle, sa figure se dérida, et il me dit : «Le ciel, en punissant l'auteur d'un vœu cabalistique, t'a choisi pour en réparer le mal. »

II⋅ OBSERVATION.

Amputation dans le quart inférieur de l'avant-bras d'après ma méthode
mixte. — Trois points de suture. — Réunion linéaire, et guérison
parfaite en douze jours.

Ali-Ben Mohamed, de la tribu des Douares,
combattait au Sig sous nos drapeaux, contre
l'émir Abd-el-Kader, quand son fusil vint à éclater
et lui enleva la main gauche. Il ne restait que
quelques os du carpe et du métacarpe brisés en
éclats, conservés au milieu de tissus tendineux
et cutanés, noircis par la poudre, dilacérés et
d'un aspect hideux.

Le défaut de téguments m'obligea d'amputer
dans le quart inférieur de l'avant-bras, au lieu
de faire choix de l'articulation radio-carpienne
pour lieu d'élection.

Quinze minutes s'étaient à peine écoulées depuis le moment de l'accident, que l'appareil à
amputation était déjà disposé, et que cet Arabe,
assis sur une cantine, attendait l'opération avec
cette résignation fanatique du mahométan; je la
pratiquai immédiatement sur le champ de bataille.

Dans le premier temps opératoire, je divisai
circulairement, et à un pouce au-dessous de l'articulation radio-carpienne, les téguments qui
furent disséqués et relevés en forme de manchettes
à dix-huit lignes au-dessus de celle-ci.

Dans le deuxième temps, les muscles fléchisseurs, puis les extenseurs furent divisés de dedans en dehors et séparés à la hauteur d'un pouce d'avec les surfaces antérieure et postérieure du ligament inter-osseux, pour former deux lambeaux charnus.

Dans le troisième temps, le couteau décrivit le 8 de chiffre pour contourner les os et former un sillon à la scie qui agit d'abord sur le radius, puis sur celui-ci et le cubitus, et enfin sur le radius.

J'obtins de la sorte une surface à cône rentrant, à sommet osseux, à base tégumentaire, et à corps oupartie moyenne charnu.

Les artères radiale et cubitale furent liées; un bandage roulé, légèrement contentif, fut appliqué sur le membre, en ayant soin de bien ramener les parties molles vers le moignon. Les lèvres de la plaie furent affrontées en travers et fixées par trois points de suture dont le fil comprenait quinze lignes de longueur de tissus cutanés, et en même temps une partie des muscles.

Le pansement, fait comme de coutume, fut humecté d'eau froide pendant quatre jours.

Le malade fit route à pied; arrivé au bivouac, je lui offris une place sous la tente; mais il refusa, préférant passer la nuit au café maure qui accompagnait l'expédition. Je ne revis cet amputé que dix jours plus tard, à Mostaganem, où il vint se faire panser. Je coupai les points de suture qui seuls laissaient suinter un peu de suppuration : les extrémités osseuses radiale et cubitale étaient tapissées par une masse charnue provenant des lambeaux musculaires précités, et formant un coussinet que couronnait une cicatrice ferme, transversale et linéaire.

IIIe OBSERVATION.

Amputation dans la moitié supérieure de l'avant-bras d'après la méthode mixte, basée sur la combinaison des modes à lambeaux et circulaire. — Modifications relatives au lieu d'élection. — Torsion des artères. — Réunion par première intention, aidée par plusieurs points de suture. — Guérison rapide.

D..., soldat au 20e léger, âgé de 24 ans, bonne constitution, reçoit à la partie moyenne et transversale de l'avant-bras droit, une balle qui brise les deux os de cette région avec éclats, déchire les nerfs médian et radial, ainsi que les artères cubitale et radiale. Ces phénomènes, que décelaient l'insensibilité complète de la main, si ce n'est vers son bord cubital, l'absence totale du pouls et le froid glacial des parties situées au-dessous de la plaie, ont été confirmés par l'examen des parties après leur ablation.

L'amputation ne put être faite que deux jours

après la blessure. L'inflammation traumatique marchait avec rapidité, et je fais observer à dessein que la peau, par suite de la tuméfaction, avait déjà épuisé toute sa force élastique. Or, si, même dans les conditions normales, il est très difficile, pour ne pas dire impossible, de relever à une hauteur suffisante les téguments qu'une incision circulaire a préalablement divisés dans le tiers moyen de l'avant-bras, à cause du cône à base supérieure que représente ici ce membre; combien les difficultés ne seront-elles pas accrues, quand ces derniers auront été privés de leur élasticité par l'effet du gonflement des parties!

Il est donc évident que si l'amputation circulaire, ainsi que nous l'avons démontré, présente des avantages incontestables pratiquée dans le tiers inférieur de l'avant-bras, il n'en saurait être de même pour le tiers moyen, et qu'ici la méthode à lambeaux ou mixte peut être seule employée.

Voici la méthode mixte que j'ai imaginée:

1° Afin de conserver la plus grande partie possible du membre, au lieu de terminer les lambeaux immédiatement au-dessus des stigmates du projectile, comme on a coutume de le faire, ces derniers doivent limiter les lambeaux à leur base; en effet, un petit couteau à double tranchant fut engagé à travers la plaie de sortie de la balle et ramené par son ouverture d'entrée, en allant du bord cubital vers le bord radial, mais sans raser la face antérieure de cet os, et en ne comprenant que la peau et la couche musculaire superficielle. Le lambeau antérieur, long de deux pouces, étant taillé, j'en formai un autre postérieur et d'égales dimensions.

2° Un aide relève avec assez de force les lambeaux, de manière à former un cône musculaire aux dépens presqu'exclusivement des fibres charnues profondes. Ce cône sortant est ensuite coupé circulairement à sa base le plus haut possible, et en creusant avec le couteau, dirigé obliquement en dedans, de manière que les os, représentant le sommet d'un cône creux, ne puissent pas faire saillie par les angles de la plaie.

3° Formation du 8 de chiffre autour des deux os de l'avant-bras à l'aide du couteau, afin d'en isoler complétement les parties molles. Introduction de la compresse à trois chefs; section des os immédiatement au-dessus de leur brisure; torsion des artères; quatre points de suture engagés à dix lignes au-delà du bord libre des lambeaux, pansement simple arrosé d'eau froide pendant trois à quatre jours.

Après une semaine, à la levée du premier appareil, on voit une réunion linéaire et solide; les sutures sont ôtées, et dès le vingtième jour,

il n'y a plus de suppuration, la guérison est radicale. Les plaies déterminées par le projectile
n'ayant pu former une cicatrice par première
intention, fournissent encore seules un peu de
pus, ressemblent assez bien à deux cautères, et
se ferment quelques jours plus tard.

IVᵉ OBSERVATION.

Amputation immédiate huméro-cubitale à la suite d'un coup de feu qui
a brisé l'extrémité humérale du cubitus, déchiré le nerf médian et
l'artère brachiale. — Emploi de la méthode mixte de l'auteur.
— Conservation de téguments beaucoup plus longs que de coutume,
comme condition indispensable pour obtenir une réunion par première intention. — Torsion des artères. — Sutures. — Guérison
rapide.

L..., soldat au 15ᵉ régiment de ligne, vingt-
cinq ans, bonne constitution, reçut une balle à
la partie moyenne du pli du bras gauche; entrée par la face antérieure de cette région, celle-
ci était ressortie par le point diamétralement opposé, après avoir déchiré le nerf médian, l'artère
humérale, et brisé l'extrémité humérale du cubitus. La facile introduction de l'index dans le trajet de la plaie ne laissait aucun doute sur cette
dernière lésion; les deux autres ont été bien con-
statées après l'opération, et se trahissaient pendant la vie par les symptômes qui leur sont particuliers, entre autres par la persistance de

l'asphyxie locale, alors que les phénomènes généraux de la commotion étaient dissipés.

Huit heures après l'accident, je procédai à la désarticulation huméro-cubitale. En pareille circonstance on a coutume d'amputer dans la continuité vers le tiers inférieur du bras; ce n'est pas qu'on redoute la désarticulation, puisqu'il est démontré que cette crainte n'est pas fondée, mais c'est afin de commencer l'opération au-dessus du siége de la blessure.

Voilà un de ces préceptes routiniers dont je me suis toujours affranchi.

Le fait dont je trace ici l'histoire, joint à une foule d'autres que j'ai publiés depuis long-temps, prouvent d'une manière péremptoire les avantages d'une conduite opposée. Toutes les fois qu'il est préférable d'amputer le plus loin possible du tronc, ainsi que cela a lieu pour l'extrémité thoracique en général, je commence toujours l'amputation à quatre ou cinq travers de doigt au-dessous des ouvertures d'entrée et de sortie du projectile, de manière que, les parties molles étant relevées, je puisse porter la scie immédiatement sur le bout supérieur de la fracture dont il suffit de réséquer la partie pointue. Le seul inconvénient qui résulte de cette manière de faire, consiste en ce que les plaies de la balle arrondies, violemment contuses, et recouvertes d'escarres, suppurent et sont quelquefois plus d'un mois à se fermer. Mais cette objection n'en est réellement pas une; d'ailleurs ces deux plaies ouvertes, laissées à la base des lambeaux, ont souvent été très utiles en donnant une issue immédiate aux humidités provenant de la blessure, et en favorisant ainsi la réunion par première intention des lèvres de la plaie.

Voici le résumé de cette opération, telle que je l'ai modifiée.

Le malade est assis sur une chaise un peu élevée; l'avant-bras du côté gauche étant placé dans la supination, l'artère humérale est comprimée sur la partie moyenne de la face interne de l'humérus.

1° Tracer avec une plume et sur la peau un ovale commencé sur le bord antérieur du radius à cinq travers de doigt au-dessous du pli du bras pour être terminé sur le bord postérieur du cubitus à quatre travers de doigt de ce même pli, afin d'avoir ici moins de peau et un hiatus plus ouvert pour l'écoulement des humidités de la plaie;

2° Inciser sur les limites ainsi tracées les téguments, et les relever jusqu'à douze ou quinze lignes de hauteur en coupant les brides celluleuses sous-jacentes;

3° Diviser d'un seul temps toute la masse musculaire jusqu'aux os, l'embrasser immédiatement de la main gauche, et la relever le plus haut possible, de manière à déterminer un cône à la base duquel on porte le couteau, la lame inclinée en dedans, pour creuser et tomber d'à-plomb entre les surfaces articulaires du radius et de l'humérus faciles à séparer, et achever la désarticulation en coupant les ligaments et les fibres des muscles triceps fixés au sommet de l'olécrane.

Abandonnées à leur propre poids, les parties molles masquent largement la surface articulaire de l'humérus qui se trouve ainsi matelassée par un coussinet charnu, et représente le sommet d'un cône creux.

4° Torsion de l'artère humérale et des deux récurrentes; réunion transversale des lèvres de la plaie, maintenues par quatre points de suture placés à dix lignes de leur bord libre; pansement simple imbibé d'eau froide pendant quatre jours.

Deux semaines après l'opération, à la levée du premier appareil, la réunion par première intention est complète, si ce n'est dans l'angle inférieur de la plaie où il existe un hiatus donnant issue à un pus louable et peu abondant; dans ce lieu le point de suture a déchiré la peau par suite du gonflement, bien que d'abord celle-ci eût paru beaucoup trop ample. Les plaies provenant du passage de la balle sont vermeilles,

Les trois autres points de suture n'étant plus utiles sont retirés, et, au bout d'un mois, le malade est parfaitement guéri.

Puisse ce succès concourir à remettre en honneur la désarticulation huméro - cubitale dont Brasdor et M. Dupuytren ont eu à se louer, malgré l'imperfection des procédés opératoires dont ils ont fait usage.

AMPUTATION DANS L'ARTICULATION RADIO-CARPIENNE.

Iʳᵉ OBSERVATION.

Désarticulation immédiate du poignet. -- Guérison en dix-huit jours.

S..., soldat au 37ᵉ régiment de ligne, âgé de trente-trois ans, de forte constitution, venait de recevoir un coup d'arme blanche qui avait divisé obliquement et avec esquilles les quatre premiers métacarpiens de la main droite, quand il se présenta à moi. Cette lésion avait donné lieu à une hémorrhagie abondante que des camarades avaient arrêtée à l'aide de liens circulaires fortement serrés sur l'avant-bras. Le peu de chances de guérison qu'offrait une blessure de ce genre, les avantages constants des amputations immédiates me décidèrent à procéder, sans retard, à la désarticulation du poignet. La direction de la

plaie était telle que les téguments de la face palmaire avaient été divisés à peu de lignes de l'articulation radio-carpienne, tandis que ceux de la
face dorsale l'étaient dans un point bien plus éloigné, et permettaient de tailler à leurs dépens un
large lambeau. D'après cette disposition de la
plaie, je dus modifier un peu le procédé opératoire pour faire le lambeau cutané presque exclusivement sur la face dorsale de la main. La compression de l'artère humérale étant faite, un aide
fut chargé de tenir le membre en pronation et
de tirer les téguments le plus possible vers le
coude. Je plaçai sur le bord libre du cubitus et
du radius mes doigts indicateurs pour les faire
descendre jusqu'aux apophyses styloïdes, en sou-
tenant avec les doigts restés libres le poignet légèrement fléchi, quelques mouvements de flexion
me firent reconnaître l'articulation qui déjà était
considérablement tuméfiée. De la main gauche
j'embrassai le poignet en fixant le pouce immédiatement sous l'apophyse styloïde du cubitus,
et l'index sous celle du radius, et après avoir fait
fléchir la main, afin de tendre les parties molles
et d'écarter les surfaces articulaires, je portai le
couteau au-dessus de mon pouce; et en le faisant
agir largement du talon vers la pointe de manière
à décrire une courbe très prononcée, j'obtins la
formation d'un lambeau cutané long et convexe.

Au moment où l'instrument parvint au-dessous de l'apophyse styloïde du radius, que mon
indicateur n'avait point abandonnée, je pénétrai
dans l'articulation , en décrivant une courbe
en sens inverse de la première pour contourner
la convexité des surfaces articulaires des os du
carpe, en agissant de la pointe vers le talon du
couteau ; et je terminai par la formation du lambeau cutané palmaire, qui fut nécessairement
très court. Cette désarticulation a duré vingt-cinq
secondes montre à la main.

J'ai cru devoir laisser saigner un peu le moignon, pour opérer un dégorgement salutaire ;
j'ai placé trois ligatures, et la plaie fut réunie par
des bandelettes agglutinatives, le lambeau dorsal étant plus que suffisant pour que cette
réunion pût se prêter à une légère tuméfaction consécutive du moignon. En six jours
toute la plaie fut cicatrisée par première intention, le centre seul offrait un hiatus de trois lignes d'ouverture donnant issue aux liens, et laissant voir l'exfoliation des cartilages. Au bout de
dix-huit jours, la guérison fut terminée.

Sans entrer dans de grands détails sur les dé-
sarticulations partielles opérées dans les régions
de la main, je dois dire que j'ai toujours fait choix
des procédés ovalaires, tant pour l'ablation totale du pouce et du premier os du métacarpe que

pour celle du petit doigt, y compris le cinquième métacarpien.

J'ai employé mon procédé pour désarticuler les premières phalanges des doigts dans leurs articulations avec les os du métacarpe; une foule de blessés ont subi des amputations partielles de cette nature, et tous ont guéri sans accidents et avec rapidité.

NOUVEAU MODE OPÉRATOIRE POUR LA DESTRUCTON DES ONGLES RENTRÉS DANS LES CHAIRS.

Les ongles rentrés dans les chairs constituent l'une des affections qui ont le plus exercé le génie des hommes de l'art, à en juger par les nombreux moyens proposés ou employés pour la combattre; il en est peu néanmoins qui laissent plus à désirer.

Quand le mal est avancé, quand il existe une plaie ulcéreuse, avec grand développement de chairs fongueuses, et abondante suppuration, les procédés de Desault, Richerand, Boyer, Dupuytren, etc., deviennent insuffisants; l'emploi de la potasse caustique pour couper la portion interne de l'ongle, et réduire les chairs en une escarre, est incertain, long et douloureux.

Il faut avoir recours à l'arrachement de l'ongle et à la cautérisation, espèce de supplice dont l'idée fait frissonner.

Voici le procédé dont je fais usage : de la main droite le chirurgien tient son bistouri absolument comme un canif au moment de tailler une plume ; le gros orteil, saisi de l'autre main, représente la plume. Il plonge le tranchant du bistouri perpendiculairement jusqu'à l'os, à quatre ou cinq lignes au-dessus de la racine de l'ongle, pour être certain d'en détruire la matrice. L'instrument est ensuite engagé sous la face postérieure de cet ongle, et d'un seul temps, par une flexion sur la main des doigts qui tiennent le bistouri, il emporte toute la portion cornée rentrée, ainsi que les chairs fongueuses qui peuvent la recouvrir.

Cette méthode est d'une exécution si prompte et si facile, que la crainte de donner comme nouveau un moyen qui dès l'enfance de l'art aurait dû être imaginé, m'a empêché pendant plusieurs années de le publier.

J'en fais souvent usage, et toujours avec les résultats les plus satisfaisants.

FIN.

TABLE

DES MATIÈRES.

—

FIN DE LA TABLE DES MATIÈRES.

PARIS. — IMPRIMERIE DE BOURGOGNE ET MARTINET,
rue du Colombier, 30.